Ecocardiografia per l'intensivista

Armando Sarti

Ecocardiografia per l'intensivista

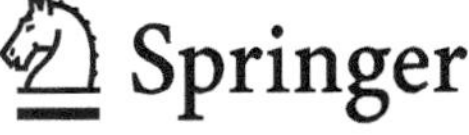

Armando Sarti
Docente, Università degli Studi di Firenze
Specialista in Anestesia e Rianimazione, Cardiologia e Pediatria
Direttore, Struttura Complessa di Anestesia e Rianimazione
Ospedale Santa Maria Nuova
Azienda Sanitaria di Firenze
Firenze

ISBN 978-88-470-1383-4 ISBN 978-88-470-1384-1 (eBook)

DOI 10.1007/978-88-470-1384-1

Layout copertina: Simona Colombo, Milano

Impaginazione: C & G di Cerri e Galassi, Cremona

Springer-Verlag Italia S.r.l., Via Decembrio 28, I-20137 Milano
Springer fa parte di Springer Science+Business Media (www.springer.com)

Presentazione

L'anestesista-rianimatore

Quando si viene invitati a scrivere la presentazione di un nuovo libro, è consuetudine dichiarare la propria soddisfazione e orgoglio nello svolgere questo compito.

Io vorrei anche soffermarmi sulla necessità di un altro testo di ecocardiografia.

Non mancano certo volumi di ecocardiografia nel panorama scientifico internazionale. Più difficile trovarne uno prevalentemente dedicato all'uso della metodica nelle aree intensive.

Le terapie intensive, da sempre, sono considerate i reparti ospedalieri nei quali la più sofisticata e avanzata tecnologia viene applicata al paziente; reparti in cui i pazienti critici giungono perché gravemente ammalati, nei quali l'anestesista-rianimatore, attraverso sofisticate attrezzature e macchinari, "sospende" il tempo per consentire alle diverse lesioni d'organo di migliorare e possibilmente guarire.

La terapia intensiva è anche l'area in cui la diagnostica necessita di alcune peculiarità: deve essere rapida, precisa e spesso, a causa dell'instabilità del paziente, deve essere *bed side*.

Per tutti questi motivi, gli anestesisti-rianimatori si sono avvicinati con interesse alla diagnostica per immagini fornita dall'ecocardiografia.

Il testo del Dott. Armando Sarti, chiaro e ben argomentato, si presenta con una serie di novità.

Dopo una prima parte propedeutica ed essenziale, specie per il neofita, si articola in scenari clinici di applicazione diretta, facilmente comprensibili e immediatamente utilizzabili. Partendo da una serie di quadri clinici di frequente riscontro in area intensiva, viene descritta l'applicazione della metodica ecografica in termini di diagnostica e terapia mirate (*focus-oriented* e *goal-directed*). È un approccio nuovo e di grande utilità e mi auguro quindi che per i

Presentazione

L'anestesista-rianimatore

Quando si viene invitati a scrivere la presentazione di un nuovo libro, è consuetudine dichiarare la propria soddisfazione e orgoglio nello svolgere questo compito.

Io vorrei anche soffermarmi sulla necessità di un altro testo di ecocardiografia.

Non mancano certo volumi di ecocardiografia nel panorama scientifico internazionale. Più difficile trovarne uno prevalentemente dedicato all'uso della metodica nelle aree intensive.

Le terapie intensive, da sempre, sono considerate i reparti ospedalieri nei quali la più sofisticata e avanzata tecnologia viene applicata al paziente; reparti in cui i pazienti critici giungono perché gravemente ammalati, nei quali l'anestesista-rianimatore, attraverso sofisticate attrezzature e macchinari, "sospende" il tempo per consentire alle diverse lesioni d'organo di migliorare e possibilmente guarire.

La terapia intensiva è anche l'area in cui la diagnostica necessita di alcune peculiarità: deve essere rapida, precisa e spesso, a causa dell'instabilità del paziente, deve essere *bed side*.

Per tutti questi motivi, gli anestesisti-rianimatori si sono avvicinati con interesse alla diagnostica per immagini fornita dall'ecocardiografia.

Il testo del Dott. Armando Sarti, chiaro e ben argomentato, si presenta con una serie di novità.

Dopo una prima parte propedeutica ed essenziale, specie per il neofita, si articola in scenari clinici di applicazione diretta, facilmente comprensibili e immediatamente utilizzabili. Partendo da una serie di quadri clinici di frequente riscontro in area intensiva, viene descritta l'applicazione della metodica ecografica in termini di diagnostica e terapia mirate (*focus-oriented* e *goal-directed*). È un approccio nuovo e di grande utilità e mi auguro quindi che per i

l'ecocardiografia non deve essere patrimonio del solo cardiologo, ma che, per le caratteristiche che la contraddistinguono, deve essere patrimonio comune di tutti coloro che la sanno utilizzare: solo chi si ibrida, chi si contamina, chi si sa adattare al cambiamento intorno a sé evolve e si perfeziona.

In proposito, leggendo queste pagine ci si rende conto quanto una metodica quale l'ecocardiografia possa trarre eccellenti spunti di avanzamento anche se chi la usa non è il tradizionale cardiologo. Le potenzialità diagnostiche degli ultrasuoni applicati al cuore e ai vasi si dispiegano, pagina dopo pagina, anche grazie alla lucida intelligenza dell'autore che ha saputo focalizzare concetti quali l'ecodinamica o l'ecoanamnesi. Ecco che la tecnica diagnostica si fa davvero strumento al servizio del medico, potente mezzo per fornire risposte precise se le domande sono poste intelligentemente, frutto di una metodologia clinica ragionata e rigorosa. Ricordo ancora i primi tempi in terapia intensiva cardiochirurgica, quando con gli anestesisti ci chiedevamo il perché, nonostante supporti inotropi crescenti, la portata di quel paziente peggiorasse: l'ecocardiografia, attraverso la rapida dimostrazione di uno stato ipovolemico ci dava contemporaneamente la diagnosi e la soluzione terapeutica. Sono ancora impresse vivamente nella mia memoria le discussioni con gli intensivisti al letto del paziente con bassa gittata per convincerli, sulla base dei dati eco, a dare liquidi, togliere gli inotropi e somministrare beta-bloccanti.

Dall'immaginazione all'immagine: con questa felice intuizione l'autore ci guida verso l'acquisizione di quelle informazioni essenziali che l'intensivista deve ricercare e ottenere per poi scegliere il percorso clinico più appropriato, ricordandoci l'importanza di un grande lavoro intellettuale a monte dell'esame e di un attento pragmatismo metodologico nell'esecuzione dello stesso. In tutti questi anni non ho ancora visto disponibile in commercio un ecografo con la diagnosi scritta sul monitor: la diagnosi, cioè la conoscenza mediante una qualunque pratica, è scritta dentro di noi, se sappiamo ricercarla con umiltà, serietà e rigore professionale. Questo testo non può che aiutarci in questa direzione.

Firenze, marzo 2009

Dott. Alfredo Zuppiroli
Direttore, Struttura Complessa
di Cardiologia
Ospedale Santa Maria Annunziata
Azienda Sanitaria di Firenze

Prefazione

La verità è qualcosa di vissuto,
non di insegnato dalla cattedra

Herman Hesse

Le motivazioni che mi hanno spinto alla realizzazione di questo manuale di ecocardiografia per l'intensivista e alcune considerazioni sul tema le ho sintetizzate nel primo capitolo. Ritengo che l'utilizzo degli ultrasuoni sia ormai indispensabile in terapia intensiva. Utilizzando la metodica da tempo, non riesco neanche più a immaginare come si possano trattare i malati instabili senza poter "vedere" e poi "rivedere", in diretta, dopo l'intervento terapeutico, il cuore, i grossi vasi e i polmoni del malato che abbiamo di fronte.

Se, come io credo, la terapia intensiva non è altro che la clinica medica e chirurgica del malato in condizione critica o instabile, ogni contaminazione interdisciplinare che apporti nuove conoscenze e tecniche utili e poco invasive per la valutazione e il trattamento dei malati più gravi, non può che avere ripercussioni positive, sia in termini di efficacia clinica che di efficienza operativa.

L'opera si articola in quattro parti. La prima pone le basi essenziali dell'ecocardiografia e l'esecuzione standard della metodica transtoracica e, in modo molto sintetico, di quella transesofagea. La seconda tratta l'essenziale degli aspetti ecocardiografici normali e patologici del cuore e dei grossi vasi, secondo lo schema usuale dei libri di ecocardiografia. La terza parte, che caratterizza maggiormente il manuale, entra specificamente nell'esecuzione della metodica applicata al malato critico o instabile, la cosiddetta ecodinamica, cioè l'emodinamica eco-guidata e l'ecocardiografia *focus-oriented* e *goal-directed*, impostata cioè partendo dal quadro clinico secondo algoritmi applicativi, come ad esempio l'ipotensione, l'ipossiemia o la sepsi, oppure eseguita con un preciso scopo, ad esempio per controllare gli effetti emodinamici sul cuore destro e sinistro della ventilazione meccanica impostata.

Una serie di appendici presenta poi, nella quarta parte, sempre in modo molto sintetico e pratico, altre applicazioni eco-Doppler in terapia intensiva, dimostrando quanto gli ultrasuoni, oltre alla ecocardiografia, possano offrire agli intensivisti e a tutti i medici attivi nell'area critica.

In effetti, le immagini a ultrasuoni e le tecniche Doppler permettono oggi di estendere considerevolmente la valutazione globale e il monitoraggio del paziente e di eseguire varie procedure con maggiore precisione e sicurezza.

Ci si può chiedere se ci sia l'esigenza di un altro libro di ecocardiografia, dato che ce ne sono già tanti. I manuali disponibili, alcuni anche destinati agli intensivisti, derivano per lo più dall'esperienza maturata da colleghi impegnati nelle sale operatorie e terapie intensive dei centri di cardiochirurgia. Riguardano pertanto più le tematiche specifiche perioperatorie del malato cardiochirurgico e più l'ecocardiografia transesofagea che la transtoracica. Il primo approccio, però, non può che partire dall'esame transtoracico, privo di qualsiasi rischio e più facilmente accessibile per la gran parte degli intensivisti degli ospedali generali.

Mi sono impegnato in questo manuale di ecocardiografia essenziale perché mi è stato richiesto da tanti colleghi e perché penso che manchi un testo sintetico, in italiano, basato sull'ecocardiografia transtoracica, scritto appositamente da un intensivista con un background cardiologico per le esigenze degli intensivisti e dei medici dell'emergenza. Il libro infatti è pensato e scritto specificamente per l'anestesista rianimatore, e per gli altri medici impegnati nell'emergenza e nei reparti ad alta intensità di cura, che sentono l'esigenza di entrare in prima persona nel mondo dell'ecocardiografia. Niente può sostituire l'esperienza e "l'occhio" che si maturano sul campo, dato che l'interpretazione di immagini statiche e in movimento richiede allenamento, ma una base sintetica di nozioni, schematiche, facilmente consultabili, rappresenta un buon inizio per chi vuole intraprendere il viaggio.

Firenze, aprile 2009 **Armando Sarti**

Ringraziamenti

Desidero ringraziare tutti i medici e gli infermieri dell'Anestesia e Rianimazione dell'Ospedale Santa Maria Nuova di Firenze, con cui ho condiviso tante riflessioni, in particolare i colleghi Simone Cipani e Claudio Poli. Il Dott. Cipani ha anche curato le tabelle dei valori di riferimento, la raccolta delle immagini e la realizzazione delle figure, compito molto impegnativo e tutt'altro che secondario, che è stato eseguito egregiamente, e che ho molto apprezzato.

Sono in debito anche con il Dott. Elio Filidei che ha contribuito alla realizzazione della parte iconografica con grande disponibilità e competenza e con i Dottori Andrea Fantini e Daniele Landi, che hanno messo a disposizione alcune immagini per il libro. Un grazie riconoscente anche agli autori delle appendici, e tra questi anche alcuni miei colleghi dell'Ospedale Santa Maria Nuova di Firenze, in particolare Alfonso Lagi, Giancarlo Landini, Massimo Barattini, Massimo Milli, Paola Pieraccioni, Antonello Franco, Simone Cencetti, Laura Pera, Carla Farnesi, Daniele Cultrera e Federica Marini, che hanno arricchito notevolmente l'opera con il loro contributo. Sono molto riconoscente inoltre al Dott. Eugenio Picano, cardiologo ecocardiografista di fama internazionale del CNR di Pisa, che ha coordinato l'appendice sulla valutazione ecografica dell'acqua polmonare e ha reso disponibili alcune immagini riprodotte nel libro.

Un grazie particolare ai Dottori Alfredo Zuppiroli, Direttore della Struttura Complessa di Cardiologia dell'Ospedale Santa Maria Annunziata dell'Azienda Sanitaria di Firenze, Presidente del Comitato di Bioetica della Regione Toscana e Ferdinando Luca Lorini, Direttore del Dipartimento di Anestesia e Rianimazione e della 2° Unità Operativa di Anestesia e Rianimazione dell'Azienda Ospedali Riuniti di Bergamo, Coordinatore del Gruppo di Studio di Anestesia Cardiotoracovascolare della Società Italiana di Anestesia, Analgesia, Rianimazione e Terapia Intensiva (SIAARTI) – miei illustri colleghi – che, dopo avere letto la bozza del manoscritto e corretto qualche inesattezza, hanno accettato di scrivere le presentazioni del libro.

Ringrazio volentieri anche il Sig. Francesco Fogliazza, le Dott.sse Donatella Rizza e Catherine Mazars di Springer-Verlag Italia, che hanno scommesso subito sulla proposta editoriale e curato la realizzazione del volume in un formato pratico ed elegante.

Ringrazio infine di cuore chiunque vorrà segnalarmi errori, omissioni o commenti su questo mio lavoro: ogni spunto permetterà senz'altro di migliorare il manuale, anche in vista di eventuali revisioni o aggiornamenti.

Il libro è dedicato alla mia famiglia: Maristella, Tommaso e Laura, ma vorrei dedicarlo anche a tutti i malati in condizione critica, con l'augurio di avere "chances" sempre maggiori di una favorevole evoluzione.

Indice

Parte III L'ecocardiografia in terapia intensiva

Elenco degli autori

Massimo Barattini
UO Anestesia e Rianimazione
Ospedale Santa Maria Nuova
Azienda Sanitaria di Firenze
Firenze

Silvana Biancofiore
Dipartimento di Anestesia
e Rianimazione
Università degli Studi di Firenze
Firenze

Simone Cencetti
Dipartimento di Emergenza
Ospedale Santa Maria Nuova
Azienda Sanitaria di Firenze
Firenze

Simone Cipani
UO Anestesia e Rianimazione
Ospedale Santa Maria Nuova
Azienda Sanitaria di Firenze
Firenze

Daniele Cultrera
UO Anestesia e Rianimazione
Ospedale Santa Maria Nuova
Azienda Sanitaria di Firenze
Firenze

Michela Falciani
UO Medicina Interna
Ospedale Santa Maria Nuova
Azienda Sanitaria di Firenze
Firenze

Carla Farnesi
UO Anestesia e Rianimazione
Ospedale Santa Maria Nuova
Azienda Sanitaria di Firenze
Firenze

Antonio Franco
UO Anestesia e Rianimazione
Ospedale Santa Maria Nuova
Azienda Sanitaria di Firenze
Firenze

Luna Gargani
Istituto di Fisiologia Clinica
CNR
Pisa

Alfonso Lagi
Dipartimento di Emergenza
Ospedale Santa Maria Nuova
Azienda Sanitaria di Firenze
Firenze

Giancarlo Landini
UO Medicina Interna
Ospedale Santa Maria Nuova
Azienda Sanitaria di Firenze
Firenze

Silvia Marchiani
Dipartimento di Anestesia
e Rianimazione
Università degli Studi di Firenze
Firenze

Federica Marini
UO Anestesia e Rianimazione
Ospedale Santa Maria Nuova
Azienda Sanitaria di Firenze
Firenze

Andrea Masi
Dipartimento Diagnostica
per Immagini
UO Radiologia
Ospedale Santa Maria Nuova
Azienda Sanitaria di Firenze
Firenze

Elisa Meucci
Dipartimento di Medicina Interna
Università degli Studi di Firenze
Firenze

Filippo Nori Bufalini
UO Radiologia
Ospedale Santa Maria Nuova
Azienda Sanitaria di Firenze
Firenze

Maristella Olmastroni
UO Radiologia
Ospedale Santa Maria Nuova
Azienda Sanitaria di Firenze
Firenze

Laura Pera
UO Anestesia e Rianimazione
Ospedale Santa Maria Nuova
Azienda Sanitaria di Firenze
Firenze

Eugenio Picano
Laboratorio di Ecocardiografia
ed Ecostress
Istituto di Fisiologia Clinica
CNR
Pisa

Paola Pieraccioni
UO Anestesia e Rianimazione
Ospedale Santa Maria Nuova
Azienda Sanitaria di Firenze
Firenze

Claudio Poli
UO Anestesia e Rianimazione
Ospedale Santa Maria Nuova
Azienda Sanitaria di Firenze
Firenze

Armando Sarti
UO Anestesia e Rianimazione
Ospedale Santa Maria Nuova
Azienda Sanitaria di Firenze
Firenze

Gino Soldati
UO Medicina d'Urgenza
e Pronto Soccorso
Ospedale Valle del Serchio
Castenuovo Garfagnana, Lucca

Acronimi

A	onda Doppler transmitralica diastolica da contrazione atriale o onda della sistole atriale del tracciato mitralico M-mode
A2C	apicale 2 camere
A3C	apicale 3 camere
A4C	apicale 4 camere
A5C	apicale 5 camere
Aa o A_1	onda Doppler tissutale diastolica in risposta alla contrazione atriale
ACA	arteria cerebrale anteriore
AcT	tempo di accelerazione del flusso
ALI	lesione acuta polmonare *(acute lung injury)*
ALS	supporto vitale avanzato *(advanced life support)*
AMI	infarto miocardio acuto *(acute myocardial infarction)*
AR	insufficienza aortica *(aortic regurgitation)*
ARDS	sindrome da distress respiratorio dell'adulto *(adult respiratory distress syndrome)*
ARV	displasia aritmogena del ventricolo destro *(arrhythmogenic right ventricular displasia)*
AS	stenosi aortica *(aortic stenosis)*
ASD	difetto del setto interatriale *(atrial septal defect)*
AVA	area valvolare aortica
BA	arteria basilare *(basilar artery)*
BNP	peptide natriuretico atriale *(brain natriuretic peptide)*
BPCO	broncopneumopatia cronica ostruttiva
bpm	battiti per minuto
BSA	superficie corporea, m^2 *(body surface area)*
CFM	mappa colore di flussi Doppler *(color flow mapping)*
CPA	cuore polmonare acuto
CPR	rianimazione cardiopolmonare *(cardiopulmonary resuscitation)*
CSF	flusso cerebrospinale *(cerebrospinal fluid)*
CUS	comprimibilità ecografica del vaso *(compression ultrasonography)*
CVC	catetere venoso centrale *(central venous catheter)*
CW	Doppler continuo *(continous wave)*
DT	tempo di decelerazione *(deceleration time)*

E	prima onda Doppler transmitralica diastolica di riempimento rapido o prima onda del tracciato mitralico M-mode in diastole
Ea o E_1	onda Doppler tissutale diastolica da rilasciamento attivo
ECD	eco-color Doppler
ECG	elettrocardiogramma
EDA	area telediastolica *(end diastolic area)*
EDV	volume telediastolico *(end diastolic volume)*
EF	frazione d'eiezione del ventricolo sinistro *(ejection fraction)*
EP	embolia polmonare
ESA	area telesistolica *(end systolic area)*
FAC	frazione dell'area di accorciamento *(fractional area shortening)*
FAST	valutazione ecografica nel trauma *(focused assessment with sonography in trauma)*
FATE	valutazione ecocardiografia transtoracica basata su elementi clinici *(focus assessed transthoracic echocardiography)*
FEEL	valutazione ecografica nel supporto vitale *(focus echo evaluation in life support)*
FO	forame ovale
FS	frazione d'accorciamento del ventricolo sinistro *(fractional shortening)*
G	gradiente
GM	guaina mielinica
HCM	cardiomiopatia ipertrofica *(hypertrofic cardiomyopathy)*
HOCM	cardiomiopatia ipertrofica ostruttiva *(hypertrofic obstructive cardiomyopathy)*
IAS	setto interatriale *(interatrial septum)*
ICA	arteria carotide interna *(internal carotid artery)*
ICU	terapia intensiva *(intensive care unit)*
IE	endocardite infettiva *(infective endocarditis)*
IHD	cardiopatia ischemica *(ischemic heart disease)*
IR	indice di resistenza arterioso
IRA	insufficienza renale acuta
IRC	insufficienza renale cronica
IVC	vena cava inferiore *(inferior vena cava)*
IVS	setto interventricolare *(interventricular septum)*
LA	atrio sinistro *(left atrium)*
LAD	discendente anteriore *(left anterior descending artery)*
LAP	pressione in atrio sinistro *(left atrial pressure)*
LGC	compensazione con guadagno laterale *(lateral gain compensation)*
LV	ventricolo sinistro *(left ventricle)*
LVEDA	area telediastolica del ventricolo sinistro *(left ventricle end diastolic area)*
LVEDV	volume telediastolico del ventricolo sinistro *(left ventricle end diastolic volume)*

LVESA area telesistolica del ventricolo sinistro *(left ventricle end systolic area)*
LVESV volume telesistolico del ventricolo sinistro *(left ventricle end systolic volume)*
LVF scompenso del ventricolo sinistro *(left ventricle failure)*
LVID diametro interno del ventricolo sinistro *(left ventricle internal diameter)* LVIDd in telediastole e LVIDs in telesistole
LVOT tratto di efflusso del ventricolo sinistro *(left ventricle outflow tract)*
LVOTO ostruzione del tratto di efflusso del ventricolo sinistro *(left ventricle outflow tract obstruction)*
LVSP pressione sistolica del ventricolo sinistro *(left ventricle systolic pressure)*
MCA arteria cerebrale media *(mean cerebral artery)*
ME medio-esofagea
MI infarto del miocardio *(myocardial infarction)*
MPAP pressione polmonare media *(mean pulmonary artery pressure)*
MPI indice di performance miocardica *(myocardial performance index)*
MR insufficienza mitralica *(mitral regurgitation)*
MS stenosi mitralica *(mitral stenosis)*
MV valvola mitralica *(mitral valve)*
MVA area valvolare mitralica *(mitral valve area)*
MVL lembo mitralico *(mitral valve leaflet)*
MVP prolasso della mitrale *(mitral valve prolapse)*
NO nervo ottico
PA arteria polmonare *(pulmonary artery)*
PADP pressione polmonare diastolica *(pulmonary artery diastolic pressure)*
PAP pressione arteria polmonare *(pulmonary artery pressure)*
PAPs pressione arteriosa polmonare sistolica *(pulmonary artery systolic pressure)*
PCA arteria cerebrale posteriore *(posterior cerebral artery)*
PCWP pressione capillare polmonare incuneata *(pulmonary capillary wedge pressure)*
PDA dotto arterioso pervio *(patent ductus arteriosus)*
PE embolia polmonare *(pulmonary embolism)*
PEA attività elettrica senza polso *(pulseless electric activity)*
PEEP pressione di fine espirazione *(pulmonary end espiratory pressure)*
PFO forame ovale pervio *(patent forame ovale)*
PHT tempo di dimezzamento della pressione *(pressure half time)*
PI pressione intracranica
PISA area della superficie d'isovelocità prossimale *(proximal isovelocity surface area)*
PLR sollevamento passivo delle gambe *(passive leg raising)*

PP pressione di plateau in ventilazione meccanica *(plateau pressure)*
PR insufficienza polmonare *(pulmonary regurgitation)*
PRF frequenza di ripetizione dell'impulso di ultrasuoni *(pulse repetition frequency)*
PSLAX parasternale asse lungo
PSSAX parasternale asse corto
PV valvola polmonare *(pulmonary valve)*
PVC pressione venosa centrale
PVR resistenze vascolari polmonari *(pulmonary vascular resistance)*
PW Doppler pulsato *(pulsed wave)*
PWT spessore della parete posteriore del ventricolo sinistro *(posterior wall thickness)*
RA atrio destro *(right atrium)*
RAP pressione in atrio destro *(right atrial pressure)*
RM risonanza magnetica
RMVD patologia reumatica della mitrale *(reumatic mitral valve disease)*
RV ventricolo destro *(right ventricle)*
RVEDA area telediastolica del ventricolo destro *(right ventricle end diastolic area)*
RVEF frazione di eiezione del ventricolo destro *(right ventricle ejection fraction)*
RVESA area telesistolica del ventricolo destro *(right ventricle end systolic area)*
RVFAC frazione di modificazione dell'area del ventricolo destro *(right ventricle fractional area change)*
RVH ipetrofia ventricolo destro *(right ventricle hypertrophy)*
RVOT tratto di efflusso del ventricolo destro *(right ventricle outflow tract)*
RVSP pressione sistolica del ventricolo destro *(right ventricle systolic pressure)*
RWMA anormalità di contrazione parietale regionale *(regional wall motion abnormalities)*
SAM spostamento anteriore sistolico della mitrale *(systolic anterior motion)*
SBP pressione arteriosa sistolica *(systolic blood pressure)*
SC sottocostale
SC4C sottocostale 4 camere
SO sala operatoria
SS soprasternale
SV volume sistolico *(stroke volume)*
SWT spessore del setto interventricolare *(septal wall thickness)*
TAC tomografia assiale computerizzata
TAPSE spostamento dell'anello laterale tricuspidalico *(tricuspid anular plane systolic excursion)*

TCD	Doppler transcranico *(transcranial Doppler)*
TDI	Doppler tissutale *(tissue Doppler imaging)*
TEE	ecocardiografia transesofagea *(transesophageal echocardiography)*
TG	transgastrica
TGC	compensazione di guadagno in base al tempo *(time gain compensation)*
TI o ICU	terapia intensiva
TR	insufficienza tricuspidalica *(tricuspid regurgitation)*
TTE	ecocardiografia transtoracica *(transthoracic ecocardiography)*
TV	valvola tricuspide *(tricuspid valve)*
TVP	trombosi venosa profonda
TVR	velocità del rigurgito tricuspidalico *(tricuspid valve regurgitation)*
UE	alta-esofagea *(upper esophageal)*
ULC	comete ultrasoniche polmonari *(ultrasound lung comet)*
US	ultrasuoni *(ultrasound)*
VA	arterie vertebrali *(veretebral arteries)*
VB	vena basilica
VC	vena cefalica
VCS	vena cava superiore
VGI	vena giugulare interna
VSD	difetto del setto interventricolare *(ventricular septal defect)*
VSu	vena succlavia
VTI	integrale velocità/tempo *(velocity time intergral)*
WMSI	score di motilità parietale *(wall motion scoring index)*

Parte I
L'ecocardiografo e l'ecocardiografia

La scienza semplifica il reale e complica la ragione
G. Bachelart

Introduzione 1

Punti chiave

L'ecocardiografia nell'emergenza e in terapia intensiva
Chi esegue l'ecocardiografia?
È consigliabile studiare un libro o frequentare un corso specifico?
Ecocardiografia transesofagea (TEE) o transtoracica (TTE)?
Quale apparecchio eco per l'anestesia-rianimazione?

L'ecocardiografia nell'emergenza e in terapia intensiva

Poter osservare l'anatomia funzionale dell'organo, il cuore in diretta della persona malata che abbiamo di fronte, è di per sé affascinante. L'esame ecocardiografico, ripetuto secondo necessità durante l'inquadramento ed il trattamento del malato instabile, è ormai standard indispensabile in una terapia intensiva (TI).

Mediante le immagini M-mode, B-mode (2D), Doppler continuo (CW), pulsato (PW) e tissutale (TDI) è possibile vedere il cuore in movimento in tempo reale, battito per battito, e ricavare una miriade di dati.

Le informazioni che si ottengono consentono l'inquadramento del paziente in TI mediante una precisa diagnosi cardiovascolare attuale e pregressa (la storia morfologica e funzionale del cuore) ed una guida insostituibile al trattamento. Se si aggiunge lo studio ecografico del polmone, peraltro attuabile anche con la stessa sonda ecocardiografica, si espande ulteriormente, in brevissimo tempo, la conoscenza clinica del paziente, con le implicazioni di trattamento basate su elementi attendibili.

Da un iniziale approccio caratterizzato dal trasferimento occasionale della tecnica dalla cardiologia alla terapia intensiva, è adesso

A. Sarti, *Ecocardiografia per l'intensivista*.

in corso una vera e propria rivoluzione della valutazione e del monitoraggio cardiovascolare in TI. Mediante l'ecocardiografia è possibile ottenere, rapidamente ed in modo attendibile, la gran parte delle informazioni che precedentemente erano appannaggio del monitoraggio invasivo e molte altre informazioni, essenziali per la gestione del paziente critico, che nessuna altra tecnica utilizzabile in TI può fornire, come ad esempio la funzione diastolica, l'ostruzione dinamica all'efflusso del ventricolo sinistro e la conferma del tamponamento cardiaco.

La valutazione ecocardiografica, dopo l'inquadramento iniziale del paziente, può essere ripetuta a piacimento al letto del malato, senza rischi per il paziente, per seguire l'andamento clinico e gli effetti delle scelte terapeutiche.

Il tempo è denaro, si dice, ma soprattutto guadagnare tempo in terapia intensiva permette di salvare vite umane e da questo punto di vista l'ecocardiografia rappresenta un'arma davvero formidabile per le informazioni cruciali che fornisce subito all'operatore, in tempo reale.

In verità, avendo acquisito una certa competenza ecocardiografica, ci si chiede semplicemente come si possano trattare i malati emodinamicamente instabili senza poter visualizzare direttamente il cuore! È questo passaggio dall'immaginazione all'immagine, reale e in movimento, che fa dell'ecocardiografia una tecnica insostituibile.

Le complicanze sono inesistenti per l'ecocardiografia transtoracica (TTE) e molto rare con l'approccio transesofageo (TEE), se solo si considerano le controindicazioni assolute e relative all'esame TEE.

Una volta acquisito l'ecografo, a prezzi abbastanza accessibili, considerate le spese generali di una TI, i costi sono del tutto trascurabili per la TTE e molto limitati per la TEE.

L'unico limite per la diffusione capillare della TTE e TEE in area critica e di emergenza è dato dalla quantità di medici intensivisti e di emergenza in grado di ricavare ed interpretare correttamente le immagini.

Il cardiologo, infatti, non può essere sempre presente e non sempre ha avuto modo di maturare esperienze specifiche sul malato critico. Se ad esempio si vuole valutare con l'ecocardiografo un paziente difficile da svezzare dal ventilatore (vedi Capitolo 24), bisognerà eseguire l'esame proprio durante lo "stress da svezzamento", avendo modo di trovare magari una disfunzione diastolica non apparente in condizione di riposo, e non mezz'ora dopo con il paziente di nuovo in ventilazione meccanica piena, quando può venire il cardiologo in consulenza.

L'utilizzo degli ultrasuoni (US), peraltro, non è più da tempo appannaggio esclusivo di singole categorie di medici, dato che quasi tutte le strutture del corpo umano sono ormai studiabili con tecniche ecografiche.

È però indispensabile acquisire competenza specifica e finalizzata al riconoscimento dei quadri emodinamici dei pazienti critici e instabili per rispondere in primo luogo alle domande cruciali che l'intensivista, o il medico d'emergenza, senza molto tempo a disposizione, si pone di fronte al paziente instabile, partendo dalla clinica:

- Cosa sta succedendo esattamente?
- È un problema primitivamente cardiovascolare o il *primum movens* è polmonare?
- Devo riempire con fluidi il circolo, e quanto?
- Devo ridurre il sovraccarico di acqua e sali con un diuretico?
- Devo usare un farmaco attivo sull'emodinamica e con quale criterio?
- Cosa si è modificato dopo il trattamento intrapreso?

L'estrema facilità nell'uso degli US nel paziente critico comporta un unico reale rischio, comune peraltro a tutte le tecniche: quello di prendere decisioni errate per incapacità o inesperienza nell'utilizzo delle tecniche stesse e/o nell'interpretazione delle immagini e delle misure collegate.

La formazione pertanto è cruciale, ma non si tratta per tutti gli intensivisti di diventare anche cardiologi, quanto di acquisire una competenza sufficiente per trovare risposte ai quesiti ricorrenti e critici, partendo dal quadro clinico (dispnea, ipossiemia, ipotensione, sepsi, trauma). È la cosiddetta ecocardiografia *focus-oriented* o *goal-directed*, cioè impostata come un complemento alla valutazione clinica (il fonendoscopio potenziato) e al monitoraggio del paziente.

La sonda specifica per ecocardiografia TTE, come già accennato, permette anche di studiare il polmone, rendendo disponibili tante altre informazioni essenziali per la gestione del malato critico. In alternativa, per l'eco del torace, può essere utilizzata la sonda vascolare/tessuti molli, anche questa essenziale per la terapia intensiva e anche la sonda "convex", comunemente usata per l'addome da radiologi o internisti.

Un altro aspetto dell'attività in TI che può risentire molto favorevolmente dell'uso degli US è l'incannulazione vascolare centrale e periferica eco-guidata. Per questo è necessaria la sonda specifica lineare vascolare, utilizzata anche per studiare i tessuti molli e quindi idonea anche per l'esecuzione di blocchi loco-regionali eco-guidati.

In letteratura si ritrovano specifiche proposte di percorso per l'acquisizione della competenza ecocardiografica per l'intensivista, con dettaglio delle *skills* necessarie ed il numero minimo di esami da effettuare per i vari livelli di approfondimento, a secondo delle diverse società scientifiche e dei differenti autori. Dai 50 ai 75 esami eseguiti con successo nelle varie tipologie di pazienti e per varie patologie, supervisionati da ecocardiografisti esperti, sono in genere necessari per un primo livello di competenza, dopo l'acquisizione preliminare delle basi dell'ecocardiografia mediante un programma che prevede almeno un testo ed un corso specifici.

Come tutte le tecniche, l'ecocardiografia è tanto più utile quanto più parte dal paziente e ritorna al paziente, integrando tutti i dati disponibili nel contesto clinico globale del suo quadro patologico, nella sua unicità. Il monitoraggio più efficace rimane sempre infatti quello che avvicina al paziente. Le metodiche ecografiche, infatti, seppure basate su una sofisticata tecnologia, prevedono necessariamente un contatto diretto con la persona malata, facilitano l'interazione medico-paziente e danno quindi un contributo utile per favorire l'auspicabile salto qualitativo, dal solo curare il paziente (*to cure*) al prendersi cura della persona malata (*to care*).

Chi esegue l'ecocardiografia?

Credo che l'esame ecocardiografico lo possa fare, e lo debba fare, chi è in grado di farlo, assumendone la responsabilità. Fra i migliori ecocardiografisti che io conosco ci sono, oltre a tanti cardiologi, anche diversi anestesisti rianimatori e alcuni internisti.

Molti fra i cardiologi dei nostri ospedali, grazie alla pratica quotidiana, sono del tutto competenti, anche se non sempre hanno seguito una formazione specifica standardizzata.

L'acquisizione da parte dell'intensivista di competenze ecocardiografiche è a mio avviso consigliabile per due ragioni fondamentali.

La prima: eseguendo l'esame direttamente, l'intensivista ricerca, partendo dalla clinica nel momento specifico e dalle domande che emergono, proprio quelle risposte che sono essenziali per la gestione in terapia intensiva del singolo paziente in quel momento, e ripete poi l'esame secondo necessità molte volte durante la fase di stabilizzazione dell'emodinamica.

Non è possibile, in genere, nei nostri ospedali avere il cardiologo ecocardiografista disponibile immediatamente oppure "sequestrare" il cardiologo più disponibile per ore in TI fino alla completa stabilizzazione del paziente! E d'altra parte non sempre il cardiologo, se non ha pratica con il malato critico in TI, fornisce le informazioni specifiche necessarie. Accade spesso, infatti, che il cardiologo esegua un esame standard di base, senza insistere sulle tematiche specifiche del malato instabile (ad esempio: stato volemico e indici dinamici di *fluid responsiveness*, misura del volume sistolico e della gittata, valutazione della vena cava inferiore, funzione diastolica e stima della pressione polmonare occludente, esame eco del polmone).

La seconda: l'interazione con il collega cardiologo o internista ne risulta in ogni caso migliorata e più fruttuosa, dato che la terminologia, le conoscenze e l'approccio al malato diventano comuni. Oggi infatti la terapia intensiva e la unità coronarica o subintensiva medica sono spesso contigue all'interno dell'Area Critica e funzionalmente collegate con il Dipartimento di Emergenza.

Credo che la condivisione regolata di alcune competenze, superando steccati rigidi legati all'autoidentificazione e a specifiche competenze tecniche (l'anestesista-rianimatore, il cardiologo, l'internista e l'intubazione tracheale, l'ecocardiografia, l'accesso vascolare, ecc.), oltre ad essere ineluttabile, possa risultare positiva, nell'interesse dei pazienti.

Idealmente, in emergenza e terapia intensiva, tutti gli intensivisti dovrebbero essere in grado di eseguire un esame ecocardiografico di base, *focus-oriented*, per disporre subito di alcune informazioni essenziali per l'immediata diagnosi e terapia. Alcuni, poi, dovrebbero specializzarsi maggiormente per una valutazione eco-Doppler più estesa e maggiormente informativa.

È una scelta molto saggia, per l'intensivista ecocardiografista, particolarmente nelle fasi di apprendimento della tecnica, eseguire comunque almeno il primo esame, sistematico, d'inquadramento del paziente, insieme al cardiologo ecocardiografista esperto e non esitare mai a chiedere aiuto di fronte a un dubbio. Anche per l'ecocardiografia l'umiltà è saggezza. Nei centri di cardiochirurgia molti anestesisti rianimatori sono da tempo ormai del tutto competenti e autonomi, particolarmente nella fase perioperatoria, ma nell'ospedale generale lo specialista in cardiologia rimane comunque il riferimento, per ogni dubbio o necessità.

L'ecocardiografia diventa con il tempo una tecnica relativamente facile da utilizzare, ma non è mai banale. Anche operatori esperti hanno dubbi, più o meno frequentemente, ed è sempre bene chiedere una *second opinion*, se possibile.

Il rischio di un approccio superficiale e di errate deduzioni cliniche non può mai essere ignorato.

È consigliabile studiare un libro o frequentare un corso specifico?

Seguire un corso e studiare in modo sistematico un libro sono due approcci complementari. È senz'altro consigliabile frequentare corsi specifici, specialmente quelli rivolti proprio agli anestesisti rianimatori o ai medici d'emergenza. Oltre all'acquisizione di nozioni ed esperienze, è essenziale anche la comprensione della grande potenzialità della tecnica, l'entusiasmo che si genera in questi corsi e la creazione di contatti utili.

Perché un corso sia efficace è comunque essenziale non presentarsi del tutto digiuni. Nessun corso può infatti insistere a lungo sugli aspetti di base, che sono indispensabili, per non rischiare poi di entrare subito in crisi nell'applicazione pratica a letto del malato.

Quasi tutti i corsi ormai prevedono anche una fase pratica, con la dissezione di cuori freschi di maiale, l'esame su volontari, immagini, filmati e adesso anche prove su manichini. È certamente utile, ma la vera pratica clinica si fa in modo progressivo nel luogo di lavoro, partendo dai quesiti che emergono dal paziente e sfruttando le capacità di colleghi esperti, durante lo studio della metodica.

Ecocardiografia transesofagea (TEE) o transtoracica (TTE)?

Le due tecniche sono complementari. Ritengo che la TTE, più accessibile, ripetibile e priva di rischi, sia necessariamente il primo approccio per acquisire competenza generale sull'anatomia funzionale del cuore e del polmone con gli US e sull'interpretazione delle immagini. La TEE non è del tutto scevra da rischi o complicazioni, anche se in mani esperte è una tecnica molto sicura.

Le immagini TEE, rilevate dall'interno dell'organismo, sono ovviamente diverse, ed in alcuni casi speculari, rispetto a quelle della TTE. La TEE si rende indispensabile quando l'esame TTE non è eseguibile o non è informativo e per particolari quesiti clinici (vedi Capitolo 5). Quando l'intensivista ha acquisito una buona conoscenza e pratica della TTE diventa naturale l'interesse per la TEE, che prevede comunque studio e pratica specifici.

Quale apparecchio eco per l'anestesia-rianimazione?

Se si ha disponibilità di un apparecchio, magari in co-gestione o in prestito, si usa ovviamente quello che c'è, dopo averne studiato bene le potenzialità.

Se invece si può acquisire un apparecchio dedicato all'unità operativa di anestesia e rianimazione generale, la migliore soluzione, tenendo conto anche dell'attività ecografiche dei consulenti (che evitano così di trasportare i propri apparecchi in TI), l'incannulazione venosa e i blocchi nervosi, consiste a mio avviso nel richiedere una macchina con le seguenti caratteristiche:

- apparecchio portatile, poco ingombrante di ultima generazione (software di miglioramento dell'immagine, 2° armonica tissutale, TDI);
- carrello stabile con stampante e sistema di esportazione di immagini;
- dotazione di varie sonde:
  a. microconvessa cardiaca *phased-array*;
  b. lineare vascolare e tessuti molli;
  c. convessa per addome (se possibile);
  d. transesofagea multiplana (se possibile).

Letture consigliate

ACC/AHA (2003) Competence statement on echocardiography. JACC 41:688–708

Beaulieu Y (2007) Specific skill set and goals of focused echocardiography for critical care clinicians. Crit Care Med 35:S144–149

Guillory RK, Gunter OL (2008) Ultrasound in the surgical intensive care unit. Curr Opin Crit Care 14:415–422

Langlois SP (2007) Focused ultrasound training for clinicians. Crit Care Med 35:S138–S143

Marik PE, Mayo P (2008) Certification and training in critical care ultrasound. Intensive Care Med 34:215–217

Mazaraeshahi RM, Farmer JC, Poremkba DT (2007) A suggested curriculum in echocardiography for critical care physicians. Crit Care Med 35:S431–S433

Poelaert J, Mayo P (2007) Education and evaluation of knowledge and skills in echocardiography: how should we organize? Intensive Care Med 33:1684

Price S, Nicol E, Gibson DG et al (2006) Echocardiography in the critically ill: current and potential roles. Intensive Care Med 32:48–59

Price S, Via G, Sloth E et al (2008) Echocardiography practice, training and accreditation in the intensive care: document for the World Interactive Focused on Critical Ultrasound (WINFOCUS). Cardiovascular Ultraspund 6:49

Ryan T, Armstrong WF (2008) Task Force 4: training in echocardiography. JACC 51:361–367

Vieillard-Baron A (2008) Hemodynamic monitoring: requirements of less invasive intensive care. Quality and safety. In: Vincent JL (ed) 2008 yearbook of intensive care and emergency medicine. Springer-Verlag, Berlin, pp 602–606

Vieillard-Baron A, Slama M, Cholley B et al (2008) Echocardiography in the intensive care unit: from evolution to revolution? Intensive Care Med 34:243–249

Vignon P, Dugard A, Abraham J et al (2007) Focused training for goal-oriented hand-held echocardiography performed by noncardiologist residents in the intensive care unit. Intensive Care Med 33:1795–1799

Cenni di fisica degli ultrasuoni

2

Punti chiave

Come si costruisce l'immagine?
Modalità ecocardiografiche
Doppler

Come si costruisce l'immagine?

Gli ultrasuoni (US) sono onde sonore ad alta frequenza (>1,5 MHz), ben oltre i limiti di percezione dell'orecchio umano (entro 20 kHz). La velocità degli US (v) dipende dalla lunghezza d'onda (λ) e dalla frequenza (f), cioè cicli per secondo (Hz), in base all'equazione: $v=f{\cdot}\lambda$.

Frequenze alte producono immagini ben definite, ma penetrano meno profondamente nei tessuti; al contrario frequenze basse perdono in definizione ma forniscono immagini accettabili anche a maggior distanza dalla sonda.

La velocità di propagazione degli US nel corpo umano è in relazione alla densità dei tessuti attraversati, massima per l'osso e minima per l'aria. Il tessuto miocardico è attraversato alla velocità di 1540 m/s.

Una sonda eco è costituita da cristalli piezoelettrici. Questi cristalli, attraversati da una corrente elettrica, emettono US. Un'altra parte della sonda, il trasduttore, funziona da sensore di US e registra gli echi di ritorno, prodotti da interfacce tissutali con diverso assorbimento, riflessione e *scattering* del fascio ultrasonoro, trasformandoli in un segnale elettrico.

Le strutture più lontane dalla sonda rifletteranno gli US con maggior ritardo, in base al tempo di andata e a quello di ritorno delle onde US.

A. Sarti, *Ecocardiografia per l'intensivista*.

Le strutture sono in genere riflesse e quindi riprodotte in base alla differenza di densità acustica fra tessuti adiacenti. Il pericardio e i bordi dell'endocardio, così come le valvole, riflettono bene il fascio ultrasonoro proprio perché alta è la differenza di densità acustica con il polmone e con il sangue, rispettivamente. Il tessuto miocardico produce *scattering* e riflette di meno, mentre il sangue non riflette quasi per niente.

In pratica, nell'immagine ben regolata sono:

1. Nere le cavità cardiache piene di sangue e le raccolte fluide, come il versamento pericardico o pleurico (se non hanno materiale molto corpuscolato o trombotico interno).
2. Grigio medio il miocardio e, con varie gradazioni, gli organi solidi.
3. Grigio chiaro i tessuti densi e fibrosi, il pericardio e le valvole.
4. Bianchi i tessuti ossei, il metallo e le calcificazioni; questa eco-riflettenza così marcata produce spesso coni d'ombra (vedi oltre il Capitolo 3, paragrafo "Artefatti").

In questo modo, in base alla diversa eco-riflettenza delle interfacce tissutali, al ripetersi della emissione in tempi prestabiliti (attivazione e disattivazione centinaia di volte al secondo) e all'analisi degli echi di ritorno, in relazione al tempo, è costruita l'immagine ecografica in movimento (Fig. 2.1).

La risoluzione dell'immagine è la distanza minima che può essere discriminata fra due strutture.

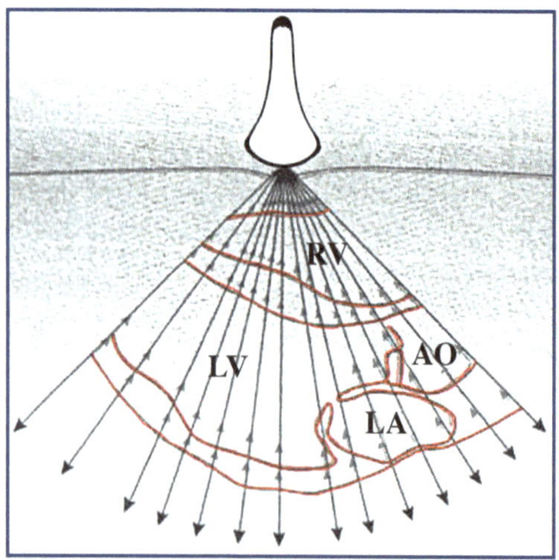

Fig. 2.1 Costruzione dell'immagine ecografica

Modalità ecocardiografiche

L'ecografo produce immagini nel display con modalità diverse, scelte dall'operatore.

Immagini bidimensionali (B-mode o 2D) (Fig. 2.2)

La maggior parte degli ecografi è impostata inizialmente con il bidimensionale, 2D e comunque l'esame ecocardiografico inizia sempre con la visione d'insieme 2D di sezioni del cuore e dei grossi vasi in movimento, la più intuitiva. Viene rappresentato il movimento di una fetta del cuore in relazione alla direzione del piano del fascio di scansione. Le strutture vicine alla sonda sono poste in alto nell'immagine e le lontane sono rappresentate proporzionalmente dall'alto verso il basso nel display.

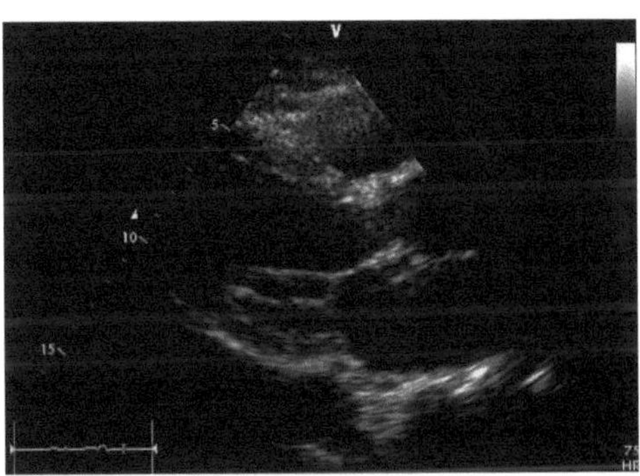

Fig. 2.2 Immagine B-mode parasternale asse lungo

Immagini monodimensionali (M-mode) (Fig. 2.3)

Un cursore sovraimposto all'immagine 2D permette di indirizzare un singolo fascio di US attraverso la struttura di interesse. Il singolo fascio è ripetuto migliaia di volte al secondo pertanto l'immagine di linee in movimento è ben definita. Si ottiene quindi l'immagine in movimento delle strutture a diversa profondità, attraversate dal fascio (asse y) in relazione al tempo (asse x). La buona risoluzione permette un'accurata misura di spessori e distanze.

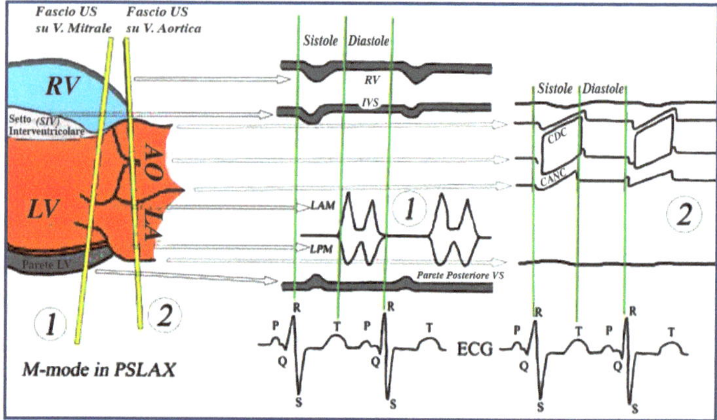

Fig. 2.3 Disegno di immagine M-mode nelle sezioni a livello mitralico e aortico. *AO*, aorta; *CANC*, cuspide aortica non coronarica; *CDC*, cuspide destra coronarica; *IVS*, setto interventricolare; *LA*, atrio sinistro; *LAM*, lembo anteriore mitralico; *LPM*, lembo posteriore mitralico; *LV*, ventricolo sinistro; *RV*, ventricolo destro

Doppler

Il Doppler è utilizzato per rilevare la direzione e la velocità del flusso ematico dentro le camere cardiache ed i vasi. Il fascio di US attraversa il sangue e la tecnica si basa sulla variazione di frequenza delle onde di ritorno prodotta dalle cellule del sangue in movimento (Doppler *shift*). L'esempio classico dell'effetto Doppler è quello del diverso tono del rumore della sirena di un ambulanza o del fischio del treno che varia in relazione al movimento di avvicinamento o allontanamento dall'orecchio di chi ascolta, con intensità correlata alla velocità del mezzo in movimento.

La variazione di frequenza delle onde di ritorno rispetto alle onde emesse, analizzate dal sensore della sonda, rivela così la direzione e la velocità della componente corpuscolata del sangue. Una severa anemia riduce così il segnale di ritorno e, al contrario, la policitemia lo esalta. Questa considerazione ha rilevanza soprattutto per i malati critici che possono presentare ampie e rapide oscillazioni dell'ematocrito, con conseguenti variazioni del segnale.

L'aumento della frequenza delle onde di ritorno significa movimento verso il trasduttore ed è rappresentato nel display come spostamento verso l'alto rispetto alla linea di base isoelettrica, mentre la diminuzione della frequenza rappresenta movimento in al-

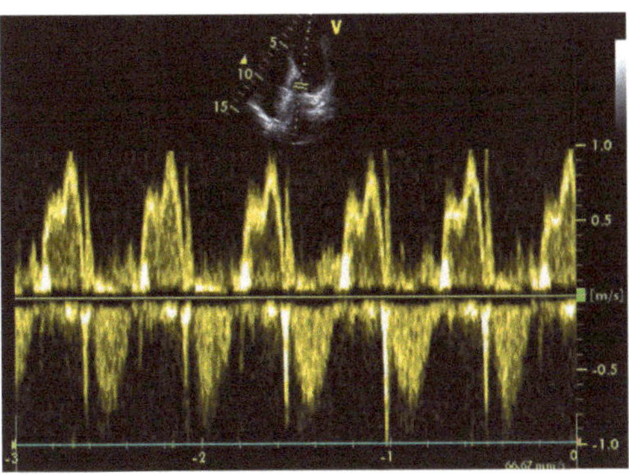

Fig. 2.4 Tracciato Doppler da proiezione apicale 5 camere, che mostra sia il flusso in entrata nel ventricolo sinistro (avvicinamento alla sonda, sopra l'isoelettrica) che quello in uscita dal ventricolo, verso l'aorta (allontanamento dalla sonda, al di sotto della isoelettrica)

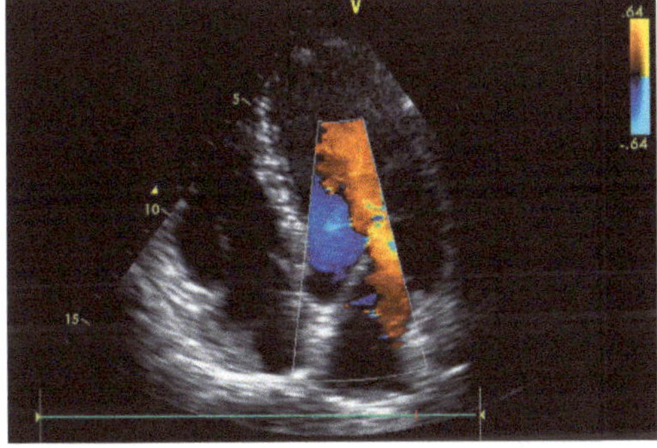

Fig. 2.5 Immagine apicale 4 camere che mostra sia il flusso in entrata (avvicinamento, rosso) che quello in uscita (allontanamento, blu) dal ventricolo sinistro

lontanamento dalla sonda ed è rappresentato come spostamento verso il basso rispetto alla linea di base (Fig. 2.4).

Con l'utilizzo del colore (CFM), che rappresenta il flusso del sangue in un'area di riferimento sovraimposta all'immagine 2D, il movimento verso la sonda è per convenzione codificato in rosso e quello in allontanamento in blu (Fig. 2.5).

Per poter rilevare il "Doppler *shift*" il fascio di US deve correre nella stessa direzione, in avvicinamento o allontanamento, del flusso ematico. Se gli US attraversano la corrente ematica con direzione perpendicolare al flusso non si rileva alcun segnale. L'allineamento rispetto alla direzione del flusso è pertanto essenziale per ottenere informazioni Doppler attendibili.

Un disallineamento maggiore di 20° non è considerato accettabile per la misura delle velocità di flusso (Fig. 2.6).

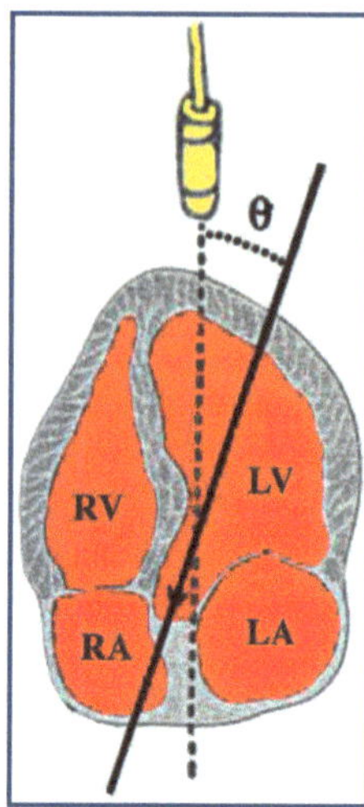

Fig. 2.6 Disegno che illustra l'allineamento del fascio di ultrasuoni con il flusso in uscita dal ventricolo sinistro. *LA*, atrio sinistro; *RA*, atrio destro; *LV*, ventricolo sinistro; *RV*, ventricolo destro

All'interno del cuore i flussi fisiologici hanno velocità intorno a 1 m/s, comunque inferiori ai 2 m/s. Flussi da ostruzione o rigurgito possono arrivare a molti metri al secondo.

Doppler continuo (CW) (Fig. 2.7)

Con il CW l'emissione di US e la ricezione delle onde di ritorno è continua. Non è pertanto possibile studiare un'area precisa dell'immagine 2D; il segnale ottenuto riflette le informazioni di flusso lungo il fascio di US e si perde la spazialità precisa del segnale. Pertanto il preciso posizionamento di direzione del cursore, do-

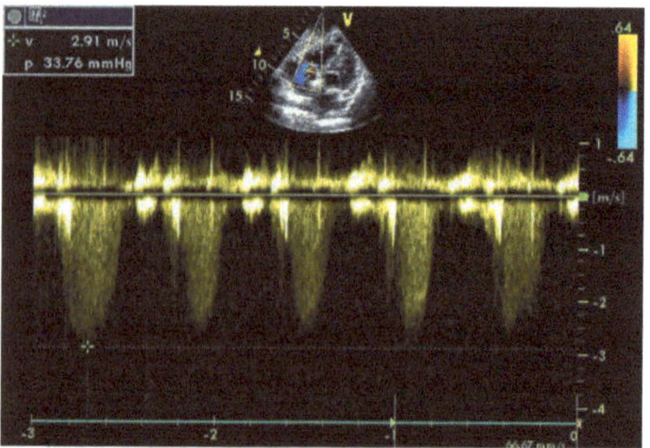

Fig. 2.7 Immagine CW di rigurgito tricuspidalico. Il segnale delle velocità di flusso è riportato verso il basso dato che si allontana dalla sonda

po aver esaminato i flussi con il color Doppler, è fondamentale per ottenere immagini Doppler attendibili.

L'immagine viene riportata sul display come velocità (asse y) verso tempo (asse x).

La continua emissione di US non pone limiti particolari alle velocità di flusso esaminabili, mentre il Doppler pulsato (PW) non è utilizzabile con velocità di flusso superiori a circa 1,5 m/s. Il CW è utilizzato per la valutazione dei gradienti transvalvolari, *shunt* di flusso e per la determinazione dell'integrale velocità/tempo nel calcolo dell'eiezione aortica (che con il diametro dell'efflusso in mesosistole in 2D permette la misura della gittata cardiaca).

Doppler pulsato (PW)

Con il PW gli US sono emessi in modo discontinuo. Durante l'interruzione dell'emissione il sensore misura il Doppler *shift* delle onde di ritorno. Il PW è utilizzato per valutare il flusso ematico in un'area precisa (volume campione, delineato come due sbarrette corte o un pallino posizionabile lungo il cursore) dell'immagine 2D. L'emissione discontinua, d'altra parte, non consente di rilevare alte velocità, che si producono, per una stenosi valvolare o un'ostruzione, con un'accelerazione del flusso.

Anche in questo caso l'immagine è riprodotta come velocità (asse y) in funzione del tempo (asse x) (Fig. 2.8).

Velocità superiori a 1,6 m/s, non permettono in genere la corretta ricezione delle onde di ritorno e producono il fenomeno di

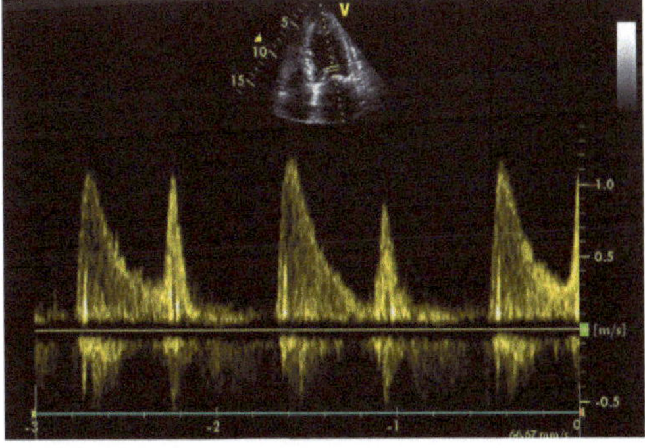

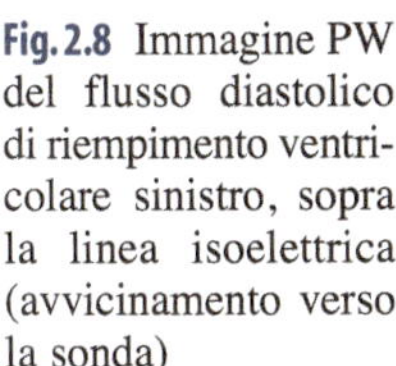

Fig. 2.8 Immagine PW del flusso diastolico di riempimento ventricolare sinistro, sopra la linea isoelettrica (avvicinamento verso la sonda)

aliasing per cui la direzione del flusso è riprodotta invertita, cioè nella parte opposta rispetto alla isoelettrica di base (asse x). La velocità di *aliasing* dipende dalla frequenza di ripetizione del polso di US emesso (PRF), dato che la PRF determina, per il sensore, il massimo Doppler *shift* rilevabile (limite di Nyquist). Quindi il fenomeno di *aliasing* si ha quando la frequenza del Doppler *shift* supera il limite di Nyquist. Il limite di Nyquist (e quindi la riproduzione di velocità alte) può essere un leggermente aumentato in 2 modi:

a. con basse frequenze d'emissione;
b. riducendo la profondità dell'immagine (che aumenta la PRF).

Il PW è utilizzato per i flussi transvalvolari a bassa velocità, soprattutto quelli del flusso di riempimento diastolico del ventricolo sinistro, e per la rilevazione del flusso in aree delimitate, ad esempio lungo il tratto di efflusso del ventricolo sinistro.

Color Doppler (CFM) (Fig. 2.5)

È un Doppler pulsato di un'area più estesa dell'immagine 2D codificato per convenzione in modo che il colore rosso rappresenti flussi in avvicinamento verso la sonda e il colore blu flussi in allontanamento. Le velocità dei flussi sono riprodotte in variazioni cromatiche nell'ambito del range rosso-blu.

La rappresentazione dei flussi è sovrimposta all'immagine 2D e permette di capire bene la direzione e, mediante l'area e l'intensità di colore, l'entità del flusso stesso, in modo semiquantitativo, anche se comunque le mappe di colore riprodotte rappresentano sempre velocità e non aree o volumi. Essendo la tecnica basata sul PW sussistono le stesse limitazioni descritte per il PW, cioè il fenomeno di *aliasing* per alte velocità, che si visualizza con la produzione nell'immagine di un colore inappropriato rispetto alla direzione del flusso. Questo avviene soprattutto quando il flusso diventa turbolento e cioè in presenza di ostruzione e conseguente accelerazione del flusso e nelle insufficienze valvolari, particolarmente nel punto più ristretto in prossimità delle cuspidi del jet di rigurgito. Nelle aree con flussi ad alta velocità e turbolenza si ottengono sfumature di colore dal verde al giallo chiaro.

Il CFM è utilizzato per stabilire i flussi normali o patologici nelle cavità cardiache e nei vasi e anche prima delle misure CW e PW, per posizionare il cursore in modo appropriato lungo la direzione del flusso stesso. Il CFM è utilizzato inoltre per la valutazione diretta e la quantificazione dei rigurgiti valvolari, degli *shunt* intracardiaci e delle ostruzioni al flusso.

Doppler tissutale (TDI)

Il TDI rappresenta l'ultima evoluzione delle indagini Doppler ed è stato elaborato per valutare la velocità dei movimenti, molto più lenti, 1/10 circa delle velocità di flusso, del tessuto miocardico. L'apparecchio utilizza particolari filtri in modo da eliminare i segnali dei flussi ematici a più alta velocità. In analogia al CFM, nelle mappe di colore, il movimento verso la sonda è codificato in rosso e quello in allontanamento è codificato in blu. Vengono quindi misurate la direzione e la velocità del movimento, non la cinetica in senso stretto (movimento e ispessimento) della parete.

L'analisi del movimento può essere rappresentata sul display come mappa del movimento colorata rosso o blu (avvicinamento e allontanamento dalla sonda) come un'immagine 2D e, spesso, in modo simultaneo, in un altro riquadro, come spostamento di un'area precisa (volume campione) selezionata da barre o cerchietti lungo il cursore (asse y) in funzione del tempo (asse x): onde Ea e Aa diastoliche e onda S sistolica (Fig. 2.9). Come per il PW, lo spostamento verso la sonda (sistole del ventricolo sinistro nell'immagine apicale quattro camere) è rappresentata come spostamento verso l'alto sopra l'asse x (onda S) e l'allontanamento (distensione del ventricolo sinistro in diastole nella 4 camere apicale, onde E e A) verso il basso sotto l'asse x.

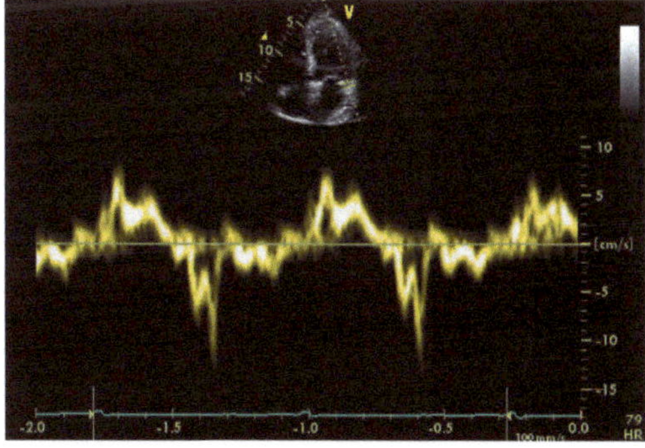

Fig. 2.9 Immagine TDI a livello dell'anello laterale mitralico, derivata da proiezione apicale 4 camere. Onda sistolica in avvicinamento (sopra l'isoelettrica) e onde diastoliche in allontanamento dalla sonda (sotto l'isoelettrica)

Il TDI permette, a vari livelli, la misura della velocità del movimento miocardico sia in sistole che in diastole e fornisce in pochi secondi indici molto informativi sia della funzione sistolica che di quella diastolica del ventricolo sinistro.

Letture consigliate

Oh JK, Seward JB, Tajik AJ (2007) The echo manual. Lippincott Williams & Wilkins, Philadelphia

Pellet AA, Kerut EK (2004) The Doppler equation. Echocardiography 21:197–199

Pellet AA, Tolar WG, Marwin DG et al (2004) Spectral Doppler instrumentation. Echocardiography 21:759–761

Pellet AA, Tolar WG, Marwin DG et al (2005) Doppler aliasing. Echocardiography 22:540–542

L'ecocardiografo: regolazioni, ottimizzazione delle immagini e artefatti

3

Punti chiave

Ambiente
Regolazione della macchina
Artefatti

La qualità delle immagini dipende dall'abilità dell'operatore, ma anche dall'ambiente dove avviene l'esame e dalla messa a punto dell'ecografo in funzione delle caratteristiche del particolare paziente da esaminare.

Il posizionamento del paziente e della sonda è affrontato nel Capitolo 4. In questo capitolo sono riportati gli elementi essenziali di regolazione dell'apparecchio. È naturalmente indispensabile studiare bene, con il manuale delle istruzioni, l'apparecchio che si ha a disposizione, per utilizzarlo in modo ottimale.

Accade spesso che i medici richiedano nuove macchine quando il "vecchio" apparecchio non è mai stato utilizzato al massimo delle potenzialità che poteva offrire.

Ambiente

La luminosità dell'ambiente dove è eseguito l'esame dovrebbe essere ridotta. L'esame è eseguito in terapia intensiva (TI) al letto del malato; pertanto è preferibile disporre di letti facilmente posizionabili con Trendelenburg, anti-Trendelenburg, sollevamenti delle metà, testa e piedi, e inclinazioni laterali.

A. Sarti, *Ecocardiografia per l'intensivista*.

Regolazione della macchina

Elettrocardiogramma (ECG)

Nonostante venga spesso omesso per motivi di tempo, è importante collegare sempre i cavi ECG connessi all'ecografo con gli elettrodi applicati al paziente. La traccia ECG, riprodotta alla base del display con un *marker* del tempo coincidente con l'immagine, permette di stabilire con precisione le fasi del ciclo cardiaco in base all'attività elettrica del cuore. La sistole meccanica inizia di norma subito dopo l'onda R e termina a metà circa dell'onda T. Pertanto la telediastole coincide con l'onda R e la telesistole con la metà dell'onda T del tracciato ECG (Fig. 3.1).

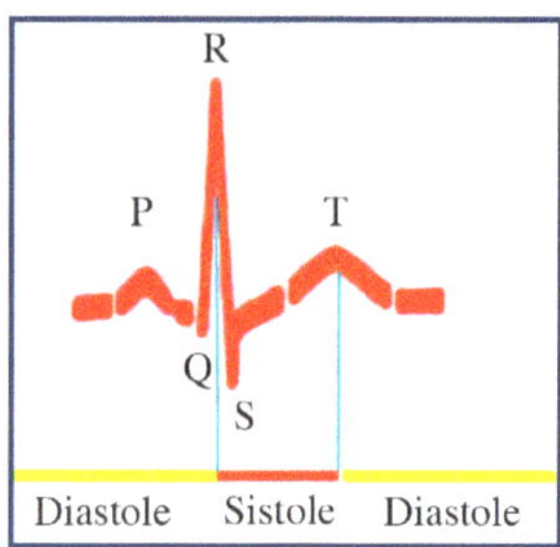

Fig. 3.1 Tracciato schematico ECG, con evidenza delle fasi sistolica e diastolica

Immagini B-mode, bidimensionali (2D)

Sonde

Le sonde utilizzate per l'ecocardiografia degli adulti emettono ultrasuoni (US) intorno a 3 MHz di frequenza, mentre le sonde utilizzate in pediatria emettono frequenze più alte, dai 5 ai 7,5 MHz. Queste emissioni rappresentano il migliore compromesso di utilizzo in base alle diverse tipologie di pazienti, dato che più alta è la frequenza migliore risulta la definizione dell'immagine, ma minore è la penetrazione degli US nei tessuti.

I moderni apparecchi possono produrre immagini più definite mediante il *tissue harmonic imaging*: in estrema sintesi, sono esaltate le armoniche prodotte dall'interazione dei tessuti con gli US rispetto alle frequenze fondamentali emesse dalla sonda.

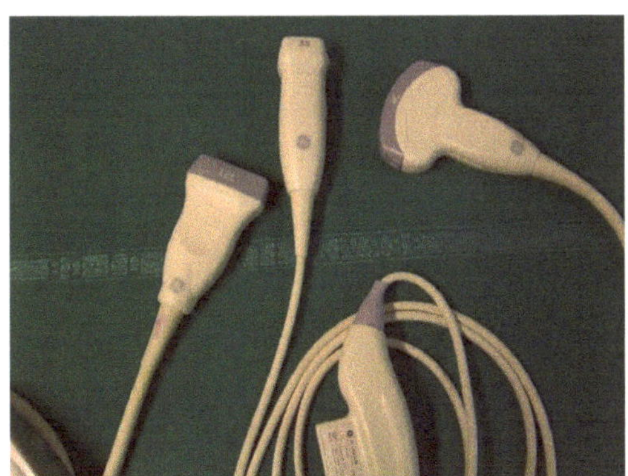

Fig. 3.2 Sonde ecografiche: da sinistra verso destra, vascolare e tessuti molli lineare, cardiaca *phased-array*, addominale convex

La qualità dell'immagine risulta migliore, ma le strutture molto eco-riflettenti per l'interfaccia tessuto-polmone o tessuto-sangue, come il pericardio o le valvole, possono così apparire più spesse di quanto siano in realtà.

Le sonde hanno un repere tattile e spesso luminoso, che definisce il piano di scansione e la lateralità. La Figura 3.2 mostra varie sonde utilizzate per lo studio del cuore in modalità transtoracica (TTE), e per lo studio dei vasi e degli organi toracici e addominali.

Profondità

La profondità è regolabile da parte dell'operatore. La macchina inizia con una profondità standard di default, ma è possibile variare la profondità di campo in modo da avere nel mezzo dell'immagine le strutture di maggior interesse. Il cuore di norma deve occupare quasi tutta l'immagine, senza tagli delle strutture più profonde o laterali. Se i margini esterni del cuore nell'immagine di default superano i limiti del display qualche struttura cardiaca è certamente ingrandita.

Larghezza del raggio di scansione

La massima ampiezza assicura di vedere le strutture più laterali, ma una riduzione di essa, regolabile negli apparecchi, produce una maggiore definizione delle strutture centrali in base al minor tempo di scansione necessario per un angolo ridotto.

Guadagno

La costruzione dell'immagine in scala di grigi o monocromatiche dipende dall'intensità del segnale di ritorno che diminuisce con la profondità di scansione. È pertanto possibile regolare il guadagno per le diverse profondità in modo da compensare la riduzione del segnale di ritorno. La regolazione *time gain compensation* (TGC), che è anche automatica nei moderni apparecchi, si attua in genere mediante un sistema di leve in verticale che corrispondono alle relative profondità di campo. Osservando l'immagine come riprodotta di default, l'operatore migliora la riproduzione agendo manualmente sulle leve che corrispondono ai vari livelli di profondità. In certi apparecchi è presente anche un sistema di regolazione orizzontale per la regolazione dell'immagine nei campi laterali (LGC).

Queste regolazioni vanno usate con misura; l'eccesso di guadagno produce immagini con molto bianco che possono ridurre la definizione di strutture vicine, al contrario immagini troppo scure possono nascondere alcune strutture poco eco-riflettenti.

Dipende un po' dai gusti, ma in linea generale una immagine ben aggiustata (Fig. 3.3) è quella che presenta:

- intensità abbastanza uniforme delle strutture solide;
- una grana leggera nello scuro delle cavità piene di sangue.

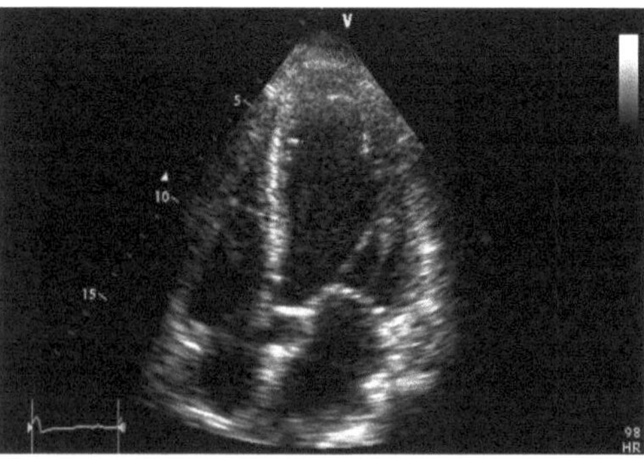

Fig. 3.3 Immagine A5C con buona regolazione del contrasto

Fuoco

La messa a fuoco dell'immagine è in genere di default nella parte centrale del display, ma è possibile spostare il fuoco più in alto o in basso per studiare meglio particolari strutture.

Doppler continuo (CW) e pulsato (PW)

Il CW si usa per la misura di alte velocità di flusso allineandosi con il cursore lungo il flusso da esaminare. Il PW invece non è adatto per alte velocità, ma riproduce il flusso in un'area specifica da esaminare.

L'operatore può regolare il guadagno del segnale Doppler. L'immagine ottimale è quella che riporta bene la forma dell'onda di flusso (variazioni delle velocità nel tempo) senza produrre eccesso di grana. La scala di riproduzione del segnale Doppler (asse y) può essere regolata per non tagliare velocità elevate di flusso. Anche la velocità di scorrimento del tempo (di norma 50 mm/s) (asse x) può essere regolata per migliorare la misura dei tempi per particolari misure.

L'allineamento con il flusso rimane fondamentale e un disallineamento >20° è ritenuto non accettabile per le misure (vedi Figura 2.6).

Per questo le interrogazioni Doppler si eseguono in immagini ottenute da proiezioni specifiche per ogni flusso da esaminare, posizionando il cursore, dopo un'occhiata con il color (CFM), in linea con la direzione del flusso in esame.

Nella valutazione dei jet di rigurgito valvolare il cursore è posto attraverso la parte più ristretta del jet, come precedentemente valutato con il CFM.

Color Doppler (CFM)

L'area di valutazione CFM è posta dall'operatore in genere mediante un *trackball* in corrispondenza delle strutture d'interesse. L'ampiezza e l'altezza di default possono essere aumentate producendo un settore più ampio o diminuita producendo un settore ristretto, con altezza variabile. Dopo una prima valutazione ampia per studiare i vari flussi, si può poi restringere il settore per aumentare la definizione o anche restringere il campo di scansione dell'immagine 2D ai due lati.

Il guadagno della riproduzione del colore può essere anch'esso aumentato per definire piccoli jet, anche se l'eccesso di guadagno altera l'immagine creando artefatti. Una buona regolazione è quella che produce un minimo di fine grana colorata nelle zone esterne al flusso.

Certe tecniche di valutazione dei rigurgiti (PISA) si basano proprio sul fenomeno dell'*aliasing* ed è pertanto talvolta necessario regolare la mappa di base della riproduzione colore (rappresentata nel display in alto a destra come un rettangolo bicolore rosso in alto e blu in basso con scala di graduazione).

Artefatti

Sono riportati qui solo cenni sugli artefatti più frequenti.

Il cono d'ombra è un artefatto che si presenta dall'alto in basso nel display, a partire da una struttura ad alto assorbimento, come una striscia verticale di perdita o riduzione degli echi prodotto dall'interazione degli US con una struttura molto eco-riflettente, come ad esempio protesi valvolari o tessuti con depositi di calcio. Sotto la struttura ad alta densità di tessuto quindi si vede poco o niente. Questo artefatto, utile ad esempio per la diagnosi differenziale fra la fibrosi e la calcificazione, va riconosciuto perché l'immagine al disotto della struttura, risulta modificata.

In altre condizioni il fascio di US può produrre, attraversando un bersaglio eco-riflettente, per fenomeni di "rimbalzo" di onde, echi inesistenti. Si possono così produrre code di cometa (vedi Appendice 3), cioè artefatti verticali di echi a partenza dalla struttura eco-riflettente che corrono fino alla fine in basso dell'immagine. Questi artefatti, strisce chiare verticali a partenza dalla pleura a raggiera, sono utilizzati nell'eco del polmone per definire la presenza e quantizzare l'edema interstiziale (acqua polmonare).

Si possono anche produrre archi di cerchio, cioè artefatti generati da strutture riflettenti colpite da fasci laterali; appaiono come archi orizzontali nell'immagine.

In particolari circostanze si può produrre infine una doppia immagine artefatta, a maggior distanza dalla prima reale, per un effetto "specchio".

Letture consigliate

Feigenbaum H, Armstrong WF, Ryan T (2005) Feigenbaum's echocardiography. Lippincott Williams & Wilkins, Philadelphia

Oh JK, Steward JB, Tajik AJ (2007) The echo manual, Lippincott Williams & Wilkins, Philadelphia

Morfologia ecografica del cuore: esame transtoracico standard

4

Punti chiave

Anatomia ecocardiografica
Posizionamento del paziente
Posizionamento della sonda (finestre acustiche)
Posizionamento dell'operatore e dell'ecografo
Parasternale asse lungo (PSLAX)
Parasternale asse corto (PSSAX)
Apicale quattro camere (A4C)
Apicale cinque camere (A5C)
Apicale due camere (A2C)
Apicale tre camere (A3C)
Sottocostale (SC)
Soprasternale (SS)
Visione d'insieme ed epicrisi

Anatomia ecocardiografica

Il cuore è posizionato all'interno del torace, partendo dalla base verso l'apice:

- dall'alto in basso;
- dal dietro in avanti;
- da destra a sinistra.

Se non si ha sempre presente la posizione del cuore nel torace in base al piano di sezione (fetta di scansione del fascio di ultrasuoni – US), ricordare la riproduzione delle diverse strutture nelle varie proiezioni appare all'inizio molto complicato.

Si deve tener presente che l'immagine eco raffigura una fetta sottile delle strutture che attraversa, dal punto del corpo dove è appoggiata la sonda (vertice angolare dell'immagine, parte alta del display) fino alla massima ampiezza angolare, regolabile, riportata in basso sull'immagine, che raffigura le strutture più lontane dalla sonda.

Posizionamento del paziente

In terapia intensiva (TI) non è sempre possibile posizionare il paziente nel modo desiderato. Anche piccoli spostamenti tuttavia possono migliorare nettamente l'acquisizione delle immagini.

Il paziente dovrebbe essere mantenuto con il tronco sollevato a 45°, come normalmente si fa in TI. La posizione sul fianco sinistro o una via di mezzo fra la posizione supina e quella laterale sinistra permette in genere l'avvicinamento del cuore alla parete e quindi migliori finestre acustiche. È opportuno anche sollevare il braccio sinistro del paziente e portarlo a livello della testa, in modo da allargare gli spazi intercostali (Fig. 4.1). Le costole infatti assorbono gli US.

Il tessuto aerato del polmone rappresenta il maggiore ostacolo alla penetrazione degli US. Pertanto i pazienti con broncopneumopatia cronica ed enfisema sono in genere più difficili da studiare e talvolta l'unico approccio che consente di ottenere immagini è quello sottocostale. Se il paziente non presenta finestre acustiche sulla parete toracica e se poi non è accessibile a livello sottoxifoideo, ad esempio per la presenza di medicazioni della ferita chirurgica, è indispensabile ricorrere all'ecocardiografia transesofagea (TEE).

In realtà, con buona pratica e un po' di pazienza, per quasi tutti i pazienti, anche in emergenza e terapia intensiva, è possibile ottenere informazioni utili anche con il semplice approccio transtoracico (TTE).

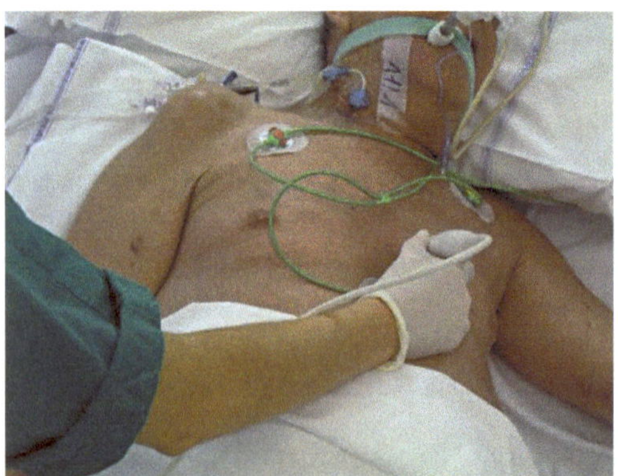

Fig. 4.1 Posizione iniziale dell'operatore e del paziente per l'esame ecocardiografico

Posizionamento della sonda (finestre acustiche)

La sonda con un fiotto di gel acustico all'estremità, tenuta non serrata fra il pollice e le prime due dita della mano destra, è appoggiata a stretto contatto sulla parete toracica, mantenendo un contatto con la parete con le altre dita (senza causare dolore o fastidio da eccessiva pressione), in due principali sedi:

- in parasternale sinistra, a livello del 2°-4° spazio intercostale (Fig. 4.2);
- intorno al livello del battito apicale, 5° o 6° spazio lungo l'ascellare anteriore o più lateralmente (Fig. 4.3).

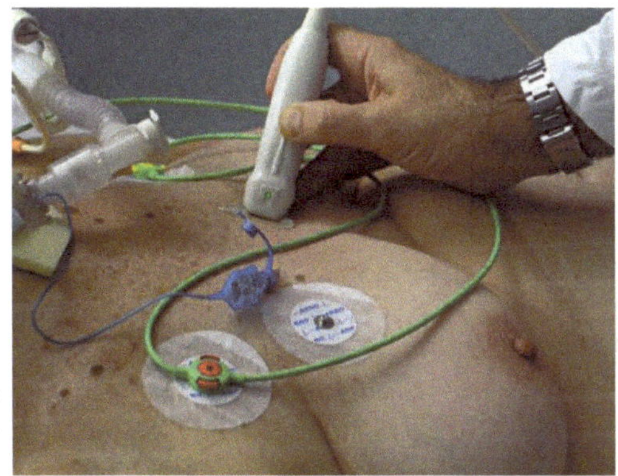

Fig. 4.2 Posizione della sonda per la proiezione parasternale asse lungo (PSLAX)

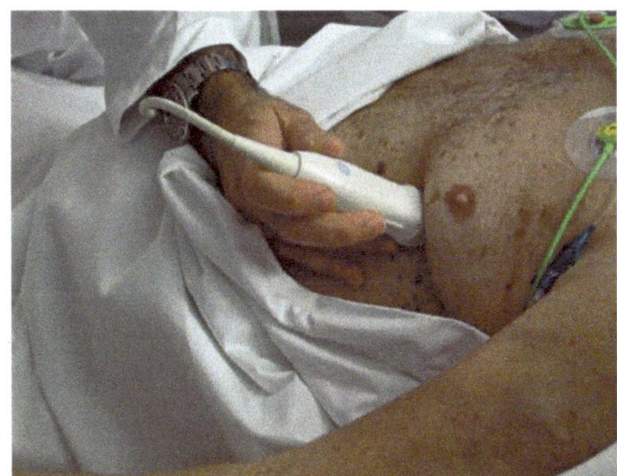

Fig. 4.3 Posizione della sonda per la proiezione apicale quattro camere (A4C)

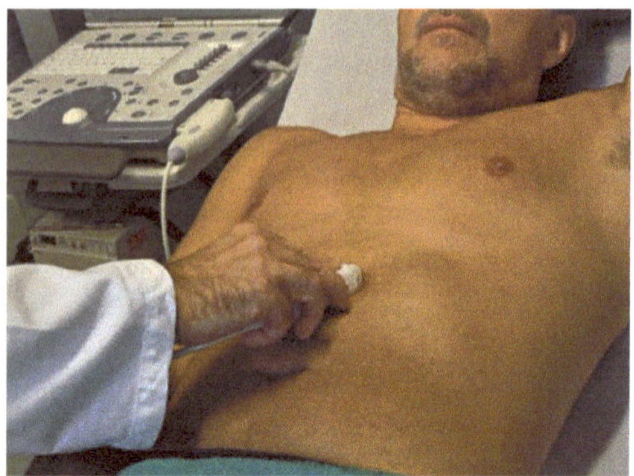

Fig. 4.4 Posizione della sonda per le proiezioni sottocostali

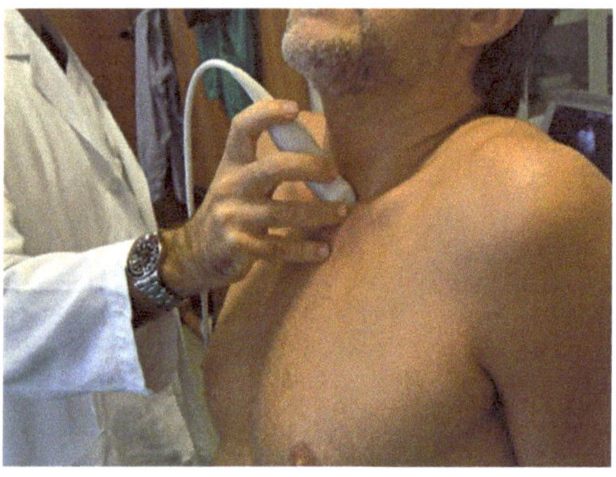

Fig. 4.5 Posizione della sonda per la proiezione soprasternale

Le altre posizioni di base della sonda, al di fuori della parete toracica, sono:

- a livello sottocostale centrale, al di sotto del processo xifoideo (Fig. 4.4);
- a livello soprasternale, in corrispondenza del giugulo (Fig. 4.5).

Posizionamento dell'operatore e dell'ecografo (Fig. 4.1)

La maggior parte degli operatori si pone al lato destro del paziente e tiene la sonda con la mano destra. Altri preferiscono stare alla sinistra del paziente tenendo la sonda con la mano sinistra ed evitando così il contatto del paziente con il braccio.

È bene che la posizione sia comoda, stabile e rilassata. Stare seduti facilita, ma talvolta è indispensabile stare in piedi, appoggiarsi o perfino sedersi sul bordo del letto del paziente (in questo caso è necessario indossare un camice monouso).

L'ecografo è posto in genere al lato destro della testa del paziente, in modo che piccoli spostamenti della testa dell'operatore permettano di passare dal display al paziente. Stando alla destra del paziente, la mano sinistra opera sui comandi dell'apparecchio.

È bene pensare sempre al piano di sezione all'interno del torace prima di guardare le immagini.

Gli spostamenti della sonda, sia come punto di applicazione che come angolazione o rotazione (Tabella 4.1), devono essere controllati sempre immaginando cosa avviene del piano di sezione degli US all'interno del torace.

Parasternale asse lungo (PSLAX)

È una sezione longitudinale del cuore (Fig. 4.6). La sonda è in posizione parasternale e il repere (marker) è posto in direzione della spalla destra. Si provano diversi spazi intercostali, dal 2° al 4°, talvolta fino al 5°, alla ricerca di una sezione che mostri in continuità una parte del ventricolo destro, il setto in posizione più o meno orizzontale che si continua nella parete aortica, le valvole aortiche, l'atrio sinistro al di sotto dell'aorta sulla parte destra del display e il ventricolo sinistro nel centro, con la parte più apicale, che non viene in genere rilevata, alla sinistra del display (Fig. 4.7). Se più di uno spazio permette di ricavare immagini valide è quasi sempre preferibile utilizzare lo spazio intercostale più alto.

Questa è in genere la prima immagine che si ricerca all'inizio dell'esame. L'immagine evidenzia molte strutture e fornisce un'idea generale del cuore. Si eseguono in M-mode, con il cursore posizionato in base all'immagine 2D, misure relative alle camere cardiache, gli spessori e la cinetica del setto anteriore (discendente anteriore) e della parete posteriore (circonflessa e coronaria destra verso l'apice), il diametro del tratto di efflusso del ventricolo sinistro (LVOT) e si studiano le valvole aortica e mitrale, compresi gli eventuali rigurgiti con il color Doppler (CFM). Misure Doppler continuo (CW) e Doppler pulsato (PW) dei flussi transvalvolari non sono possibili, essendo i flussi più o meno perpendicolari al fascio di US.

Tranne che per una parte della regione basale del ventricolo destro, le sezioni destre sono in genere poco visibili. È possibile

Tabella 4.1 Proiezioni standard, posizioni, reperi e rotazioni della sonda, strutture, misure

Sezione	Sonda	Repere	Rotazione	Angolazione	Strutture	Misure
PSLAX	Parasternale 2°-4° spazio	Spalla destra	–	–	LV tranne apice, RV basale, valvole, efflusso sinistro, aorta ascendente, apparato sotto-valvolare mitralico	LV, RV, spessori, cinetica LV anterosettale e posteriore, CFM flussi valvolari
PSLAX mod. RV (piano tricuspidalico)	Parasternale 2°-4° spazio	Spalla destra	–	Verso il basso da PSLAX	RV afflusso, tricuspide	PW, CW e CFM afflusso
PSLAX mod. RV (piano valvola polmonare)	Parasteranle 2°-4° spazio	Spalla destra	–	Verso l'alto da PSLAX	RV efflusso, valvola polmonare	PW, CW e CFM efflusso
PSSAX (piano a livello dei muscoli papillari)	Parasternale 2°-4° spazio	Spalla sinistra	90° orario da PSLAX	–	LV, RV	Cinetica LV, cinetica RV, FAC
PSSAX mitrale	Parasternale 2°-4° spazio	Spalla sinistra	90° orario da PSLAX	Verso l'alto da PSSAX	Mitrale	Mitrale 2D, area mitralica
PSSAX aorta e sezioni destre	Parasternale 2°-4° spazio	Spalla sinistra	90° orario da PSLAX	Ulteriore verso l'alto da PSSAX mitrale	V. aortica, v. tricuspide, v. polmonare, tronco polmonare	V. aortica, cuspidi, valvola aortica, flusso PW e CFM polmonare
A4C	Apicale 4°-6° spazio lungo l'emiclaveare o ascellare anteriore sinistra	Gamba sinistra (variabile in base alla posizione del cuore)	–	–	Cuore in toto 4 camere, LV, RV, LA, RA, setti, valvole	Cinetica LV, pareti settale e laterale, FE, Flussi CW, PW, CFM, valvole

(*cont.* ↓)

(cont.)

A5C	Apicale (come A4C)	Gamba sinistra	Variabile	Verso l'alto	Cuore in toto 5 camere (A4C+aorta), effusso LV, flusso aortico	CW, PW e CFM efflusso LV, VTI
A2C	Apicale (come A4C)	Spalla destra	90° anti-orario da A4C	–	LV, LA, mitrale	2D LV e LA, FE, cinetica LV pareti inferiore e anteriore
A3C	Apicale	Mano destra	45° anti-orario da A2C	–	LV, LA, efflusso aortico, apice LV	Cinetica LV pareti antero-settale e posteriore
Sottocostale (SC) 4C	Sottocostale	Spalla sinistra	Variabile	Variabile	4 Camere, setto interatriale, setto interventricolare, fegato e vasi intraepatici	Misure RV e LV, cinetica LV parete postero-laterale, cinetica RV
SC efflusso LV e RV	Sottocostale	Spalla sinistra	Variabile	Verso l'alto da SC4C	Efflusso LV e RV	Doppler CW e PW (se allineato)
SC Aorta addominale	Sottocostale	Spalla sinistra	Variabile	Verso il basso da SC4C	Aorta addominale	Diametro
SC VCI (vena cava inferiore)	Sottocostale	Spalla sinistra	Variabile	Sonda spostata verso sinistra	Vena cava inferiore	Diametro e variazioni cicliche respiratorie
SC asse corto	Sottocostale	Gamba sinistra	90° anti-oraria da SC4C	Variabile	LV RV	Misure 2D
SC asse corto apicale	Sottocostale	Gamba sinistra	90° anti-oraria da SC4C	Inclinazione verso destra	LV apicale	–
SC asse corto basale	Sottocostale	Gamba sinistra	90° anti-oraria da SC4C	Inclinazione verso sinistra	Base del cuore	–
Soprasternale (SS)	Soprasternale	Spalla sinistra	Variabile	Variabile	Arco aortico, vasi epi-aortici	Diametri

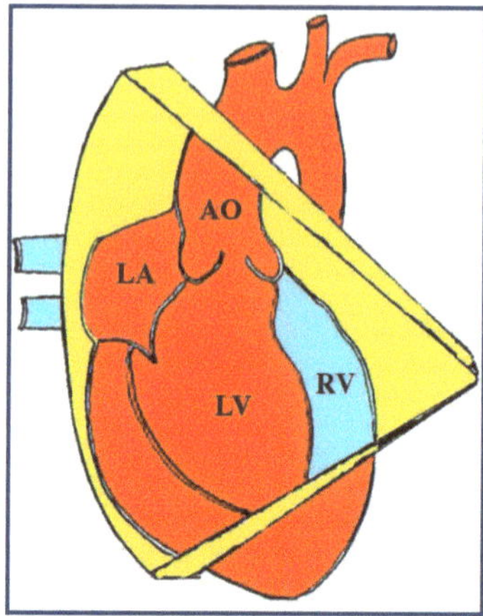

Fig. 4.6 Piano di sezione per la proiezione PSLAX. *AO*, aorta; *LA*, atrio sinistro; *LV*, ventricolo sinistro; *RV*, ventricolo destro

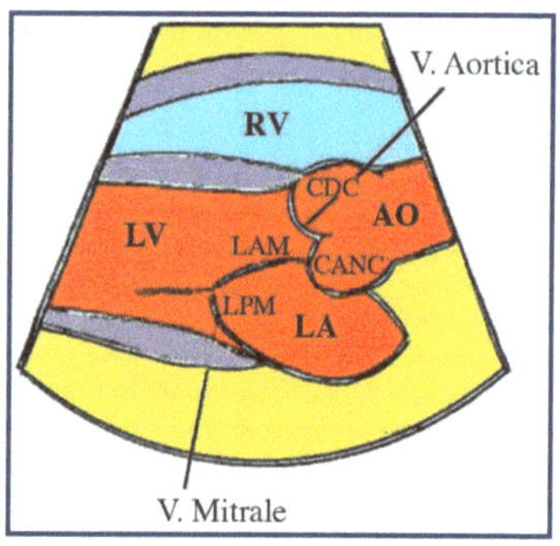

Fig. 4.7 Immagine della sezione PSLAX. *AO*, aorta; *CANC*, cuspide aortica non coronarica; *CDC*, cuspide destra coronarica; *LA*, atrio sinistro; *LAM*, lembo anteriore mitralico; *LPM*, lembo posteriore mitralico; *LV*, ventricolo sinistro; *RV*, ventricolo destro

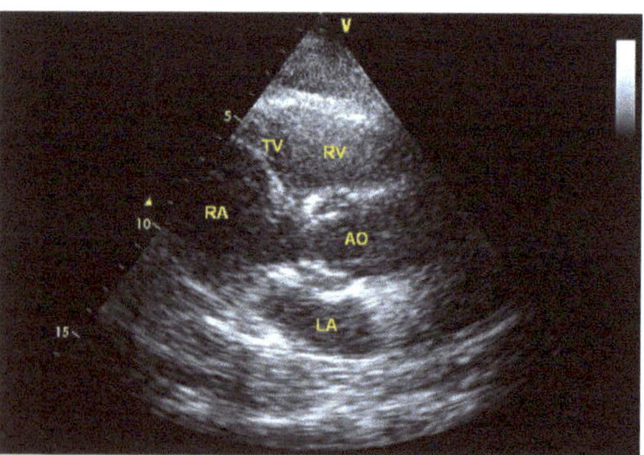

Fig. 4.8 PSLAX modificata per il ventricolo destro. *AO*, aorta; *LA*, atrio sinistro; *RA*, atrio destro; *RV*, ventricolo destro; *TV*, valvola tricuspide

però studiare meglio il cuore destro: un'angolazione della sonda verso il basso e un po' più mediale, con una leggera rotazione oraria evidenzia in genere il tratto di afflusso destro, cioè l'atrio destro, la tricuspide e il ventricolo destro (Fig. 4.8), mentre un'angolazione verso l'alto rispetto alla posizione di base PSLAX evidenzia in genere il tratto di efflusso destro con la valvola polmonare e il tronco della polmonare (PSLAX modificata per le sezioni destre) (Fig. 4.9).

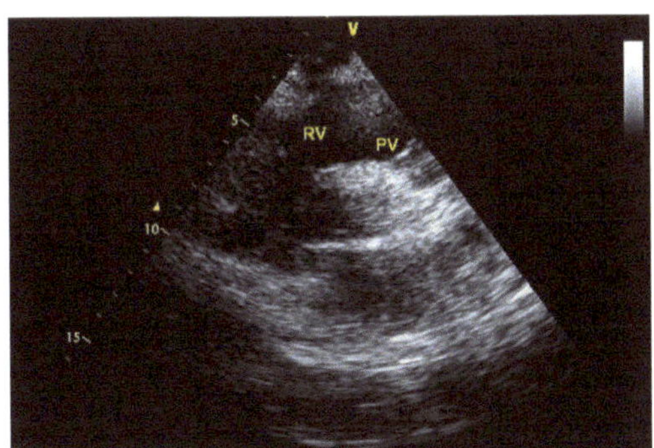

Fig. 4.9 PSLAX modificata per l'efflusso destro e arteria polmonare. *PV*, valvola polmonare; *RV*, ventricolo destro

Parasternale asse corto (PSSAX)

La sonda rimane nella stessa posizione parasternale che evidenziava la PSLAX, ma viene ruotata di 90° in senso orario, con il repere che ora punta verso la spalla sinistra, per ottenere una sezione trasversale del cuore (Fig. 4.10). L'immagine che si ottiene evidenzia il ventricolo sinistro come una corona circolare più o meno spessa in base agli spessori delle pareti, con una sezione del ventricolo destro che si presenta come un "cappuccio" attaccato al ventricolo sinistro tramite il setto, in alto a sinistra del display

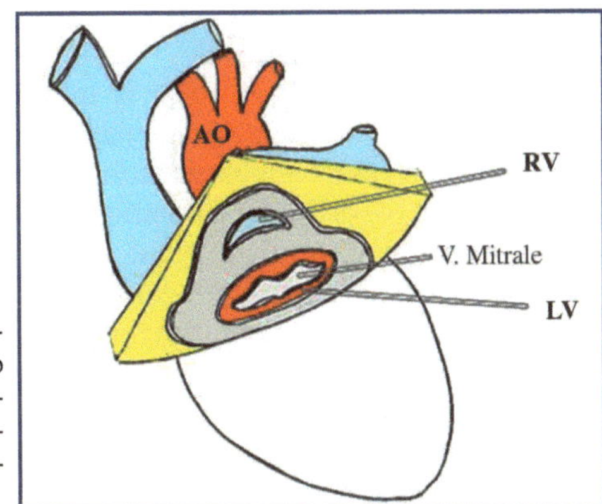

Fig. 4.10 Immagine di sezione PSSAX a livello mitralico (muso di tinca). *AO*, aorta; *LV*, ventricolo sinistro; *RV*, ventricolo destro

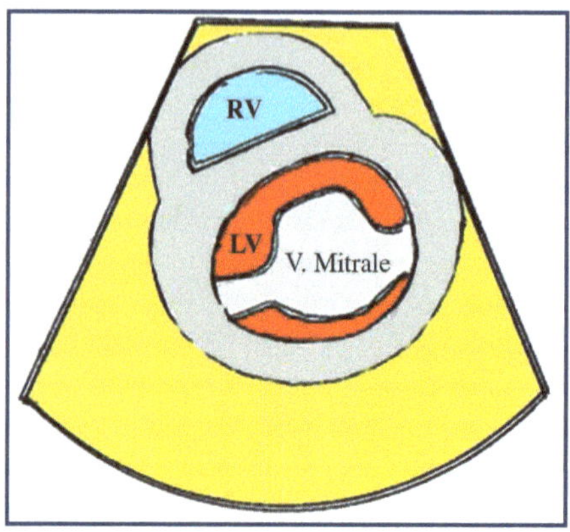

Fig. 4.11 Immagine di proiezione PSSAX a livello mitralico. *LV*, ventricolo sinistro; *RV*, ventricolo destro

(Fig. 4.11). Si deve tendere a produrre una sezione ben circolare e non oblunga, ovalare, del ventricolo sinistro. Le misure di cinetica del ventricolo sinistro si eseguono in una sezione che evidenzia le sezioni dei papillari. In questa sezione si esamina una fetta completa con tutte le pareti del ventricolo sinistro, che si ispessisce e si sposta verso il centro in sistole, con visibilità dei territori di irrorazione di tutti e tre i grossi tronchi coronarici.

La parte superiore della corona circolare, dalle ore 8.00–10.00 circa alle ore 2.00 dell'orologio, è di pertinenza della discendente anteriore. La parte laterale, sul lato destro del display, dalle ore 2.00 alle ore 6.00–7.00 circa, corrisponde all'irrorazione della circonflessa e la parte inferiore un po' spostata a sinistra dell'immagine, dalle 6.00–7.00 alle 8.00–10.00 circa, rappresenta il miocardio perfuso dalla coronaria destra (vedi Capitolo 6).

Un'angolazione verso il basso (caudale) della sonda evidenzia la base d'impianto dei papillari e poi l'apice del ventricolo sinistro (Fig. 4.12). Un'angolazione verso l'alto (craniale) sposta invece il piano di sezione verso la mitrale che appare tagliata trasversale con i movimenti di apertura (muso di tinca) e chiusura (Fig. 4.10). L'ulteriore angolazione in alto (Fig. 4.13) evidenzia al centro una sezione dell'efflusso aortico con la valvola (box aortico, stella Mercedes capovolta) e le sue tre cuspidi in movimento, la tricuspide verso sinistra e l'efflusso destro con la valvola polmonare e il tronco, in alto nell'immagine, sopra la valvola aortica.

"Spazzolando" con la sonda, dall'angolazione verso l'alto progressivamente sempre più verso il basso, si evidenziano così in successione, con sezioni trasversali, le varie strutture dalla base del cuore verso l'apice.

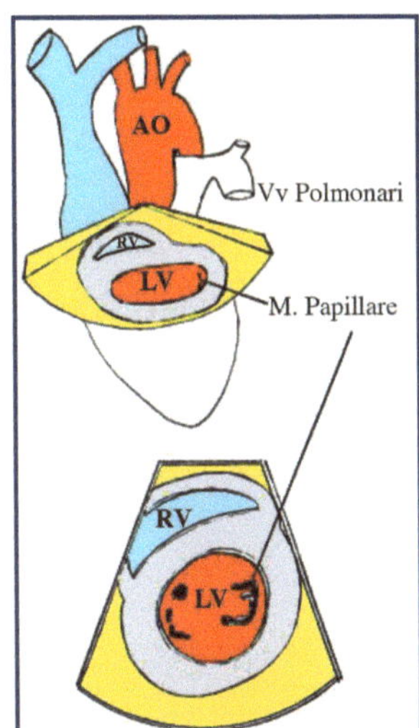

Fig. 4.12 Immagine di sezione PSSAX e proiezione a livello dei papillari (*in basso*). *AO*, aorta; *LV*, ventricolo sinistro; *RV*, ventricolo destro

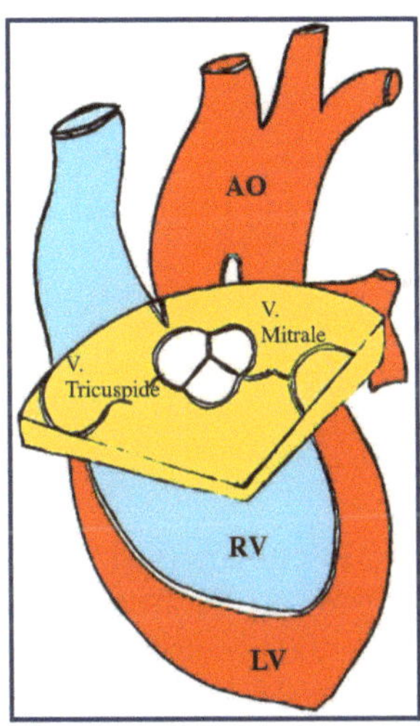

Fig. 4.13 Immagine di sezione PSSAX a livello del box aortico. *AO*, aorta; *LV*, ventricolo sinistro; *RV*, ventricolo destro

Apicale quattro camere (A4C)

La sonda è appoggiata nell'area dell'itto cardiaco in posizione apicale con repere direzionato verso la mano sinistra (sollevata alla testa) del paziente. Si fa scorrere la sonda sopra e sotto e ai lati fino a ottenere un'immagine che seziona il cuore nelle sue 4 camere

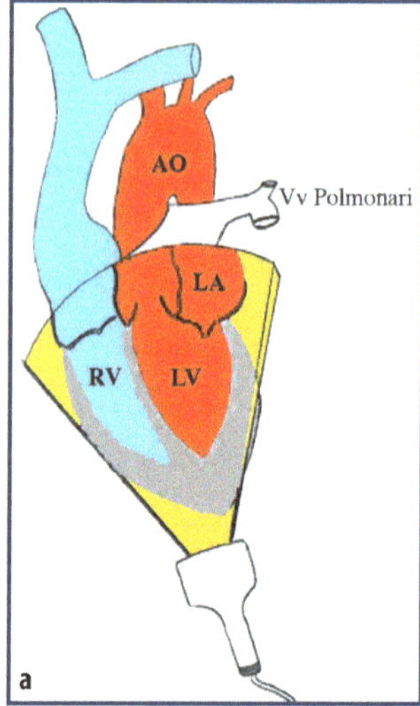

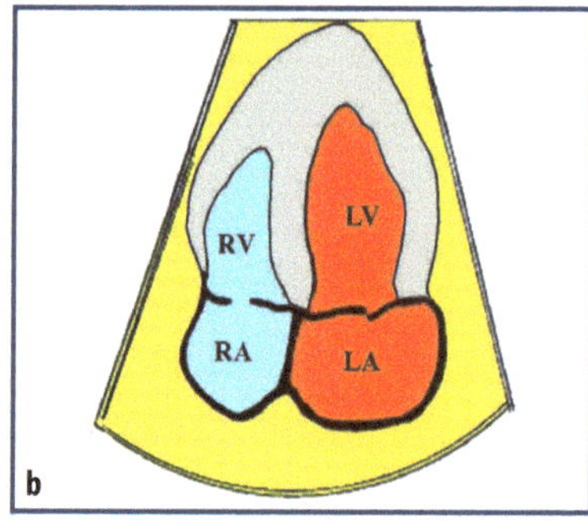

Fig. 4.14 **a** Immagine di sezione della apicale 4 camere. **b** Immagine della proiezione apicale 4 camere. *AO*, aorta; *LA*, atrio sinistro; *LV*, ventricolo sinistro; *RA*, atrio destro; *RV*, ventricolo destro

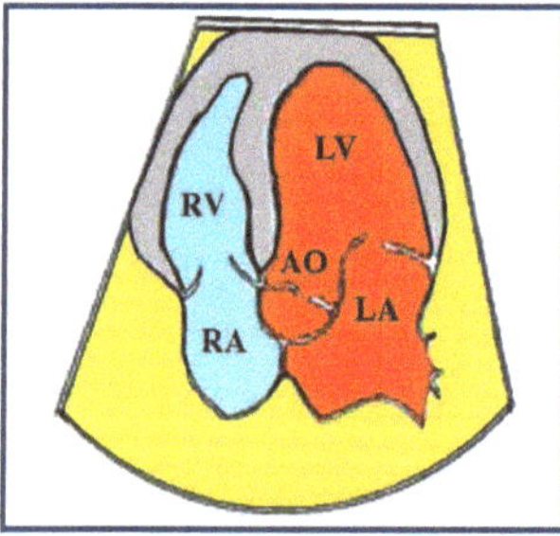

Fig. 4.15 Immagine della proiezione apicale 5 camere. Si evidenzia lo sbocco di vene polmonari in atrio sinistro. *AO*, aorta; *LA*, atrio sinistro; *LV*, ventricolo sinistro; *RA*, atrio destro; *RV*, ventricolo destro

con il setto interventricolare nel centro, l'apice in alto, ventricolo sinistro, con la sua forma normale a pallone di rugby troncato, sulla destra, e ventricolo destro a forma triangolare sulla sinistra del display (Fig. 4.14a). Le pareti visualizzate del ventricolo sinistro sono la settale e la laterale.

Verso il basso dell'immagine il setto interatriale, verticale, con le due valvole atrio-ventricolari orizzontali, mitrale a destra e tricuspide a sinistra. I due atri, sinistro a destra e destro a sinistra, occupano il basso dell'immagine (Fig. 4.14b). In basso a destra si evidenziano spesso una o due vene polmonari che sboccano in atrio sinistro (apicale cinque camere – A5C) (Fig. 4.15).

Si ricerca l'immagine A4C con piccoli spostamenti e angolazioni per ottenere la maggiore lunghezza possibile del ventricolo sinistro e l'evidenza dei bordi endocardici ed epicardici dell'apice. I piani longitudinali dei setti e orizzontali delle valvole sono perpendicolari.

Questa proiezione fondamentale è molto utilizzata per varie misure, compresa la frazione d'eiezione, la cinetica settale (coronaria destra per un piccolo tratto basale e discendente anteriore fino all'apice compreso) e laterale (arteria circonflessa) del ventricolo sinistro, la cinetica e le misure del ventricolo destro e lo studio morfologico e Doppler delle valvole.

Talvolta è possibile visualizzare il tratto di efflusso del ventricolo destro angolando un po' la sonda in avanti e/o ruotandola di poco in senso antiorario.

Le proiezioni A4C, A2C e A3C permettono di vedere bene l'apice, il cui "cappuccio" muscolare è un segmento specifico (17°, aggiunto al modello a 16 segmenti), irrorato dalla discendente anteriore, per la valutazione della cinetica.

L'apice non è invece in genere ben evidenziato con l'esame TEE.

Apicale cinque camere (A5C) (Fig. 4.15)

Dalla posizione A4C si angola la sonda un po' verso l'alto e si evidenzia l'efflusso sinistro (quinta camera) con la valvola aortica. In questa proiezione A5C si valuta la camera di efflusso aortico e, con il Doppler, il flusso (dall'alto dell'immagine in basso) verso l'aorta con un buon allineamento del fascio di US evidenziato dal cursore e quindi con misurazioni Doppler attendibili del flusso verso l'aorta, necessario anche per la misura della gittata.

Apicale due camere (A2C) (Fig. 4.16)

La sonda, partendo dalla posizione A4C, viene ruotata di circa 90° in senso antiorario, ottenendo un piano di sezione perpendicolare rispetto a quello A4C. Scompaiono dall'immagine le sezioni destre e si evidenziano solo il ventricolo sinistro in alto e l'atrio sinistro in basso con la mitrale tra i due.

Le pareti del ventricolo sinistro sono l'inferiore (coronaria destra dalla base fino all'inizio dell'apice) sulla sinistra e l'anteriore (apice e tutta la parete opposta sulla destra, discendente anteriore).

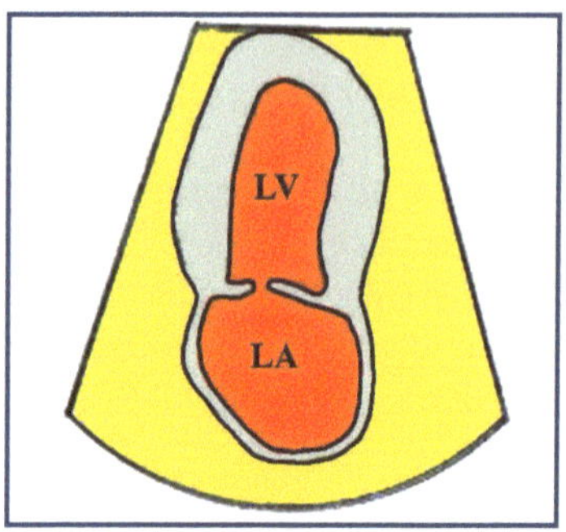

Fig. 4.16 Immagine della proiezione apicale 2 camere. *LA*, atrio sinistro; *LV*, ventricolo sinistro

Per la frazione d'eiezione è consigliata la ripetizione delle misure in telediastole e in telesistole già effettuate in A4C, anche in A2C. L'apparecchio poi fa la media delle due misurazioni. La mitrale è esaminata in un altro piano e quindi ad altri livelli, rispetto alla A4C.

Apicale tre camere (A3C) (Fig. 4.17)

Un'ulteriore rotazione della sonda di circa 45° antiorari, dalla posizione A2C, evidenzia ancora il ventricolo sinistro in alto e l'atrio sinistro in basso e, alla destra del display, l'efflusso del ventricolo sinistro (terza camera). Questa sezione è simile alla PSLAX ma orientata con l'apice in alto e la base in basso. Rispetto alla PSLAX con la A3C si visualizza l'apice. Le pareti evidenziate del ventricolo sinistro sono l'anterosettale sulla destra e la posteriore sulla sinistra, le stesse della proiezione PSLAX.

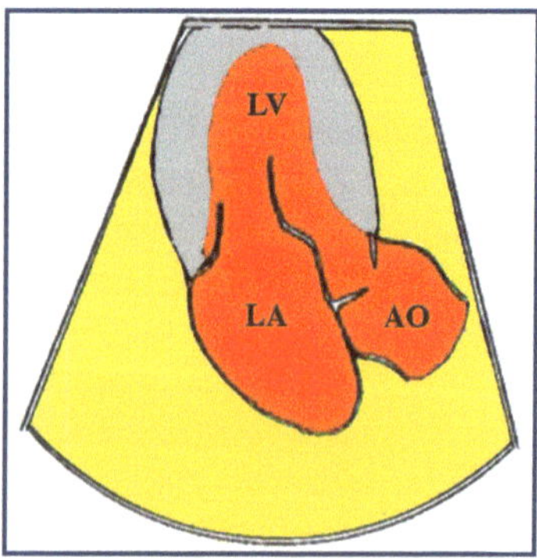

Fig. 4.17 Immagine della proiezione apicale 3 camere. *AO*, aorta; *LA*, atrio sinistro; *LV*, ventricolo sinistro

Sottocostale (SC)

È una proiezione fondamentale, che non va mai omessa, particolarmente in emergenza e terapia intensiva. Da questo approccio si può vedere la cava inferiore e si studiano bene le sezioni destre (Fig. 4.18). Nei pazienti in ventilazione meccanica, negli enfisematosi e quando non è possibile spostare il paziente di lato, può essere l'unico approccio dal quale si riesce a ottenere immagini.

Il paziente è in posizione supina, sollevata a 45°. Si piegano le ginocchia e si flette un po' l'anca per rilassare la parete addominale. La sonda, tenuta a piatto con il pollice e l'indice della mano destra, è posizionata sotto il processo xifoideo, con il repere verso la spalla sinistra e angolazione variabile, spostandosi leggermente a sinistra o a destra rispetto alla linea mediana, nella ricerca di un'immagine 4 camere (SC4C): l'apice del cuore è rivolto verso la spalla sinistra. Il fegato, con la sua eco-struttura caratteristica, è in alto e rappresenta il riferimento essenziale. Le sezioni destre, ventricolo in alto e a destra e atrio in basso nel display, sono disposte superiormente; le sinistre al di sotto. Sono ben visibili gli atri con le valvole atrio-ventricolari, il setto interatriale e il ventricolo destro. Si vede bene anche una buona parte del ventricolo sinistro, con esclusione, in genere, dell'apice. Le pareti osservabili sono il setto e la parete postero-laterale.

Il setto interatriale è visto qui in tutta la sua lunghezza con buona definizione, mentre in A4C si perdono in genere gli echi della parte più sottile (*drop out* del setto interatriale) (vedi Capitolo 8).

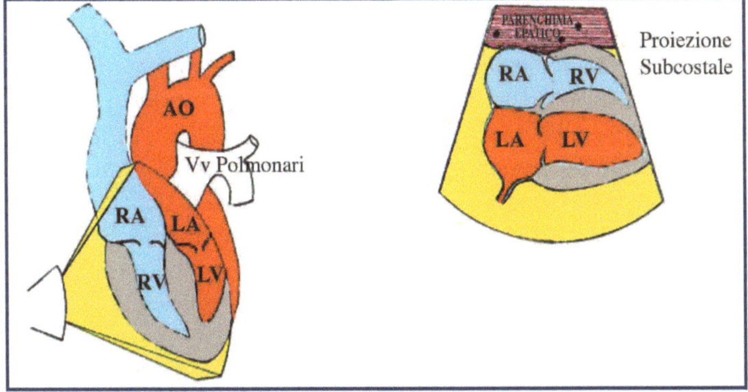

Fig. 4.18 Immagine della sezione e proiezione sottocostale 4 camere. *AO*, aorta; *LA*, atrio sinistro; *LV*, ventricolo sinistro; *RA*, atrio destro; *RV*, ventricolo destro

Un eventuale *shunt* destro-sinistro da forame ovale pervio può essere studiato con questo approccio con il CFM e mediante il contrasto prodotto dall'iniezione di soluzione salina agitata in una vena, anche periferica (vedi Capitolo 21).

Una maggiore angolazione verso l'alto evidenzia l'efflusso del ventricolo sinistro e le strutture destre con l'afflusso e l'efflusso del ventricolo destro e le valvole.

Un'angolazione verso il basso, cioè nell'addome, può evidenziare l'aorta addominale.

Uno spostamento della sonda verso sinistra, cioè verso il lato destro del paziente, porta in evidenza la vena cava inferiore, che entra orizzontale in atrio destro, e le vene epatiche. Le dimensioni della cava inferiore e le modificazioni respiratorie del calibro della vena e delle vene intraepatiche (che, scendendo verticali verso la cava e quindi in linea con il fascio di US, possono essere studiate anche con il PW) informano sullo stato volemico del paziente.

Una rotazione di 90° antioraria rispetto alla proiezione di base iniziale 4 camere produce sezioni trasversali del cuore, verso l'apice con inclinazione verso destra e verso la base con inclinazione a sinistra, simili a quelle ottenute con la PSSAX.

Soprasternale (SS)

Per questa proiezione il malato è sollevato ad almeno 45°, con la testa estesa sul collo. In talune circostanze questo approccio non è facilmente eseguibile in TI o è controindicato (trauma cranico e del collo).

La sonda è posta nella fossetta sopraclaveare sopra il manubrio sternale, verso il torace, con il repere verso la spalla sinistra (Fig. 4.19).

Si varia un po' l'angolazione verso dietro o avanti per ricercare l'arco aortico e una parte dell'aorta discendente (Fig. 4.20). Manipolando la sonda verso destra si ricerca poi il tratto ascendente dell'aorta. Il CFM è utilizzato per definire l'aorta e i suoi rami mediante l'evidenza del flusso. Leggere rotazioni possono mostrare l'atrio sinistro e le vene polmonari. Anche l'arteria polmonare, ramo destro, si visualizza spesso al di sotto dell'arco aortico (Fig. 4.20). Questa proiezione non è utilizzata sempre. Può permettere di valutare l'aorta nel trauma toracico o nel sospetto di dissezione, ma al riguardo l'approccio TEE è di gran lunga più efficace.

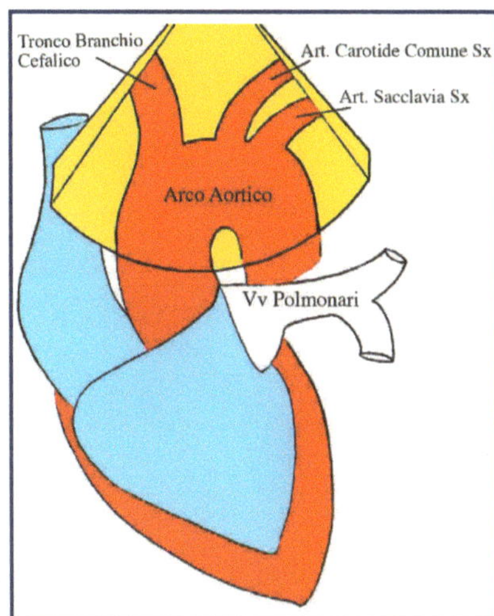

Fig. 4.19 Immagine della sezione soprasternale

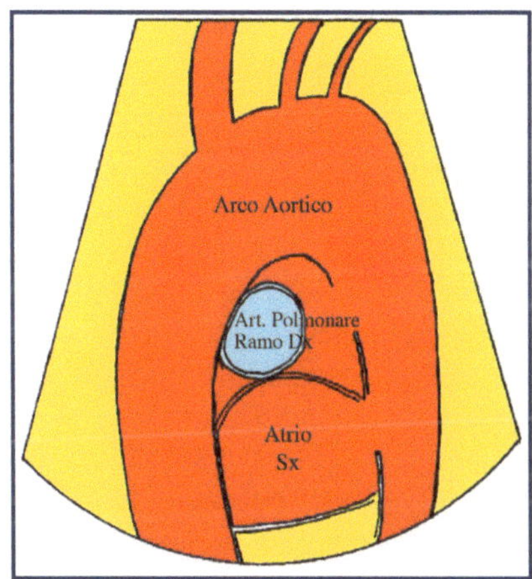

Fig. 4.20 Immagine della proiezione soprasternale

Visione d'insieme ed epicrisi

Quanto riportato in successione rappresenta un approccio sistematico standard per valutare l'anatomia funzionale del cuore. La Figura 4.21 riporta uno schema riassuntivo delle varie scansioni con le relative immagini.

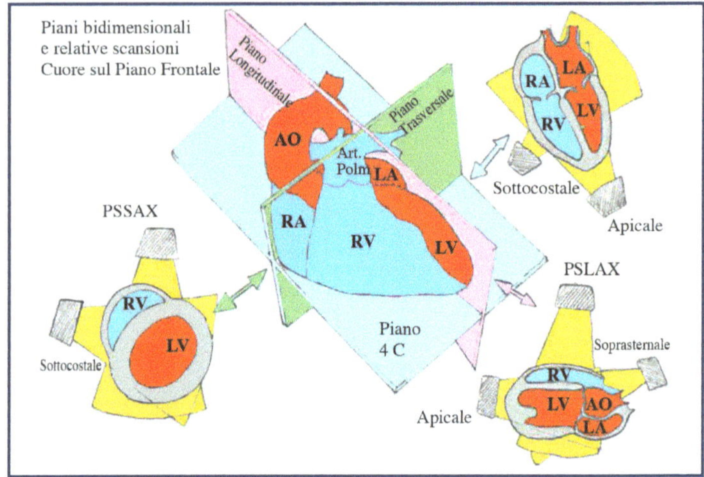

Fig. 4.21 Schema riassuntivo delle scansioni e proiezioni parasternali e apicale. *AO*, aorta; *LA*, atrio sinistro; *LV*, ventricolo sinistro; *RA*, atrio destro; *RV*, ventricolo destro

In TI le varie proiezioni sono eseguite se possibile tutte nel primo inquadramento del paziente. Nella Tabella 4.1 è riportato uno schema che mostra, per le varie sezioni e posizionamenti della sonda, le strutture visibili e le principali misure che si possono ottenere.

Con l'esperienza e integrando tutte le altre informazioni cliniche, dall'anamnesi e dal fonendoscopio, con tutti gli altri accertamenti, è possibile distinguere i fenomeni cronici di rimodellamento, come l'ipertrofia, dai reperti acuti di recente insorgenza, per i quali i meccanismi di compenso non sono ancora in atto (vedi Parte terza). In pratica con le varie proiezioni, con le varie tecniche, 2D, M-mode, Doppler CW, PW, CFM e con il Doppler tissutale (TDI) si ottengono tutte le informazioni essenziali dell'emodinamica e quelle informazioni cruciali che solo l'ecocardiografia può fornire, come la funzione diastolica. Non viene misurata direttamente la resistenza vascolare sistemica, ma in pratica un ventricolo sinistro di normali dimensioni telediastoliche che si svuota troppo bene in un malato settico evidenzia, se il riempimento (pre-carico) è adeguato e se non coesiste un'importante insufficienza mitralica o uno *shunt*, una bassa impedenza aortica (vasoparalisi della sepsi, e/o vasodilatatori) (vedi Capitolo 22).

Negli esami successivi ci si concentra di più sulle sezioni e tecniche specifiche in rapporto alle domande o all'esigenze di monitoraggio che l'operatore si pone (Capitoli 23 e 24).

È bene comunque ricontrollare qualsiasi reperto importante, per ottenere una conferma, in più proiezioni. È infatti improbabile che un artefatto si presenti nello stesso modo con sezioni diverse. Ad esempio le valvole, nel sospetto di endocardite, vanno sempre studiate con più approcci che esaminano parti diverse della struttura valvolare. La motilità del setto è esaminabile tramite tutte le proiezioni descritte, tranne la soprasternale. Il sospetto di una massa intracardiaca, come un tumore o un trombo, è certamente avvalorato se il reperto si conferma nelle varie sezioni.

Si deve attestare solo quello di cui ci si sente sicuri. È sempre consigliabile, nella fase di apprendimento, ricontrollare l'esame con un ecocardiografista esperto.

Letture consigliate

Feigenbaum H, Armstrong WF, Ryan T (2005) Feigenbaum's echocardiography. Lippincott Williams & Wilkins, Philadelphia

Oh JK, Steward JB, Tajik AJ (2007) The echo manual, 3d edition. Lippincott Williams & Wilkins, Philadelphia

Morfologia ecografica del cuore: cenni e schema di esame transesofageo

5

Punti chiave

Generalità
Complicanze e controindicazioni
Anestesia locale, sedazione e introduzione della sonda
Indicazioni TEE
Esame standard in terapia intensiva o in sala operatoria
Acquisizione della competenza

Generalità

Con la sonda transesofagea (Fig. 5.1) si ottengono immagini ad alta definizione, sia per l'elevata frequenza dell'emissione di ultrasuoni (US) della sonda, sia perché essa è posta a vari livelli, in esofago e nello stomaco, in prossimità delle strutture cardiache, senza interposizione di osso o polmone.

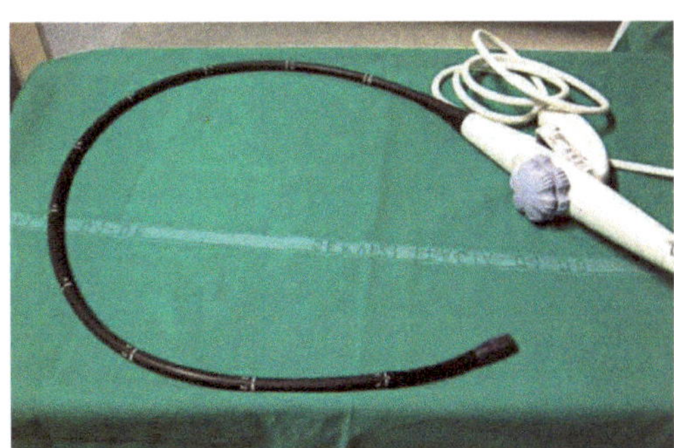

Fig. 5.1 Sonda transesofagea

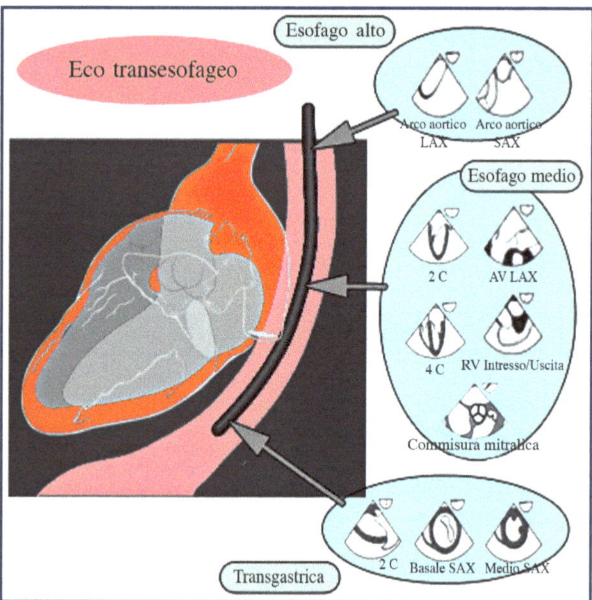

Fig. 5.2 Immagine schematica della posizione della sonda transesofagea e relative scansioni. *LAX*, asse lungo; *SAX*, asse corto

La sonda esofagea multiplana è regolata dall'operatore in modo simile a come si usa il gastroscopio. Oltre all'avanzamento che determina le posizioni:

- alta-esofagea (UE);
- medio-esofagea (ME);
- transgastrica (TG) è possibile ruotare, flettere e inclinare l'estremità in modo da ottenere tante sezioni del cuore, delle vene cave e dell'aorta.

Sono codificate 20 possibili sezioni standard. Le immagini transesofagee (TEE) riportano sempre un piccolo riquadro a forma di semicerchio con il diametro posto in alto e un cursore che illustra la rotazione corrispondente della sonda (Fig. 5.2).

Complicanze e controindicazioni

Le complicanze riportate con l'uso della TEE sono molto rare, ma non inesistenti. Un'attenta valutazione delle indicazioni e soprattutto delle controindicazioni, anche quando l'esame TEE è richiesto con urgenza nel dipartimento d'emergenza (anamnesi!), riduce drasticamente la possibilità di effetti collaterali indesiderati.

La più frequente complicanza è il mal di gola (0,1%), seguono lesioni esofagee, lesioni alla bocca e ai denti, l'emorragia esofago-gastrica e, in casi rarissimi, la perforazione esofagea. Sono riportati anche casi di dislocamento del tubo tracheale.

Le controindicazioni all'esame TEE sono assolute e relative. Fra le assolute figurano le perforazioni del tratto gastroenterico superiore, le stenosi esofagee, il sanguinamento gastro-esofageo, i tumori esofagei, i diverticoli esofagei, la sclerodermia con interessamento dell'esofago, la chirurgia recente del tratto gastroenterico superiore e le varici esofagee.

La patologia atlanto-assiale, la precedente irradiazione del torace e l'ernia iatale sono riportate in genere fra le relative.

Comunque un'anamnesi accurata, l'attenta valutazione rischi/benefici e un consenso informato specifico sono sempre richiesti prima di introdurre la sonda.

Anestesia locale, sedazione e introduzione della sonda

Nel paziente reattivo è necessario eseguire sempre un'accurata anestesia topica con lidocaina della base della lingua e del faringe. In terapia intensiva (TI) e in ambienti idonei si utilizza spesso anche una sedazione-analgesia endovenosa con propofol, midazolam e/o fentanyl.

La sonda è introdotta con delicatezza (e cautela nel paziente a rischio emorragico, particolarmente se piastrinopenico) dalla bocca in esofago, come si fa con un gastroscopio. Non è mai opportuno forzare e talvolta è preferibile nel paziente sedato facilitare l'introduzione in laringoscopia diretta, senza utilizzare pinze Magill. Per il paziente cosciente e collaborante si richiede di inghiottire al momento dell'avanzamento della sonda oltre la base della lingua.

Indicazioni TEE

La qualità delle immagini è davvero sorprendente. Si possono esaminare tutte le strutture del cuore esplorabili con l'ecocardiografia transtoracica (TTE) con grande dettaglio. Soltanto l'apice cardiaco (la struttura più lontana dall'esofago), in genere ben visibile in TTE, non è ben visibile in TEE.

Le sezioni sono specifiche della TEE. Le immagini medio-esofagee a 4 camere e 2 camere risultano simili a quelle che si ottengono in TTE, ma ovviamente sono rovesciate in base alla posizione posteriore della sonda e pertanto la base del cuore risulta in alto nell'immagine e l'apice in basso.

L'approccio TEE è indicato:

1. Nel malato critico o instabile quando non è possibile in prima istanza ricorrere al transtoracico, per problemi di finestra acustica o cattiva qualità delle immagini TTE.
2. In fase intraoperatoria, quando l'uso dell'approccio transtoracico è impossibile o molto problematico.
3. Per specifiche indicazioni, per le quali la TEE è molto più attendibile e rappresenta il gold standard ecocardiografico:
   - studio accurato delle valvole cardiache e protesi vavolari;
   - esatta definizione delle valvulopatie mitralica e aortica;
   - nel sospetto fondato di endocardite, particolarmente se le immagini TTE non risultano del tutto soddisfacenti;
   - in seguito a embolie arteriose, per la ricerca di fonti emboligene cardiache;
   - studio accurato del setto interatriale, particolarmente nel sospetto di *shunt* destro-sinistro attraverso il forame ovale pervio;
   - esame dei vari tratti dell'aorta, particolarmente nel sospetto di dissezione acuta e nel trauma toracico;
   - migliore definizione delle masse intracardiache;
   - nel trauma toracico.

Esame standard in terapia intensiva o in sala operatoria

Le proiezioni accreditate sono 20 e sono riportate dalla letteratura specifica in un ordine anatomico che prevede l'introduzione e il ritirare indietro la sonda più volte. Non sempre è necessario ricercarle tutte.

Un approccio logico per la visione sistematica, ma essenziale (Fig. 5.2), può consistere nell'esaminare:

1. Le sezioni con la sonda in esofago alto, a circa 20–25 cm dalla bocca (UE), arco aortico in asse lungo (UE *aortic arch* LAX) e asse corto (UE *aortic arch* SAX).

2. Poi avanzando la sonda a livello medio-esofageo (ME), circa 30–40 cm dalla bocca, si ricercano nei vari piani le immagini ME 4C, 2C, aortica, bicavale, e *inflow-outflow* del ventricolo destro.
3. Infine, spingendo la sonda nello stomaco (da 40 a 50 cm) e flettendo l'estremità in avanti, si ottengono sezioni TG e transgastriche profonde, a livello mitralico, papillari e asse lungo (LAX).

La valvola mitrale è esaminabile nelle varie proiezioni TEE in tutte le parti secondo la classificazione di Carpentier (P1, P2, P3 e A1, A2, A3). Anche i dettagli della valvola aortica e dei vari tratti dell'aorta sono facilmente esplorabili. Il ventricolo destro e le valvole del cuore destro sono esplorabili in modo completo.

Si utilizzano ovviamente nelle immagini appropriate tutte le tecniche Doppler continuo, pulsato, color e tissutale.

Acquisizione della competenza

Per la pratica nell'uso della TEE è consigliabile, oltre a un corso specifico, da seguire dopo l'acquisizione dei principi di base e della tecnica della ecocardiografia transtoracica, anche uno "stage" presso un centro di cardiochirurgia, sia in sala operatoria (SO) che in TI. Nella maggior parte dei centri infatti, l'anestesista rianimatore responsabile dell'anestesia e della terapia intensiva, posiziona in SO la sonda, produce le immagini, le interpreta e rappresenta un riferimento ormai indispensabile per definire i particolari morfologici necessari per il cardiochirurgo, prima, durante e dopo la chirurgia.

Se si conosce già la TTE, un periodo intensivo di tre o quattro settimane, dopo un corso TEE specifico, permette già d'iniziare, in genere, l'utilizzo della tecnica in TI o in SO, sempre con il riferimento di un cardiologo o intensivista esperto.

Si rimanda ai testi specifici l'approfondimento teorico sistematico della ecocardiografia transesofagea.

Letture consigliate

Groban L, Butterworth JF (eds) (2007) TEE pocket manual. Saunders Elsevier, Philadelphia

Guarracino F (ed) (2008) Ecocardiografia transesofagea in area critica. Elsevier, Milano

Mathew JP (2006) ASE/SCA recommendations and guidelines for continuous quality improvement in perioperative echocardiography. J Am Soc Echocardiog 103:1416–1425

Perrino AC Jr, Reeves ST (eds) (2003) Transesophageal echocardiography. Lippincott Williams & Wilkins, Philadelphia

Roscoe A (2007) Transesophageal echocardiography. Study guide and practice MCQs. Cambridge Medicine University Press, Cambridge

Sidebotham D, Merry A, Legget M (eds) (2003) Practical perioperative transesophageal echo cardiography. Butterworth, Heinemann, Edinburgh

Parte II
Le strutture del cuore e dei grossi vasi in fisiologia e in patologia

Per aiutare bisogna innanzitutto averne il diritto
E. Dostoievskij

Il ventricolo sinistro

6

Punti chiave

Introduzione

Lo studio della funzione sistolica, della funzione diastolica e della cinetica delle varie pareti del ventricolo sinistro è cruciale in emergenza e terapia intensiva (TI).

Si distingue nel ventricolo sinistro (LV) un tratto di afflusso, uno di efflusso e i muscoli papillari con l'apparato sottovalvolare mitralico. I due papillari si attaccano alla parete libera.

Le immagini che permettono di studiare il LV sono: parasternale asse lungo (PSLAX), parasternale asse corto (PSSAX), apicale 4 camere (A4C), apicale 2 camere (A2C), apicale 5 camere (A5C) tratto di efflusso, apicale 3 camere (A3C) tratto di efflusso e mitrale, e le proiezioni sottocostali.

La densità eco del miocardio è di norma un po' ridotta rispetto a quella delle valvole. La struttura eco del tessuto miocardico dovrebbe essere uniforme. Disomogeneità evidenti del tessuto si osservano in alcune cardiomiopatie, ad esempio nell'amiloidosi.

Gli spessori delle pareti sono di norma uniformi, anche se nell'anziano, particolarmente se iperteso, è facile riscontrare un'ipertrofia asimmetrica del setto nella porzione basale.

Le anomalie di funzione del ventricolo sinistro si ripercuotono sempre nella morfologia e funzione del ventricolo destro e viceversa (interdipendenza ventricolare).

A. Sarti, *Ecocardiografia per l'intensivista*.

Misure standard

Le misure standard accreditate del LV sono ricavate dai bordi delle strutture in PSLAX in M-mode. Se non è possibile allinearsi con il cursore per tagliare la parte più ampia del LV, attraversando il setto in modo perpendicolare, è possibile eseguire le misure direttamente in 2D, anche se spesso risultano così meno precise e spesso sottostimate.

Lo spessore del setto, il diametro della cavità nel punto più ampio appena al di sotto della mitrale, e lo spessore della parete posteriore sono misurate nel tracciato che comprende alcuni cicli M-mode, quando il cuore è al massimo del riempimento in telediastole, onda R dell'elettrocardiogramma (ECG) e quando è al massimo dello svuotamento in telesistole, metà dell'onda T dell'ECG (Fig. 6.1).

In M-mode il movimento normale del setto è verso la parete posteriore. L'asincronia di movimento del setto si osserva nel blocco di branca sinistra e l'anormalità del movimento, verso l'alto nel tracciato in sistole, si ha per sovraccarico sistolico, di pressione, o diastolico, di volume, del ventricolo destro (discinesia settale).

I valori normali e le modificazioni, da moderate a marcate, rispetto al normale variano in base al sesso e alle dimensioni del soggetto e sono riportate negli schemi dei valori normali.

I valori normali in telediastole nell'uomo sono 4,2–5,9 cm di diametro per la cavità ventricolare, 0,6–1,0 cm di spessore per il setto e la parete posteriore e nella donna 3,9–5,3 cm e 0,6–0,9 cm, rispettivamente.

Sempre in M-mode la distanza normale tra il setto e la massima escursione della mitrale (onda E mitralica corrispondente al

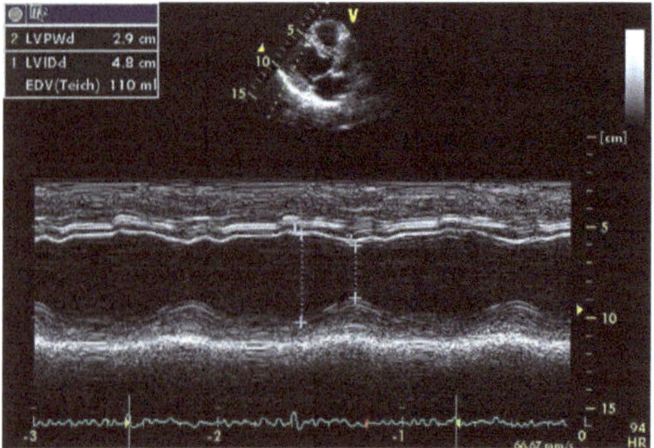

Fig. 6.1 M-mode al livello del ventricolo sinistro da PSLAX

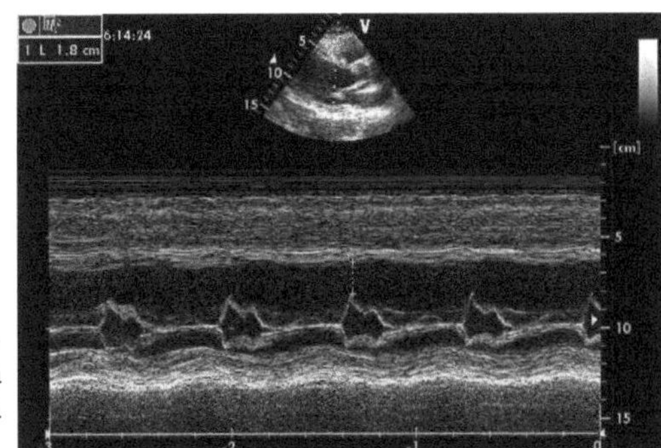

Fig. 6.2 M-mode a livello mitralico da PSLAX (aumentata distanza E-setto)

riempimento rapido) non supera 1 cm. Una distanza maggiore evidenzia una dilatazione del ventricolo o una disfunzione dello stesso (Fig. 6.2).

Funzione sistolica globale

Il ventricolo sinistro in terapia intensiva

Il ventricolo sinistro è una pompa complessa che varia continuamente la propria performance in base a tanti fattori. Partendo da ogni determinato livello di contrattilità (dP/dt), il LV si svuota in frazione variabile, dalla telediastole alla telesistole (eiezione aortica, volume sistolico SV), in base al grado di riempimento della cavità, che dipende dal pre-carico e dal post-carico. Il pre-carico del ventricolo è in relazione al ritorno venoso polmonare, alla pressione atriale sinistra, al rilasciamento attivo e alla distensibilità delle pareti. Il postcarico comprende l'impedenza aortica da distensibilità elastica dell'albero arterioso, le resistenze sistemiche e la pressione transmurale.

Il riempimento ventricolare è in relazione al SV mediante la legge di Starling, che prevede un aumento del SV con un maggior riempimento della cavità, fino a un plateau, condizionato dallo stato contrattile, oltre il quale l'ulteriore riempimento aumenta la pressione a monte, nel circolo polmonare, senza variare l'eiezione sistolica. Un cuore sano ha notevole riserva di aumento di eiezione secondo la legge di Starling, mentre la disfunzione del LV riduce tale riserva fino ad annullarla. In questo caso non si osserva una maggiore gittata in risposta a un carico di volume, ma solo un aumento della pressione a monte del ventricolo stesso. In linea generale il LV che ha perso la forma a pallone da Rugby troncato e diviene più sferico non presenta una buona funzione sistolica.

Il trattamento del paziente in TI interferisce con i fluidi, i farmaci e la ventilazione meccanica, con tutte queste variabili. Un bolo rapido in vena di fluido o il sollevamento passivo delle gambe del paziente (PLR) produce un aumento del pre-carico (dimensioni della cava inferiore e minori variazioni respiratorie) e del riempimento di cavità che produce, o meno (Starling), un aumento significativo di eiezione sistolica, *fluid responsiveness* (esplorabile con le variazioni da prima a dopo del flusso aortico, Doppler contino (CW) efflusso sinistro). Soltanto la valutazione ripetuta delle modificazioni del SV in risposta al fluido o al sollevamento delle gambe del paziente permette di ricostruire la curva Frank Starling del cuore del paziente in esame nelle condizioni specifiche, in base anche alla terapia in corso (pre-carico, contrattilità e post-carico), del momento.

I farmaci agiscono a tutti i livelli, dallo stato contrattile, al tono venoso e quindi pre-carico, alle resistenze arteriose, quindi post-carico. La ventilazione meccanica in generale peggiora la funzionalità del ventricolo destro (aumento delle resistenze polmonari), ma migliora la funzionalità del sinistro per un effetto sulla pressione transmurale.

La funzione sistolica del LV, intesa come stato contrattile, non è facilmente misurabile in clinica. Il contorno del jet di rigurgito mitralico, se presente, sia come picco, che come forma del profilo di velocità/tempo, è in relazione al dP/dT.

La frazione d'eiezione (EF) o le misure meno precise, ma concettualmente analoghe, di variazione di diametri in M-mode (FS, frazione d'accorciamento) e di aree in PSSAX (FAC, frazione dell'area di accorciamento), non sono misure specifiche di contrattilità e risentono grandemente sia del pre-carico che del post-carico. EF, FS e FAC rappresentano comunque le misure "standard" di funzione sistolica. L'EF si correla bene alla mortalità, ed è la più utilizzata, come funzione sistolica globale. Per la funzione sistolica di cinetica regionale si utilizza invece il movimento e l'ispessimento delle pareti del ventricolo (vedi oltre) (anormalità di contrazione parietale regionale, RWMA).

Longitudinal shortening

Un'idea immediata della funzione sistolica si ha osservando in M-mode lo spostamento verso l'apice dell'anello laterale mitralico.

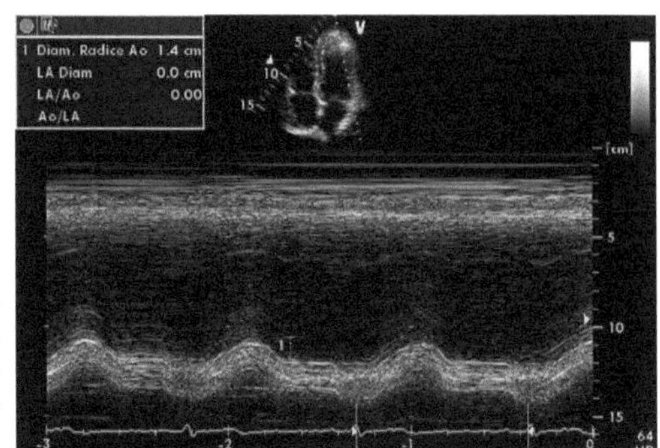

Fig. 6.3 Immagine M-mode da A4C della cinetica dell'anello laterale mitralico (*longitudinal shortening*)

Si misura il punto più alto e più basso della sinusoide avendo posto il cursore lungo l'anello mitralico (Fig. 6.3). Un valore maggiore di 13 mm è regolare, al di sotto di 13 mm si evidenzia una disfunzione sistolica.

Frazione d'accorciamento (FS)

È il parametro più semplice, la differenza misurata in M-mode, dalla PSLAX, fra i diametri telediastolico (LVIDd) e telesistolico (LVIDs) diviso il telediastolico (Fig. 6.1).

$$(LVIDd-LVIDs/LVIDd)\times 100$$

La FS normale varia da 25% al 45%. Normalmente questo parametro è ben correlato alla EF. Il limite maggiore consiste nel fatto che la funzione sistolica di un ellissoide, il LV, è stimata in base alla variazione di un solo diametro. Ogni modificazione di forma o cinetica regionale localizzata non è considerata. Perché il FS sia espressione della funzione globale è pertanto necessario che la cinetica del LV sia omogenea.

Frazione dell'area di accorciamento (FAC)

Invece dei diametri è possibile valutare le variazioni delle aree, telediastolica (LVEDA) e telesistolica (LVESA) in PSSAX (sezione trasversale del cuore) a livello medio-papillare (Fig. 6.4). La misura è espressa anche in questo caso come frazione:

$$(LVEDA-LVESA/LVEDA)\times 100$$

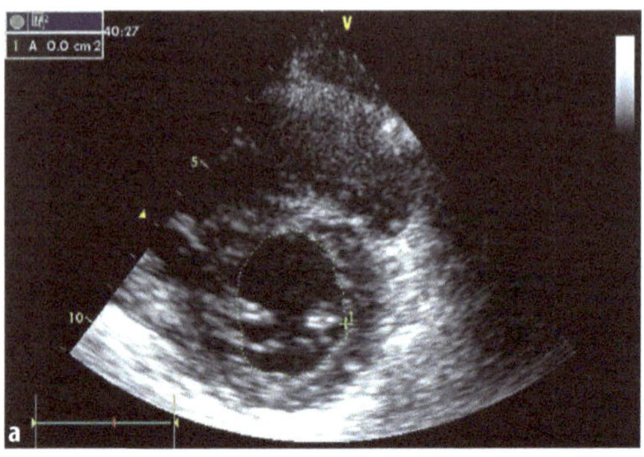

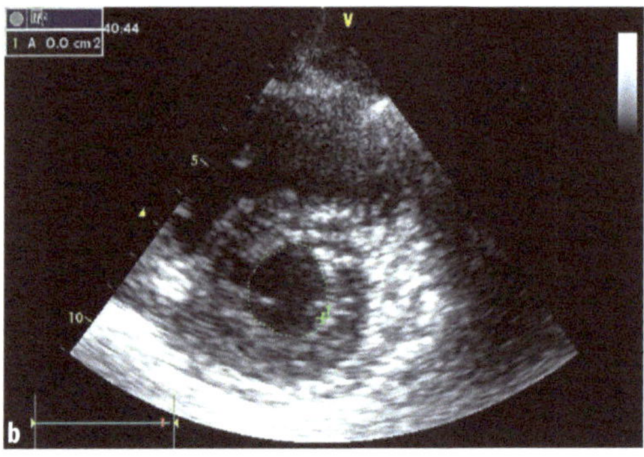

Fig. 6.4 **a** PSSAX. Misura dell'area telediastolica. **b** PSSAX. Misura dell'area telesistolica

L'area telediastolica indicizzata per la superficie corporea è uguale o superiore a 5,5 cm^2/m^2.

Il valore normale FAC coincide o supera il 45%.

Anche in questo caso variazioni regionali di forma o cinetica del LV non sono sempre rilevate da questa misura, che rappresenta un solo piano di sezione, a livello mediopapillare. FAC e LVEDA (spesso in letteratura EDA) d'altra parte, anche se attendibili solo in presenza di una contrazione omogenea, sono di rapida esecuzione e compaiono in molti algoritmi d'inquadramento e trattamento emodinamico eco-guidato del paziente (vedi Capitoli 23 e 24).

Frazione d'eiezione (EF)

Rappresenta il gold standard per misurare la funzione sistolica globale. In realtà, come già detto, l'EF non è una misura specifica di contrattilità; riflette piuttosto l'interazione fra il pre-carico, la contrattilità e il post-carico. È la quantità di sangue (volume sistolico)

pompato al di fuori del LV in ogni ciclo cardiaco, riportata in frazione percentuale del volume telediastolico:

$$EF= (LVEDV-LVESV/LVEDV)\times 100$$

dove LVEDV, volume telediastolico del ventricolo sinistro e LVESV, volume telesistolico del ventricolo sinistro.

Il valore normale è maggiore del 50%:

- da 50% a 40% si ha una lieve alterazione;
- da 40% a 30% una significativa riduzione;
- sotto il 30% una grave riduzione della funzione sistolica.

Un buono svuotamento del LV in un malato ipoteso, se non c'è ipovolemia (diametro, area, o volume tele-diastolici adeguati) evoca il sospetto che parte dell'eiezione ventricolare si scarichi in una camera a bassa pressione, come nell'insufficienza mitralica, oppure che il ventricolo si svuoti bene per riduzione importante dell'afterload, come avviene nella vasoparalisi della sepsi. In quest'ultimo caso l'infusione di noradrenalina utilizzata per mantenere la pressione arteriosa evidenzia meglio lo stato contrattile, la "reale" EF.

Nell'insufficienza mitralica importante la EF è considerata normale se supera il 60% e anche le altre misure di eiezione per variazioni di diametri e aree devono essere riconsiderate in presenza di rigurgito mitralico.

Da tenere presente che, rapportandosi la EF al volume telediastolico, anche un valore basso, del 25% in un malato con cardiopatia dilatativa ad esempio, può riflettere un volume sistolico adeguato o poco ridotto, perché è il 25% di un volume telediastolico molto aumentato (e quindi una gittata a riposo normale o quasi). In questi casi lo sforzo, anche minimo, o l'insorgenza di una patologia acuta, evidenzieranno subito l'incapacità del LV ad aumentare la propria prestazione e la gittata.

Il metodo oggi raccomandato per la misura della EF è quello Simpson modificato che prevede la stima dei volumi telediastolico e telesistolico in due piani diversi, perpendicolari fra loro, in pratica nelle proiezioni apicali A4C e A2C. La macchina eco fa poi la media. Sono delineati i bordi interni endocardici (area), escludendo i papillari, del LV con un *trackball* tracciante in telediastole e poi in telesistole. È necessario pertanto che l'endocardio sia visibile lungo tutta la cavità. È misurata anche la massima lunghezza dall'endocardio apicale all'anulus mitralico. Il calcolo, che riporta un volume, è fatto dalla macchina partendo da queste misure scomponendo la cavità in tanti piccoli cilindri (Fig. 6.5). È importante ricercare la massima lunghezza del LV, il vero asse lungo, evitando di

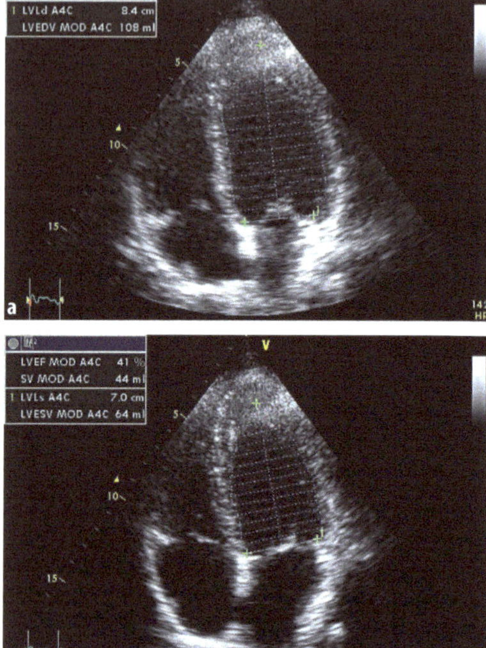

Fig. 6.5 **a** A4C. Misura dell'area telediastolica (per la determinazione della frazione d'eiezione). **b** A4C. Misura dell'area telesistolica (per la determinazione della frazione d'eiezione)

tagliare l'ellissoide ventricolare con una sezione obliqua (in questo caso si vede eccessiva mobilità e alterazione della forma dell'apice).

Si evitano i cicli cardiaci originati da extrasistoli. Per una maggiore precisione, soprattutto se l'eiezione aortica risulta particolarmente variabile (alterazioni della pressione arteriosa sistolica invasiva al monitor o della massima ampiezza dell'onda pletismografica del polso ossimetro) la misura è ripetuta per 3 cicli nel ritmo sinusale e per almeno 5 cicli in presenza di fibrillazione atriale.

Da notare che, per un ecocardiografista abbastanza esperto, secondo dati confermati di letteratura, la semplice ispezione in movimento dei cicli cardiaci (*eyeball measure*) in A4C o A2C permette già una stima attendibile della EF, che correla bene con le misure.

Doppler tissutale (TDI)

L'onda della velocità del movimento del tessuto miocardico in corrispondenza dell'anello laterale o settale mitralico in A4C è correlata alla EF. La metodica TDI permette pertanto un'immediata valutazione globale della funzione sistolica del LV.

La velocità sistolica (onda S, vedi Figura 2.9) normale è di 8–10 cm/s a livello anulare laterale. Al di sotto di 8 cm/s si ha una depressione sistolica, che riflette corrispondenti riduzioni dell'EF. La funzione è progressivamente alterata fra 8 e 3 cm/s e molto alterata, corrispondente a EF<30%, al di sotto di 3 cm/s.

Cinetica delle pareti ventricolari

Le pareti del ventricolo sinistro, esaminabili con l'ecocardiografia transtoracica (TTE), sono:

- in PSLAX e in A3C, la anterosettale e la posteriore;
- in PSSAX tutte le pareti a livello medio-papillare;
- in A4C la parete settale e la laterale;
- in A2C la inferiore a sinistra nel display e l'anteriore sulla destra (Fig. 6.6);
- in sottocostale la parete settale e la postero-laterale.

Anche se esistono variazioni, si può affermare che:

- la parete anteriore e in genere l'apice sono irrorati dalla discendente anteriore;
- la parete laterale e la posteriore dalla circonflessa;
- la parete inferiore dalla coronaria destra (Fig. 6.6).

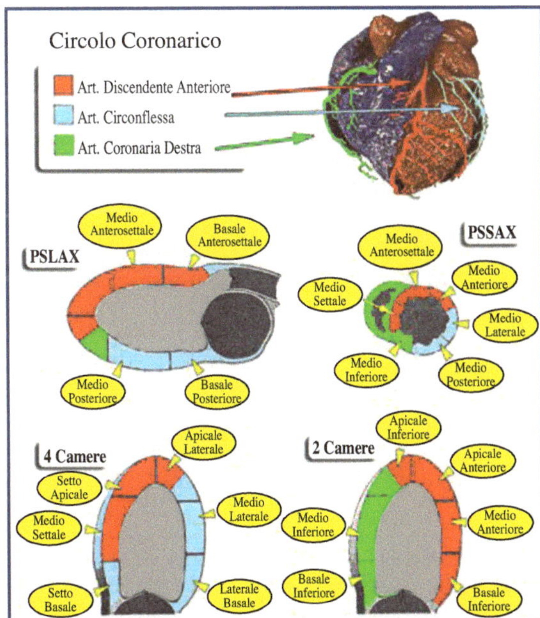

Fig. 6.6 Schema riassuntivo delle pareti ventricolari e della perfusione coronarica nelle varie proiezioni

Il modello di esame della cinetica parietale prevede per ogni parete di A4C e A2C tre segmenti: basale, medio e apicale, contraddistinti anche da un numero (in PSLAX non si vede bene l'apice). Questi segmenti sono esaminabili anche in proiezione PSSAX (l'unica che mostra insieme le sezioni di miocardio irrorate dai tre tronchi coronarici) a livello basale (6 segmenti), medio (6 segmenti) e apicale (4 segmenti). Questo modello a 16 segmenti è stato recentemente integrato con il 17° segmento, il cappuccio apicale, miocardio senza bordi endocardici (Fig. 6.7), utile soprattutto per confronto con le altre tecniche di "imaging" cardiaco (risonanza magnetica, scintigrafia, TAC).

La contrattilità di parete è valutata mediante:

- l'ispessimento sistolico, che deve in genere essere maggiore del 30%;
- il movimento verso l'interno della cavità; quest'ultimo risente però anche di trazioni esercitate dal tessuto adiacente, pertanto l'ispessimento prevale nella valutazione della cinetica. Lo studio della cinetica regionale non è facile per il principiante; il dito indice, posto nel "display" al centro della cavità del LV in PSSAX può aiutare nella valutazione centripeta di movimento e ispessimento.

I singoli segmenti sono valutati qualitativamente per:

1. Normale contrazione.
2. Ipocinesia (riduzione).
3. Acinesia (assenza).
4. Discinesia, movimento paradosso centrifugo in sistole.
5. Aneurisma. Una deformazione visibile in sistole che permane in diastole e presenta assottigliamento di parete.

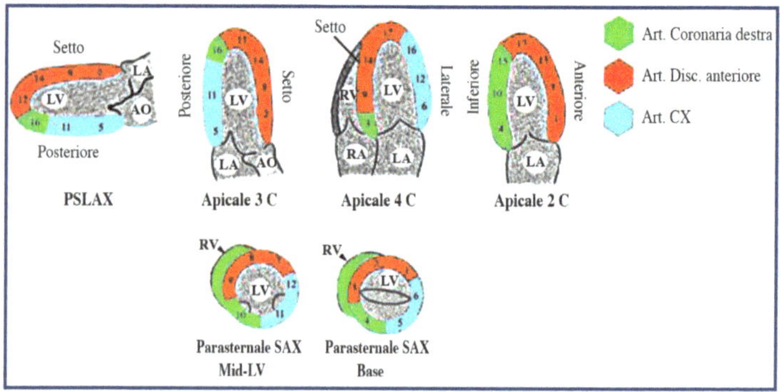

Fig. 6.7 Schema della classificazione in segmenti del miocardio ventricolare sinistro nelle varie proiezioni. *AO*, aorta; *RV*, ventricolo destro; *LV*, ventricolo sinistro; *LA*, atrio sinistro; *RA*, atrio destro

Tabella 6.1 *Wall motion scoring index* (WMSI). Lo score è dato dalla somma degli punteggi dei singoli segmenti diviso il numero dei segmenti esaminati. Il LV con cinetica normale ha score=1

Score	Definizione	Note
1	Normale	Ispessimento >30% e movimento verso l'interno della cavità
2	Ipocinesia	Riduzione di ispessimento e movimento <30%
3	Acinesia	Assenza di ispessimento (un residuo movimento può essere trasmesso)
4	Discinesia	Movimento paradosso verso l'esterno in sistole
5	Aneurisma	Deformazione in diastole con parete sottile e iper-eco-riflettente

Le alterazioni 2-5 sono definite RWMA.

Dai reperti dei singoli segmenti è poi possibile risalire alla coronaria interessata (Fig. 6.7).

Assegnando un punteggio di contrattilità a ogni singolo segmento è possibile calcolare il WMSI dato dalla somma dei punteggi assegnati ai segmenti studiati diviso per il numero dei segmenti stessi (Tabella 6.1):

somma punteggi/N dei segmenti studiati.

Il valore normale è pertanto uguale a 1.

Funzione diastolica

La diastole in terapia intensiva

Essendo il cuore una pompa a volume variabile inserita dentro un sistema di tubi elastico a valvole unidirezionali riempito dal sangue, la funzione di pompa non è solo in relazione alla spinta propulsiva, ma dipende anche dalla facilità di distensione delle camere cardiache, che crea la riserva di volume necessaria per un'eiezione efficace.

L'ecocardiografia è l'unica metodica di facile applicazione clinica che permette la valutazione del riempimento diastolico del LV. La funzione diastolica, valorizzata maggiormente da non molto tempo, rappresenta in clinica *the dark side of the moon*, la zona oscura, nascosta, della luna, cioè della funzione cardiaca. La disfunzione della fase diastolica, anche se non presente a riposo, è spesso in gioco nelle fasi di stress, ad esempio durante l'ischemia o nello svezzamento dalla ventilazione meccanica.

Tanti quadri patologici, frequenti in emergenza e TI, caratterizzati da edema polmonare subentrante e/o bassa gittata con normale frazione d'eiezione, trovano proprio nella disfunzione diastolica la spiegazione coerente e corretta.

Se il LV si rilascia lentamente e se la compliance diminuisce, il riempimento risulta ridotto e la pressione a monte nell'atrio sinistro e nel circolo polmonare aumenta. L'atrio sinistro tende ad aumentare di volume e la pressione capillare polmonare aumentata facilita l'edema interstiziale (rigidità del polmone e dispnea) fino all'edema polmonare franco. L'aumento dell'acqua polmonare si può studiare facilmente con l'eco del polmone (code di cometa, vedi Appendici).

È noto che la maggior parte del flusso coronarico del ventricolo sinistro avviene proprio in diastole. Pertanto un deficit di perfusione coronarica, soprattutto se associato a una riduzione del tempo diastolico da tachicardia e all'ipotensione, si accompagna a un alterato rilasciamento, con conseguente riduzione di gittata e aumento di pressione capillare polmonare. L'ipertrofia concentrica del LV e la fibrosi del miocardio, d'altro canto, riducono la compliance e quindi la distensibilità della cavità.

L'ischemia perioperatoria, associata o meno con ostruzioni coronariche anche non critiche, trova in questi meccanismi, insieme all'aumento del consumo di ossigeno da tachicardia e all'eventuale ipertensione, o alla ridotta pressione di perfusione coronarica da ipotensione, la causa precipitante più frequente e può complicarsi fino all'infarto. Spesso infatti gli infarti miocardici perioperatori non presentano trombosi coronarica su placca, né ostruzioni coronariche chiaramente critiche, ma sono caratterizzati da necrosi subendocardica, più o meno estesa.

L'insorgenza di fibrillazione atriale ad alta frequenza scompensa facilmente una condizione al limite; l'aritmia pertanto deve essere trattata con prontezza in questi pazienti, spesso associando i farmaci antiaritmici con lo shock elettrico.

In linea generale una disfunzione diastolica è sospettata:

- nei pazienti anziani;
- nei pazienti diabetici;
- nei pazienti con sindrome metabolica;
- nei pazienti ipertesi;
- in presenza di ipertrofia ventricolare;
- in presenza di stenosi aortica;
- nelle cardiopatie restrittive.

Fasi della diastole

La diastole è composta da 4 fasi:

1. Rilasciamento isovolumetrico, è un fenomeno attivo che richiede energia e quindi buona perfusione; inizia con la chiusura della valvola aortica e prosegue fino all'apertura della mitrale.
2. Riempimento rapido, prosegue il rilasciamento muscolare attivo e il LV si riempie in base alla propria compliance; quando la pressione ventricolare si abbassa al di sotto della pressione atriale sinistra si apre la mitrale e si ha la maggior parte del riempimento ventricolare (onda E del flusso PW transmitralico in diastole). L'età può ridurre il picco E.
3. Diastasi, il flusso è molto lento seguendo il minimo gradiente di pressione fra atrio e ventricolo.
4. Riempimento da contrazione atriale, onda A del flusso PW transmitralico; normalmente dal 20% al 30% del totale del volume di riempimento, ma può aumentare d'importanza se il LV diviene più rigido. Questo contributo si perde ovviamente in presenza di fibrillazione atriale.

Valutazione Doppler pulsato (PW) del flusso transmitralico

Il flusso diastolico transmitralico esaminato con PW proprio a livello dell'apertura valvolare in A4C (buon allineamento del fascio con il flusso) presenta l'onda E da riempimento rapido e in successione l'onda A da sistole atriale (Fig. 6.8) I parametri di interesse sono:

- la velocità E di picco in cm/s (72±14 sotto i 50 anni e 62±14 al di sopra);

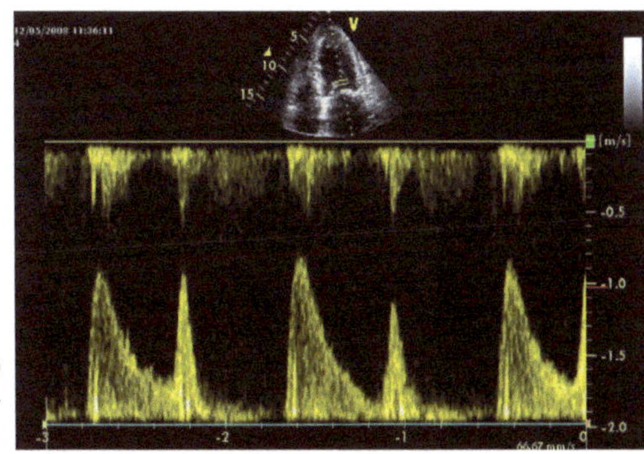

Fig. 6.8 PW del flusso diastolico transmitralico

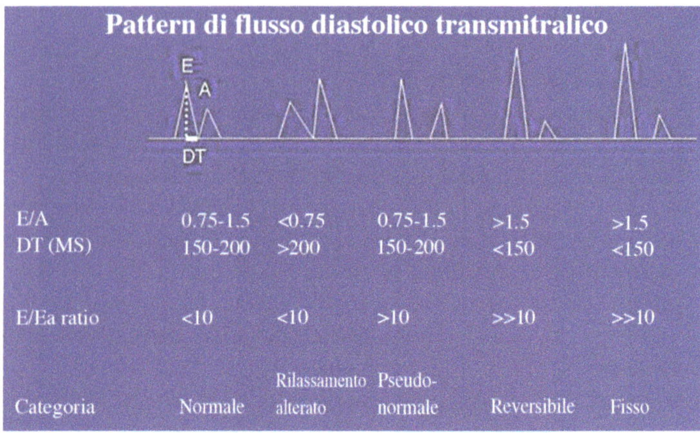

Fig. 6.9 Schema di classificazione della funzione diastolica

- il tempo di decelerazione dell'onda E, dal vertice dell'onda fino alla isolelettrica (DT) normale <200 ms (<180±20 al di sotto dei 50 anni e <210±36 al di sopra);
- la velocità A di picco in cm/s (40±10 al di sotto dei 50 anni e 59±14 al di sopra);
- il rapporto E/A (normale E>A; oppure E uguale o poco minore di A nelle persone anziane, numericamente 1,9±0,6 al di sotto dei 50 anni e 1,1±0,3 al di sopra).

La rigidità del LV comporta un aumento della pressione telediastolica, un aumento della pressione atriale sinistra e quindi del volume dell'atrio. La funzione diastolica si caratterizza in 4 stadi con le variazioni dei parametri soprariportati (Fig. 6.9). Da considerare che per frequenze maggiori di 100 bpm le onde sono in genere meno riconoscibili. Naturalmente la classificazione non si applica in presenza di fibrillazione atriale.

In corso di fibrillazione atriale:
- è possibile valutare la sola onda E (Fig. 6.10);
- il DT;
- è consigliabile ricorrere al TDI (vedi oltre).

Questi parametri sono utilizzati nella valutazione diastolica di routine. Nell'alterato rilasciamento, la onda E perde di velocità e il rapporto E/A s'inverte (Fig. 6.11). Quando però la pressione atriale sinistra aumenta, l'onda E torna a sollevarsi e il rapporto E/A torna maggiore di 1 e, spesso, maggiore di 2 (pseudonormalità).

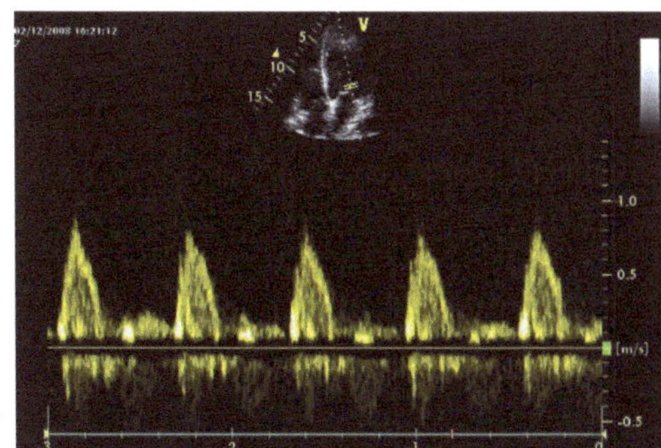

Fig. 6.10 PW del flusso transmitralico in fibrillazione atriale (assenza dell'onda A)

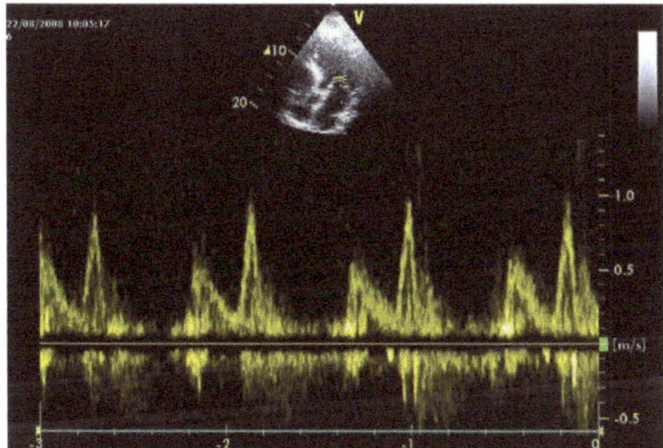

Fig. 6.11 PW del flusso transmitralico diastolico: inversione del rapporto onda E/onda A da alterato rilasciamento

Non sono così distinguibili la funzione normale da quella pseudonormale, anche se il cuore sinistro con funzione diastolica pseudonormale presenta anche altre modificazioni patologiche, quali:

- ipertrofia del LV;
- dilatazione atriale.

Il dubbio si può comunque facilmente dirimere con la valutazione TDI che esamina direttamente la velocità del movimento del tessuto miocardico.

La fase di rilasciamento della manovra di Valsalva permette di distinguere una fase ancora reversibile della disfunzione restrittiva mediante un aumento dell'onda A (che può arrivare a superare la E), rispetto alla fase irreversibile, caratterizzata da nessuna variazione significativa del picco dell'onda A.

In TI si può eseguire una specie di manovra di Valsalva distendendo lentamente i polmoni a mano con un va e vieni e rilasciando improvvisamente la pressione.

Doppler tissutale (TDI)

È una tecnica molto sensibile per valutare la diastole del LV dal momento che valuta direttamente la velocità del movimento del tessuto miocardio-anulare. A livello dell'anulus laterale mitralico in A4C si registra in diastole un'onda E_1 o Ea, movimento associato con il rilasciamento del tessuto che corrisponde come tempo all'onda E del flusso Doppler transmitralico e un'onda A_1 o Aa di ulteriore distensione in relazione alla sistole atriale (che scompare naturalmente in presenza di fibrillazione atriale). L'immagine TDI diastolica, derivata dalla A4C, si presenta speculare, cioè verso il basso, rispetto a quella del flusso dato che il movimento di espansione del LV verso la base del cuore è in direzione opposta al flusso (vedi Figura 2.9).

È essenziale valutare:

1. La velocità del rilasciamento, picco dell'onda E_1, normale oltre i 10 cm/s e alterata sotto questo valore, o per alcuni autori sotto 8 cm/s.
2. Il rapporto E/Ea (o E/E_1 o ancora E/Em) a seconda dei testi, delle tecniche TTE o TEE e dei lavori scientifici, cioè il rapporto fra le velocità di picco del flusso, E transmitralica con il PW, e la velocità del movimento di rilasciamento del tessuto E_1 o Ea (TDI). Questo rapporto è considerato normale sotto 10 e anormale (alterata funzione diastolica) sopra 10.

In particolare un valore maggiore di 15 è associato a un marcato aumento della pressione atriale sinistra e della pressione capillare polmonare incuneata (PCWP), misurabile con il catetere di Swan-Ganz e anche a un aumento molto consistente del peptide natriuretico atriale (BNP).

Myocardial performance index (MPI)

Posizionando con il PW il volume campione fra la mitrale e la valvola aortica in A5C, cioè fra i due flussi, diastolico di riempimento, afflusso (E e A) e sistolico di efflusso, è possibile studiare il tracciato dei 2 flussi in successione con:

- il tempo di rilasciamento isovolumetrico all'inizio della diastole;
- il tempo di contrazione isovolumetrica all'inizio della sistole;
- il tempo di eiezione aortica tra i due (Fig. 6.12):

$$MPI= (a-b)/b$$

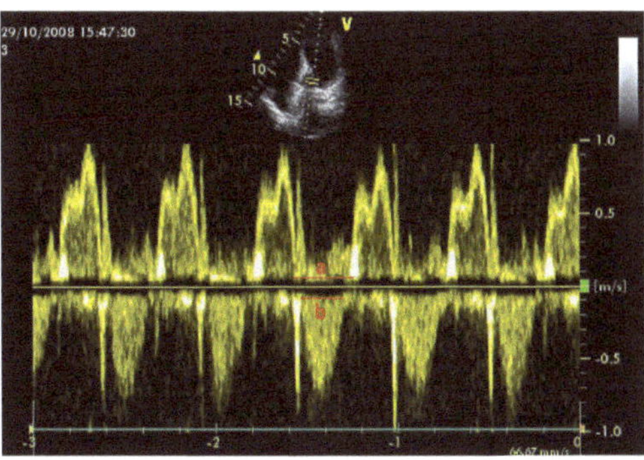

Fig. 6.12 PW con il volume campione posizionato fra i due flussi, *inflow* e *outflow* del ventricolo sinistro (*a*, tempo fra la chiusura e l'apertura della valvola mitrale; *b*, tempo di eiezione aortica)

dove "a" corrisponde al tempo fra la chiusura della mitrale e la riapertura della valvola nel ciclo successivo (fine dell'onda A e inizio dell'onda E successiva del flusso Doppler transmitralico); "b" corrisponde al tempo dell'eiezione aortica, evidenziata dal tracciato Doppler del flusso nel tratto di efflusso del LV (Fig. 6.12).

Il valore normale rientra tra 0,30 e 0,38. Questo indice è alterato sia dalla disfunzione sistolica (+dP/dt, tempo di contrazione isovolumetrica) che da quella diastolica (-dP/dt, tempo di rilasciamento isovolumetrico) ed è pertanto un indice generale di "performance" del LV.

Letture consigliate

ASE (2005) ASE Committee Recommendations for chamber quantification: a report from the American Society of Echocardiography's guidelines and standards committee and the chamber quantification writing group, developed in conjunction with the European Association of Echocardiography, a branch of the European Society of Cardiology. J Am Soc Echocardiogr 18:1440–1463

Bouhemad B, Nicolas-Robin A, Arbelot C et al (2008) Isolated and reversible impairment of ventricular relaxation in patients with septic shock. Crit Care Med 36:766–774

Brian DH (2007) Left ventricular diastolic function. Crit Care Med 35:S340–S347

Combes A, Arnoult F, Trouillet JL (2004) Tissue Doppler imaging estimation of pulmonary artery occlusion pressure in ICU patients. Intensive Care Med 30:75–81

Poelaert J, Osipowska E, Verborgh C (2008) Diastolic dysfunction and cardiac failure in the intensive care unit. In: Vincent JL (ed) 2008 yearbook of intensive and emergency medicine. Springer-Verlag, Berlin, pp 76–87

Slama M, Maizel J (2006) Echocardiographic measurement of ventricular function. Curr Opin Crit Care 12:241–248

Sturgess DJ, Marwick TH, Joyce CJ et al (2007) Tissue Doppler in critical illness: a retrospective cohort study. Critical Care 11:R97

Il ventricolo destro e l'arteria polmonare

7

Punti chiave

Morfologia ecografica del ventricolo destro (RV)
Funzione sistolica del RV
Funzione diastolica del RV
Arteria polmonare

Morfologia ecografica del ventricolo destro (RV)

Il cuore destro si studia principalmente in parasternale asse lungo (PSLAX), PSLAX modificata, parasternale asse corto (PSSAX), apicale 4 camere (A4C) e nelle proiezioni sottocostali. Il ventricolo destro ha la parete libera sottile rispetto al ventricolo sinistro (LV) e una struttura altamente trabecolata. Il diametro trasversale è misurabile in PSLAX o PSSAX in diastole; una valutazione globale del RV si ottiene in A4C e nella sottocostale 4 camere.

Il RV ha una forma triangolare allungata con il lato corto alla base del cuore e normalmente non arriva all'apice, che è formato da miocardio del ventricolo sinistro. Un RV che arriva a comprendere una parte considerevole dell'apice è certamente dilatato e/o ipertrofico. In A4C l'asse lungo del RV e due diametri trasversali, all'anulus e a livello medio ventricolare, permettono una stima delle dimensioni.

È importante valutare in A4C l'area telediastolica del RV (RVEDA) in rapporto all'area telediastolica del LV (LVEDA), RVEDA/LVEDA (Fig. 7.1 e Tabella 7.1):

- un rapporto RVEDA/LVEDA<0,6 è normale;
- un rapporto fra 0,6 e 1,0 rivela una dilatazione del RV;

A. Sarti, *Ecocardiografia per l'intensivista*.

Tabella 7.1 Rapporto fra area telediastolica del ventricolo destro (RVEDA) e quella del ventricolo sinistro (LVEDA)

RVEDA/LVEDA<0,6	0,6–1,0	>1,0
Normale	Dilatazione RV	Marcata dilatazione RV

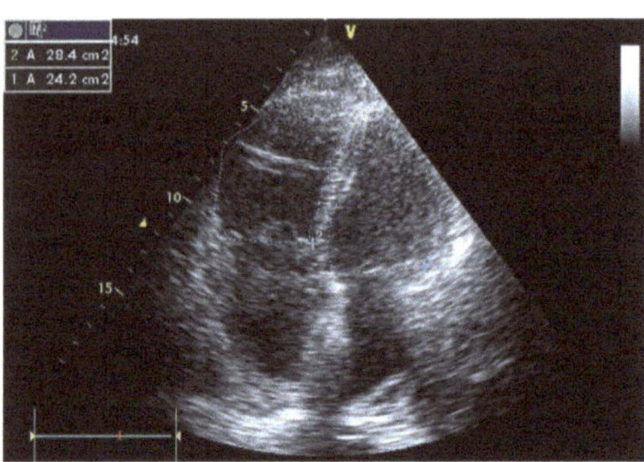

Fig. 7.1 A4C con delimitazione delle aree ventricolari destra e sinistra. L'area telediastolica destra supera quella sinistra (grave dilatazione del ventricolo destro)

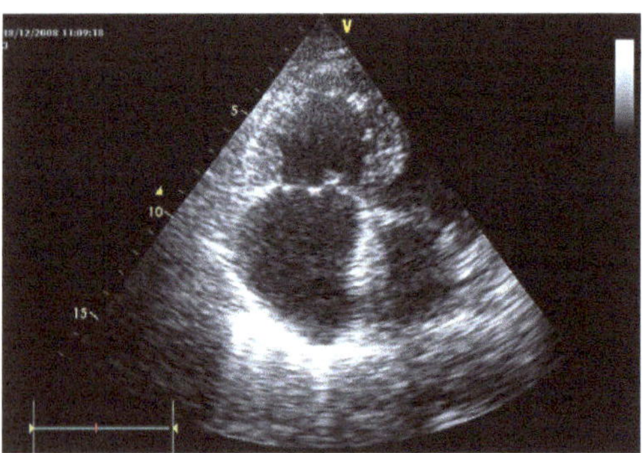

Fig. 7.2 A4C. Ipertrofia della parete libera del ventricolo destro

- un rapporto >1 evidenzia una grave dilatazione del RV (Fig. 7.1) (es. cuore polmonare acuto da embolia polmonare o da ventilazione meccanica in corso di sindrome da distress respitorio acuto).

Lo spessore della parete, misurato in A4C, o meglio in sottocostale 4 camere, risulta uguale o al di sotto di 0,5 cm; oltre questo spessore si evidenzia l'ipertrofia del RV (Fig. 7.2).

Funzione sistolica del RV

Normalmente il RV sopporta bene un carico di volume, ma ha minore possibilità di compenso per il sovraccarico di pressione e tende facilmente in questo caso a dilatarsi, anche in acuto.

L'impressione generale qualitativa della funzione sistolica del RV si ha osservando il movimento dell'anulus tricuspidalico, trascinato in sistole verso l'apice in A4C.

Spostamento dell'anello laterale tricuspidalico (TAPSE)

Una valutazione quantitativa della funzione sistolica si ottiene sempre in A4C misurando lo spostamento dell'anulus laterale verso l'apice in M-mode: si visualizza una sinusoide della quale si misura la distanza fra il punto più alto e quello più basso (TAPSE) (Fig. 7.3). Il valore normale supera i 2 cm. Al di sotto di 2 cm si ha una ridotta funzione sistolica. Una grave disfunzione sistolica si ha con valori inferiori a 1,3 cm.

Frazione di modificazione dell'area del ventricolo destro (RVFAC)

È anche possibile misurare in A4C la RVFAC tracciando entro i bordi endocardici l'area telediastolica e telesistolica. Analogamente al calcolo fatto per il LV si ottiene così la variazione percentuale delle due aree:

$$(RVEDA-RVESA/RVEDA)\times 100$$

Il valore normale è maggiore del 30%.

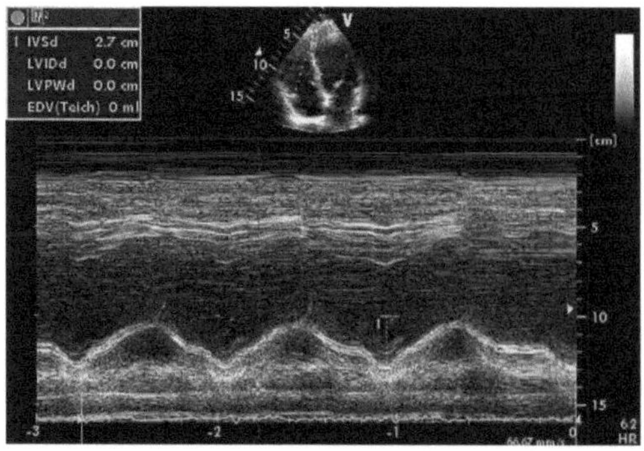

Fig. 7.3 A4C. M-mode della cinetica del TAPSE

Non sempre però la parete libera con il bordo endocardico del RV è del tutto visualizzata in A4C e la misura pertanto può non essere fattibile.

Frazione d'eiezione del ventricolo destro (RVEF)

Dato che è più difficile definire con esattezza i bordi interni del ventricolo destro, la frazione d'eiezione del RV non viene eseguita normalmente.

Funzione diastolica del RV

Non è valutata di routine. È possibile comunque studiare l'afflusso diastolico in RV ottenendo le onde E e A, analogamente a quelle dell'afflusso sinistro. Il rapporto E/A normale varia da 1 a 1,5. Si parla di alterato rilasciamento per valori al di sotto di 1,5, pseudonormalizzazione di nuovo con valori 1,0–1,5 e alterazione restrittiva con valori oltre 1,5.

Se la funzione diastolica del RV è anormale il flusso in cava inferiore e nelle vene intraepatiche diviene alterato con dominante diastolica e distensione venosa. Questi reperti possono permettere la distinzione fra il quadro pseudonormale e quello normale.

Arteria polmonare

Il tratto di efflusso del RV e l'arteria polmonare si studiano in PSSAX e in PSLAX modificata per le sezioni destre, idonee anche per lo studio Doppler del flusso in arteria polmonare. Anche in proiezione sottocostale asse corto è possibile ottenere immagini utili per valutare il RV e l'arteria polmonare. L'arteria polmonare, o il suo ramo destro, è visualizzata come sezione circolare in proiezione soprasternale, al di sotto dell'arco aortico (vedi Fig. 4.21).

Letture consigliate

Lodato JA, Ward RP, Lang RM (2008) Echocardiographic predictors of pulmonary embolism in patients referred for helical CT. Echocardiography 25:584–590

Mansencal N, Vieillard-Baron A, Beauchat A et al (2008) Triage patients with suspected pulmonary embolism in the emergency department using a portable ultrasound device. Echocardiography 25:451–456

Vieillard-Baron A , Chergoui K Prins A et al (2002) Echo-Doppler demonstration of acute cor pulmonale at the bedside in the medical intensive care unit. AJRCCM 166:1310–1319

Atrio sinistro e atrio destro

8

Punti chiave

Generalità

Gli atri hanno forma grossolanamente sferica e comprendono un'appendice auricolare che si riporta verso l'interno a livello del solco atrioventricolare. La parete interatriale è molto sottile a livello della *fossa ovalis* e spesso in apicale 4 camere (A4C) si osserva a quel livello una perdita di echi (*drop out* del setto interatriale). È possibile visualizzare meglio il setto in proiezione sottocostale 4 camere. Gli atri hanno normalmente regimi pressori limitati, non superiori a 10–15 mmHg. Una comunicazione potenziale a livello della *fossa ovalis* è presente in una percentuale rilevante dei soggetti normali e può comportare uno *shunt*, da sinistra a destra o da destra a sinistra, in base alle differenti pressioni vigenti nei due atri. Per un aumento della pressione atriale destra da ipertensione polmonare si può verificare, con un forame ovale pervio, uno *shunt* destro-sinistro ed eventuale embolizzazione arteriosa a partenza dal versante venoso.

Il setto, particolarmente a livello della *fossa ovalis*, molto sottile, risente delle differenti pressioni ai due lati e pertanto tende a gonfiarsi con convessità verso l'atrio a più bassa pressione. Questa

A. Sarti, *Ecocardiografia per l'intensivista*.

"mobilità" potenziale del setto è molto utile per definire il quadro pressorio atriale in A4C.

Il contributo della contrazione atriale al riempimento ventricolare, che si perde in corso di fibrillazione atriale, è di norma intorno al 20%, ma può risultare maggiore se il ventricolo sinistro (LV) presenta una disfunzione diastolica.

Gli atri tendono a dilatarsi per insufficienze e/o stenosi delle valvole atrioventricolari e per un aumento delle pressioni di riempimento. La dilatazione atriale sinistra ha rilevanza prognostica nel post-infarto e, più in generale, anche nelle cardiopatie non ischemiche. Atri dilatati comportano spesso aritmie sopraventricolari fino allla fibrillazione atriale.

Atrio sinistro (LA)

L'atrio sinistro si visualizza in molte proiezioni standard, comprese la parasternale asse lungo (PSLAX), parasternale asse corto (PSSAX), A4C, apicale 2 camere (A2C), sottocostale e soprasternale. Lo sbocco e un breve tratto distale delle vene polmonari, utile per la valutazione Doppler pulsato (PW) è visibile in A4C e in soprasternale. Con l'approccio transesofageo (TEE) è possibile ottenere informazioni più precise e visualizzare l'appendice auricolare.

Il diametro è di norma misurato in tele-sistole in PSLAX in M-mode preferibilmente, o direttamente dall'immagine 2D (Fig. 8.1). Normalmente risulta inferiore a 4 cm.

Un metodo più accurato per valutare le dimensioni del LA è il Simpson biplano che prevede la traccia dei bordi interni in A4C e A2C.

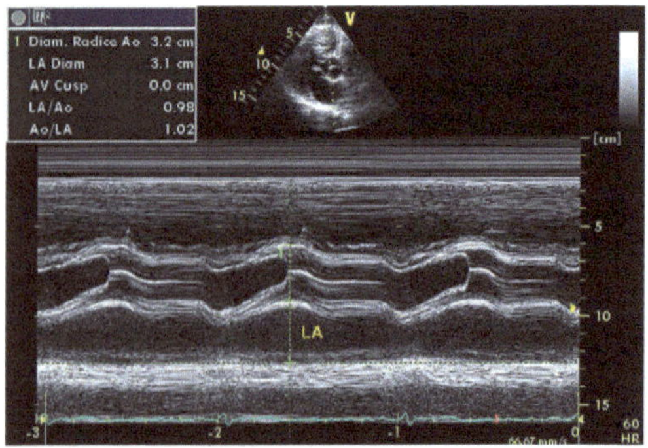

Fig. 8.1 M-mode da PSLAX a livello di aorta e atrio sinistro (*LA*); misura del diametro atriale in telesistole

In terapia intensiva, in presenza di un jet d'insufficienza mitralica, misurando il picco di rigurgito (V) con il Doppler continuo (CW) e disponendo della pressione sistolica (SBP), è possibile stimare la pressione in atrio sinistro (LAP):

$$LAP=SBP-4V^2.$$

Atrio destro (RA)

L'atrio destro si vede in A4C, PSSAX e nelle proiezioni sottocostali. Spostando la sonda un po' verso la destra del paziente, in posizione sottocostale, è possibile visualizzare la cava inferiore che sbocca in atrio destro. Il diametro laterale del RA si valuta in A4C e di norma è inferiore a 4,5 cm (Fig. 8.2). Non sono possibili in ecocardiografia transtoracica (TTE) valutazioni più accurate del volume in proiezioni ortogonali, come si può fare invece con il LA.

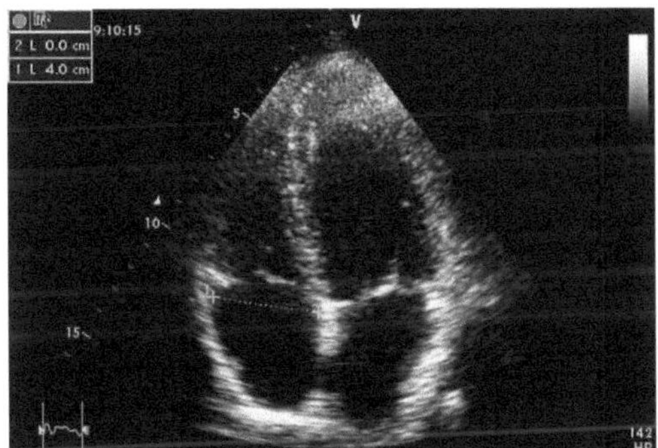

Fig. 8.2 A4C. Diametro maggiore dell'atrio destro

Setto interatriale (IAS)

La migliore proiezione TTE per studiare il setto interatriale è la sottocostale 4 camere, anche perché il setto risulta perpendicolare al fascio di ultrasuoni (US) (Fig. 8.3). Con questa proiezione è anche possibile studiare con il PW eventuali flussi interatriali, per il buon allineamento del fascio di US.

In A4C si vede la parete interatriale a livello del tetto degli atri e della parte vicina alle valvole, mentre si perde in genere la

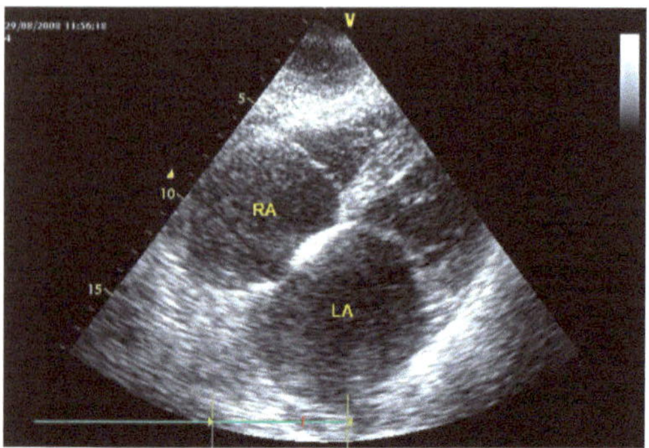

Fig. 8.3 Sottocostale 4 camere: evidenza del setto interatriale. Da notare la sottigliezza del setto a livello della *fossa ovalis*. *RA*, atrio destro; *LA*, atrio sinistro

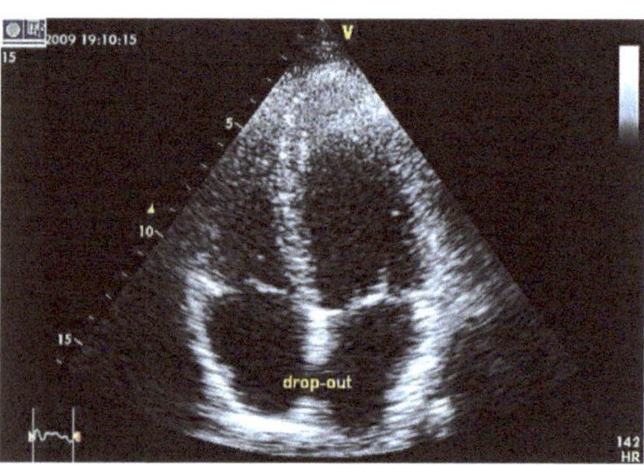

Fig. 8.4 A4C. Perdita di echi (*drop out*) del setto interatriale a livello della *fossa ovalis*

continuità di echi (*drop out*) del setto, per la sottigliezza della parete in corrispondenza della *fossa ovalis* (Fig. 8.4).

Ipertrofia lipomatosa del setto interatriale

Il setto appare in A4C ispessito in modo parziale o più estesamente, risparmiando comunque in genere l'area della *fossa ovalis*. L'alterazione non comporta problemi clinici. Possono talvolta crearsi problemi di diagnosi differenziale con formazioni trombotiche, o con tumori.

Rete del Chiari

È un residuo embrionale visibile all'interno dell'atrio destro in A4C come echi fluttuanti, meglio visibili in movimento.

Valvola di Eustachio

È una cresta endocardica che si proietta nella vena cava inferiore a livello dello sbocco in atrio destro. Visibile in TTE in sottocostale per la cava inferiore. Possono verificarsi dubbi di diagnosi differenziale con vegetazioni trombotiche. Nel dubbio la TEE è dirimente.

Letture consigliate

Feigenbaum H, Armstrong WF, Ryan T (2005) Feigenbaum's echocardiography. Lippincott Williams & Wilkins, Philadelphia

Oh JK, Steward JB, Tajik AJ (2007) The echo manual. Lippincott Williams & Wilkins, Philadelphia

Il pericardio: versamento, tamponamento e pericardite costrittiva

9

Punti chiave

Generalità

Il pericardio è una guaina che avvolge il cuore. Normalmente i due foglietti, parietale e viscerale, sovrapposti:

- danno un segnale eco molto netto;
- non sono spesso distinguibili a vari livelli, a meno che non siano divaricati dalla presenza di versamento;
- insieme non superano lo spessore di 4 mm.

Il pericardio posteriore produce echi molto netti per l'interfaccia ad alta variazione acustica con il polmone sottostante.

Versamento pericardico

L'accumulo di fluido fra i due foglietti è visibile come uno spazio privo di echi, quindi scuro, fra il pericardio parietale e il miocardio attaccato al foglietto viscerale. Se il fluido è molto denso, o contiene aggregati di fibrina o coaguli, è possibile apprezzare tralci irregolari di materiale ecogeno all'interno dello spazio prevalentemente libero da echi.

A. Sarti, *Ecocardiografia per l'intensivista*.

Il versamento pericardico:

1. avvolge i ventricoli;
2. separa il cuore dall'aorta discendente in parasternale asse lungo (PSLAX);
3. è presente a ponte ai due lati rispetto alla linea mediana, seguendo il contorno del cuore in PSLAX da sinistra a destra dell'immagine, allontanando la sezione circolare dell'aorta discendente. Il versamento pericardico è quindi anteriore rispetto all'aorta discendente.

Il versamento pericardico deve essere differenziato da: a) l'accumulo di grasso epicardico; b) il versamento pleurico.

a. Il grasso epicardico ha una struttura leggermente granulosa, piuttosto che eco-priva, ed è più frequente nei soggetti anziani e obesi; inoltre è presente soprattutto, e molto spesso soltanto, all'esterno della parete libera del ventricolo destro.
b. Il versamento pleurico è visibile come uno spazio libero da echi al di sopra del diaframma adiacente al fegato, il destro, o alla milza, il sinistro. In PSLAX il versamento pleurico è posteriore rispetto all'aorta discendente.

Non sempre, comunque, in base alla chiarezza e completezza delle immagini, è facile la distinzione fra versamento pericardico e versamento pleurico ed è consigliabile esaminare le strutture con diverse proiezioni toraciche e sottocostali (Fig. 9.1).

Una volta diagnosticata la presenza di versamento pericardico è necessario:

- stabilire la posizione del versamento: diffuso o localizzato;
- stimare la quantità;
- stabilire l'eventuale interferenza con la distensione del cuore destro in diastole.

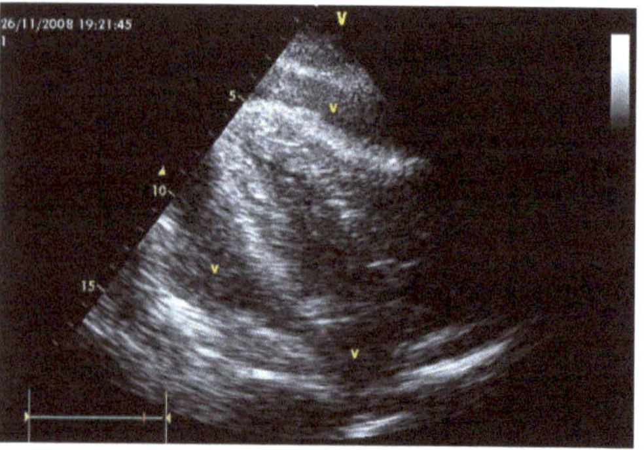

Fig. 9.1 Versamento pericardio (*v*) attorno al profilo cardiaco. Si riconoscono i due ventricoli, destro sopra e sinistro sotto. Proiezione intermedia, sproiettata, tra apicale e sottocostale

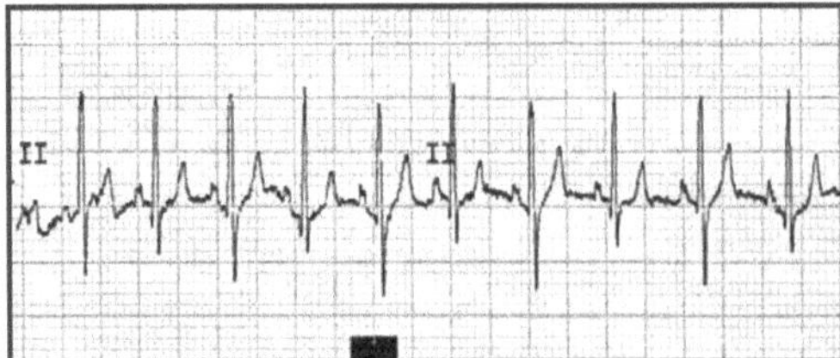

Fig. 9.2 Tracciato ECG con alternanza elettrica

Il versamento localizzato si verifica per aderenze fra i due foglietti, può compromettere il riempimento cardiaco ed è molto più frequente dopo la pericardiotomia post-cardiochirurgica.

Piccoli versamenti, spesso solo posteriori, sono frequentemente rilevati all'esame eco e non rivestono particolare importanza.

Lo spessore del versamento diffuso attorno al cuore è in relazione grossolana con la quantità del fluido accumulato:

- <1 cm (<100 ml circa) è un piccolo versamento che comunque è visibile lungo tutto il ciclo cardiaco;
- 1–2 cm (<500 ml circa) è un versamento moderato;
- 2 cm (>500 ml circa) è un versamento importante che può permettere un movimento pendolare oscillante del cuore all'interno della cavità pericardica (*swinging heart*). In queste circostanze si osserva in genere anche alternanza elettrica all'elettrocardiogramma (ECG) (Fig. 9.2).

Tamponamento cardiaco

Quando l'accumulo di fluido nel pericardio supera un limite, variabile nei differenti individui e dipendente soprattutto dalla velocità dell'accumulo stesso, si verifica una compressione delle camere cardiache, soprattutto di quelle a più basso regime pressorio, l'atrio destro e il ventricolo destro in diastole. Il tamponamento si verifica, quindi, anche in presenza di un versamento non massivo, quando la pressione transmurale delle pareti delle sezioni destre impedisce il riempimento diastolico sia destro che sinistro, per l'interdipendenza del cuore sinistro con quello destro.

Anche i versamenti saccati, localizzati, possono produrre tamponamento, particolarmente dopo la pericardiotomia. In realtà il tamponamento nel postoperatorio dopo cardiochirurgia è una condizione a sé e richiede un alto indice di sospetto e notevole esperienza clinica per la diagnosi.

Clinicamente il tamponamento si esprime con:

- turgore delle giugulari;
- ipotensione fino al collasso circolatorio;
- tachicardia;
- tachipnea;
- polso paradosso.

In realtà il termine paradosso è improprio dato che la variazione respiratoria marcata dell'eiezione aortica è un'esagerazione di un meccanismo normale di riduzione di ampiezza del polso nel ciclo respiratorio.

La diagnosi di tamponamento è clinica, e non si pone mai solo per segni ecocardiografici se non è presente instabilità emodinamica.

La conferma ecocardiografica, in un quadro clinico caratterizzato da ipotensione, comprende:

1. La presenza di versamento diffuso o localizzato.
2. L'interferenza del riempimento diastolico per compressione dell'atrio e/o del ventricolo destro (Fig. 9.3).
3. L'evidenza di marcate escursioni respiratorie nel riempimento cardiaco (flusso transmitralico) e nell'eiezione ventricolare (volume sistolico).
4. La distensione della vena cava inferiore in proiezione sottocostale senza variazioni significative del diametro nel ciclo respiratorio.

Una riduzione di più del 25% dell'ampiezza dell'onda E del Doppler pulsato (PW) transmitralico o del picco di flusso polmonare o aortico è compatibile con un impedimento al riempimento significativo.

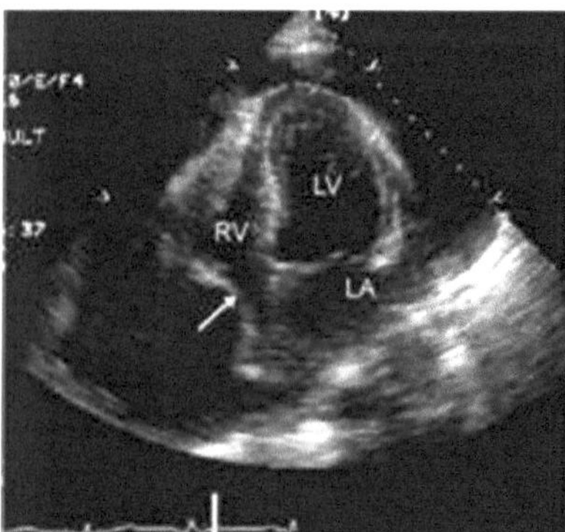

Fig. 9.3 A4C. Cospicuo versamento e compressione marcata dell'atrio destro in diastole. Tamponamento. *LA*, atrio sinistro; *LV*, ventricolo sinistro; *RV*, ventricolo destro

Le variazioni dei segnali Doppler sono visibili anche nel segnale PW delle vene intraepatiche che dimostra una riduzione espiratoria del flusso verso l'atrio e un aumento del *reversal flow*.

Da notare però che soprattutto in terapia intensiva:

- Le variazioni dei segnali Doppler possono essere meno evidenti o inconsistenti in corso di ventilazione meccanica.
- Nel paziente ipovolemico si osservano marcate variazioni del picco della velocità di flusso anche se non c'è alcun tamponamento (ma la cava inferiore risulta in questo caso di ridotto diametro con marcate variazioni respiratorie).
- La tolleranza all'aumento della pressione pericardica è in relazione allo stato volemico e i sintomi di tamponamento sono grandemente facilitati dall'ipovolemia e dalla bassa pressione venosa centrale.

Per questo il riempimento vascolare anche in presenza di turgore giugulare è in questo caso indicato prima della pericardiocentesi.

Si tratta quindi, per il tamponamento, di una diagnosi sostanzialmente clinica, avvalorata in modo determinante dagli elementi eco-Doppler.

L'eco 2D inoltre permette di eseguire la pericardiocentesi d'emergenza nella sede più opportuna, sottocostale, con maggiore precisione, minori rischi e possibilità di monitoraggio in seguito alla procedura (Fig. 9.4).

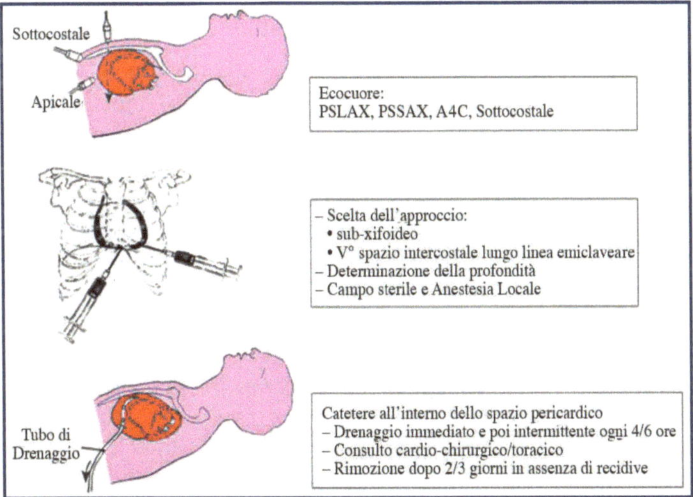

Fig. 9.4 Schema e note sulla pericardiocentesi eco-guidata. *A4C*, apicale 4 camere; *PSLAX*, parasternale asse lungo; *PSSAX*, parasternale asse corto

Pericardite costrittiva

Se il pericardio diventa rigido e/o calcificato, in seguito a vari processi patologici, si realizza una compressione continua delle camere cardiache che limita il riempimento.

L'immagine 2D rivela in genere un aumento degli echi e ispessimento del pericardio >4 mm. In diastole si osserva spesso un marcato spostamento del setto interventricolare verso il ventricolo destro e un appiattimento della parete libera del ventricolo sinistro per marcata interdipendenza ventricolare. Tuttavia le immagini 2D possono non essere molto significative ed è necessario un alto indice di sospetto in base alla valutazione clinica.

Qualsiasi scompenso cardiaco caratterizzato da turgore giugulare, congestione epatica, edemi periferici, normale funzione sistolica e alterazione diastolica di tipo "restrittivo", specialmente se esistono elementi anamnestici specifici (pregresse pericarditi, cardiochirurgia o radioterapia), deve far sorgere il sospetto di pericardite costrittiva e quindi richiamare necessariamente anche a una valutazione Doppler tissutale (TDI) (vedi oltre).

Il livello ematico di peptide natruretico tipo B è normalmente poco alterato o addirittura normale nella pericardite costrittiva, mentre è alterato in modo più chiaro nello scompenso sostenuto da patologia miocardica.

I flussi di riempimento diventano brevi e ad alta velocità. Il cuore non risente più delle variazioni respiratorie della pressione intratoracica, ma i grossi vasi intratoracici rimangono responsivi e pertanto si osservano esagerate variazioni respiratorie nel riempimento (riduzione del picco dell'onda E di flusso transmitralico >25% in inspirazione). Questa riduzione però può mancare se il paziente è affetto anche da patologia polmonare cronico-ostruttiva.

L'alterazione "costrittiva" del riempimento del ventricolo sinistro, è caratterizzata da:

- onda E predominante ad alta velocità;
- ridotto tempo di decelerazione (<150 ms);
- rapporto E/A>1,5;
- marcate variazioni respiratorie (E ridotta>25%);
- dilatazione della vena cava inferiore;
- inversione del flusso diastolico nelle vene epatiche in espirazione.

Tabella 9.1 Diagnosi differenziale fra pericardite costrittiva e patologie miocardiche restrittive

Strutture/misure	Pericardite costrittiva	Cardiopatia restrittiva
Pericardio	Ispessito	Normale
Atri	Normali	Ingranditi
Ventricolo sinistro	Normale	Riduzione di cavità, ipertrofia
Funzione del ventricolo sinistro	Normale	Disfunzione diastolica/ sistolica
Flusso transmitrale	E/A>1,5, DT<150 ms	E/A>2, DT<120 ms
Variazioni respiratorie	Marcate	Normali
Flusso vena intraepatica	Inversione espiratoria sistolica del flusso	Inversione inspiratoria ed espiratoria del flusso
TDI	Normali velocità	Velocità ridotte, in particolare Ea
E/Ea	<15	>15

A, onda Doppler transmitralica diastolica da contrazione atriale; *DT*, tempo di decelerazione; *E*, onda Doppler transmitralica diastolica di riempimento rapido; *Ea*, onda Doppler tissutale diastolica da rilasciamento attivo; *TDI*, Doppler tissutale

Queste modificazioni, necessarie per la diagnosi, anche se alcuni degli elementi descritti possono mancare, sono simili a quelle del quadro "restrittivo" di disfunzione diastolica, ma nella pericardite costrittiva, se non sono concomitanti altre patologie del miocardio, la funzione sistolica e diastolica del muscolo cardiaco sono normali.

Pertanto la diagnosi differenziale si basa sul TDI, che rivela:

- normali velocità di rilasciamento dell'anello laterale mitralico (E_1 o Ea≥7–8 cm/s) nella pericardite costrittiva; al contrario, una riduzione della velocità di rilasciamento nelle patologie miocardiche restrittive (Tabella 9.1).

Inoltre il rapporto E/Ea (o E/E1) risulta <15 nella pericardite costrittiva e >15 nelle patologie restrittive del miocardio.

Cisti pericardica

È un'anomalia benigna che si riscontra spesso casualmente nel corso di un'ecocardiogramma o di una radiografia del torace. È più spesso localizzata a livello dell'angolo costo-frenico e si presenta come una sacca priva di echi dato che il contenuto è costituito da fluido trasudato.

Letture consigliate

Feigenbaum H, Armstrong WF, Ryan T (2005) Feigenbaum's echocardiography. Lippincott Williams & Wilkins, Philadelphia

Oh JK, Steward JB, Tajik AJ (2007) The echo manual. Lippincott Williams & Wilkins, Philadelphia

L'aorta

10

Punti chiave

Generalità, visualizzazione eco e misure standard

Si suddivide l'aorta nei tratti toracici e addominali in base alla posizione rispetto al diaframma. Nell'aorta toracica si distingue:

- un tratto ascendente fino alla brachio-cefalica;
- l'arco, fino alla succlavia sinistra;
- un tratto discendente fino al diaframma.

L'aorta si distacca dal cuore nel mediastino anteriore e quindi gira di fronte alla trachea sulla sinistra nel mediastino posteriore, scendendo dietro l'esofago e davanti alle vertebre.

L'immagine normale dell'aorta è quella di un tubo o di un cerchio, secondo il piano di scansione, senza echi interni:

1. La parte prossimale dell'aorta ascendente è visibile in parasternale asse lungo (PSLAX), al di sopra dell'atrio sinistro.
2. Al di sotto dell'atrio si vede spesso nella stessa proiezione PSLAX una sezione circolare del tratto discendente.
3. Una proiezione particolare, la parasternale destra, non molto utilizzata, permette di visionare l'aorta ascendente.

A. Sarti, *Ecocardiografia per l'intensivista*.

4. L'arco, con le sue diramazioni, è visibile in proiezione soprasternale (vedi Figura 4.20).
5. Con la proiezione sottocostale si vede l'aorta addominale soprarenale.

Spesso però le immagini transtoraciche (TTE) dei vari tratti dell'aorta non sono soddisfacenti ed è necessaria molta prudenza nell'escludere eventuali aspetti patologici.

L'eco transesofageo (TEE) è al riguardo molto più informativo ed in molti centri è il primo esame che si esegue nell'urgenza nel sospetto di patologia aortica acuta, come nel trauma toracico o per la dissecazione. La vicinanza dell'aorta all'esofago e la possibilità delle varie proiezioni TEE permettono un'eccellente visualizzazione del vaso.

L'aorta si studia normalmente anche con l'angio-TAC e con l'angio-RM.

La radice aortica e il tratto ascendente prossimale si misurano in tele-diastole in TTE PSLAX (onset del QRS dell'elettrocardiogramma – ECG) a tre livelli:

1. anulus, nel punto di attacco delle cuspidi valvolari;
2. seni del Valsalva, il massimo diametro;
3. giunzione sino-tubulare, alla fine della dilatazione dei seni e inizio del tratto tubulare.

La misura si effettua in M-mode selezionata dall'immagine 2D o, come oggi si preferisce, direttamente dall'immagine 2D in PSLAX. Le misure normali sono riportate in Appendice e variano in base all'età e al sesso.

Comunque il diametro della radice aortica e dell'aorta prossimale non supera in genere 3,7 cm nell'adulto di media taglia.

Ateroma

Un ateroma aortico appare come un ispessimento della parete localizzato o più esteso, sia circonferenziale che più irregolare. Un ateroma importante, in genere oltre i 4 mm di spessore può creare immagini aggettanti nel lume e può complicarsi con fenomeni tromboembolici.

Aneurisma

Dilatazione localizzata fusiforme o saccata con diametro massimo oltre il 50% rispetto al diametro massimo in base all'età, le dimensioni e il sesso. Coesiste molto spesso ipertensione arteriosa. Gli aneurismi del tratto ascendente possono essere associati alla sindrome di Marfan e altre patologie congenite. A livello del tratto discendente toracico la causa prevalente è l'aterosclerosi associata all'ipertensione arteriosa.

Le immagini eco rivelano la dilatazione che si espande in sistole. La dilatazione della radice aortica, ben visualizzabile in PSLAX, può facilmente compromettere la tenuta della valvola, causando insufficienza valvolare.

In linea generale il trattamento chirurgico è preso in considerazione per dilatazioni che superano i 5–5,5 cm, che si associano a un maggior rischio di rottura.

Dissecazione acuta

Distacco dell'intima dal resto della parete del vaso, che sotto la spinta sistolica, crea un falso lume per sollevamento dell'intima, più o meno esteso (Figg. 10.1 e 10.2). Se è interessata la radice aortica si ha invariabilmente insufficienza valvolare. È una reale emergenza medica e in alcuni casi chirurgica. Pertanto una pronta diagnosi mediante TEE o TAC è essenziale per la prognosi di questi pazienti. La TTE può mostrare il quadro eco tipico della

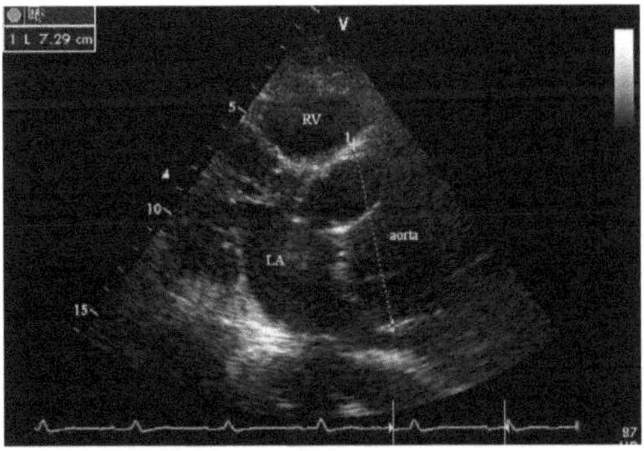

Fig. 10.1 Dissecazione aortica. PSLAX che evidenzia estrema dilatazione della radice aortica (misura). *LA*, atrio sinistro; *RV*, ventricolo destro

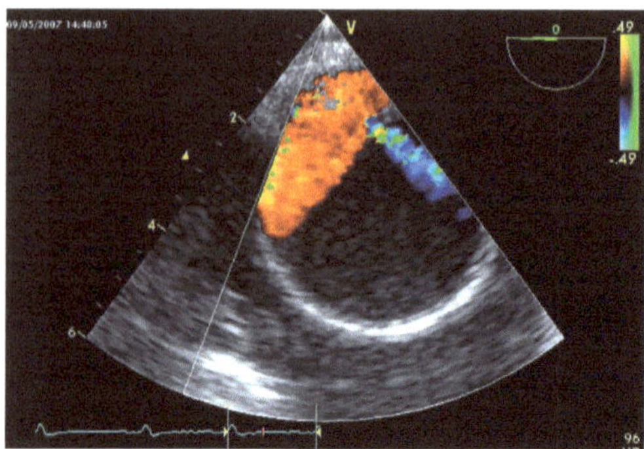

Fig. 10.2 Dissecazione aortica. Immagine TEE, sezione trasversale dell'aorta con evidenza di falso lume e vero lume con jet di passaggio tra i due

patologia, particolarmente se è interessata l'aorta ascendente, ma un esame TTE non significativo non permette di escludere la diagnosi.

Il trattamento è in relazione alla sede della lesione: l'interessamento dell'aorta ascendente e/o dell'arco (tipo A della classificazione Stanford e I e II della classificazione DeBakey) impone l'intervento chirurgico in corso di terapia medica mentre le lesioni del tratto discendente (tipo B di Stanford o tipo III DeBakey) richiedono in genere solo l'abbassamento aggressivo della pressione arteriosa e della spinta contrattile del ventricolo sinistro (LV) (beta blocco).

La diagnosi ecocardiografica comprende la dimostrazione di:

1. flap intimale mobile;
2. falso lume;
3. punto d'entrata fra il lume aortico e il falso lume.

Il Doppler può aiutare nella distinzione fra il lume vero e quello falso: il lume vero dimostra la normale onda di flusso aortico, mentre il falso evidenzia eventuale flusso nullo o irregolare e talvolta immagini di trombosi.

Ematoma intramurale

Sanguinamento all'interno della parete vasale. L'ematoma può risolversi oppure può seguire una dilatazione aneurismatica o una dissecazione. All'esame eco appare come un ispessimento della parete localizzato o concentrico; all'interno si hanno echi di intensità più o meno marcata in base alla formazione eventuale di coaguli.

Aneurisma del seno del Valsalva

I seni del Valsalva sono tasche che allargano il lume dell'aorta ascendente in prossimità delle cuspidi valvolari. Le dilatazioni aneurismatiche sono spesso congenite, associate o meno ad altre malformazioni, come il difetto del setto interventricolare, oppure si formano per patologie dell'aorta prossimale o dopo cardiochirurgia. La rottura dell'aneurisma può causare rigurgito aortico nel ventricolo destro o in altra camera cardiaca.

Coartazione

Patologia congenita caratterizzata da un restringimento del lume aortico a livello del legamento arterioso nell'aorta toracica discendente subito dopo la succlavia sinistra. La malformazione è spesso associata con altre anomalie congenite, come la valvola aortica bicuspide ed è frequente nella sindrome di Turner.

L'anomalia è riscontrata in genere nell'infanzia, ma occasionalmente può essere diagnosticata in età adulta.

La diagnostica eco si basa sul riscontro di un restringimento a cresta del lume dell'aorta toracica discendente e sulla dimostrazione Doppler di un flusso turbolento ad alta velocità. La severità del gradiente è valutata con il Doppler continuo (CW). Un valore >25 mmHg di gradiente delinea una forma significativa di coartazione.

Dotto arterioso pervio

Il dotto è normalmente aperto nella vita fetale. La chiusura avviene normalmente nel corso delle ore e dei giorni dopo la nascita. La mancata chiusura viene rilevata durante le prime fasi della vita.

Il dotto pervio può essere visualizzato in parasternale asse corto (PSSAX) a livello del tratto di efflusso del ventricolo destro con il color Doppler (CFM): appare come un jet dall'aorta discendente verso l'arteria polmonare.

Letture consigliate

ASE (2005) ASE Committee Recommendations for chamber quantification: a report from the American Society of Echocardiography's guidelines and standards committee and the chamber quantification writing group, developed in conjunction with the European Association of Echocardiography, a branch of the European Society of Cardiology. J Am Soc Echocardiogr 18:1440–1463

Feigenbaum H, Armstrong WF, Ryan T (2005) Feigenbaum's echocardiography. Lippincott Williams & Wilkins, Philadelphia

Oh JK, Steward JB, Tajik AJ (2007) The echo manual. Lippincott Williams & Wilkins, Philadelphia

La vena cava inferiore

11

Punti chiave

Generalità e visualizzazione
Metodo di misura
Ipovolemia
Stima della pressione in atrio destro
Vene intraepatiche

Generalità e visualizzazione

La valutazione della vena cava inferiore non dovrebbe mai mancare nel corso di un esame ecocardiografico, particolarmente nell'emergenza e in terapia intensiva. La vena cava inferiore porta l'80% del ritorno venoso. La distensione del vaso e la pressione interna sono determinate dal grado di riempimento e dal tono venoso e risentono sia della pressione addominale che di quella intratoracica.

Il vaso è visualizzato in proiezione sottocostale asse lungo modificata, e appare come un tubo orizzontale nell'immagine, rifornito dalle vene intraepatiche, in continuità con l'atrio destro (Fig. 11.1). Il diametro del vaso risente molto:

- della postura del paziente;
- delle variazioni respiratorie (Figg. 11.2 e 11.3);
- dell'eventuale ventilazione meccanica.

A. Sarti, *Ecocardiografia per l'intensivista*.

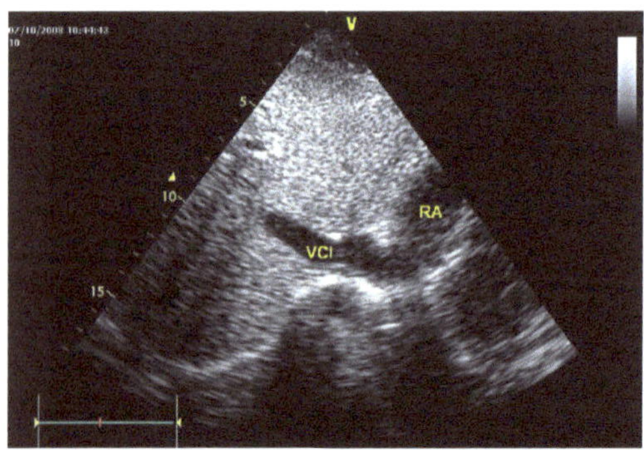

Fig. 11.1 Sottocostale. Vena cava inferiore. *RA*, atrio destro; *VCI*, vena cava inferiore

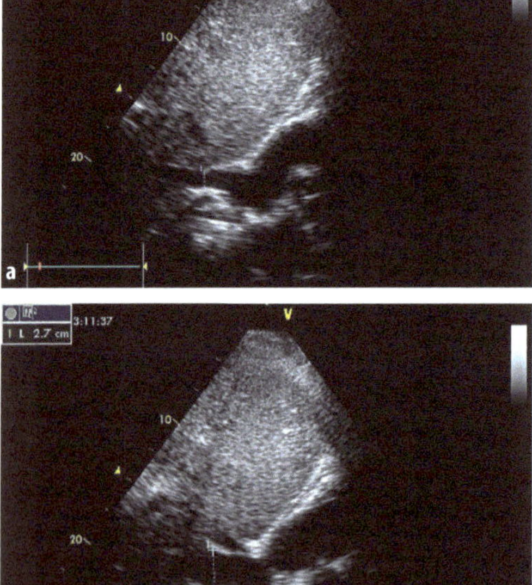

Fig. 11.2 **a** Sottocostale. Diametro della vena cava in inspirazione (respiro sponataneo). **b** Sottocostale. Diametro della vena cava in espirazione (respiro spontaneo)

Metodo di misura

Secondo le linee guida il diametro deve essere misurato:

- in M-mode, preferibilmente dopo aver ingrandito l'immagine (zoom) (Fig. 11.3);

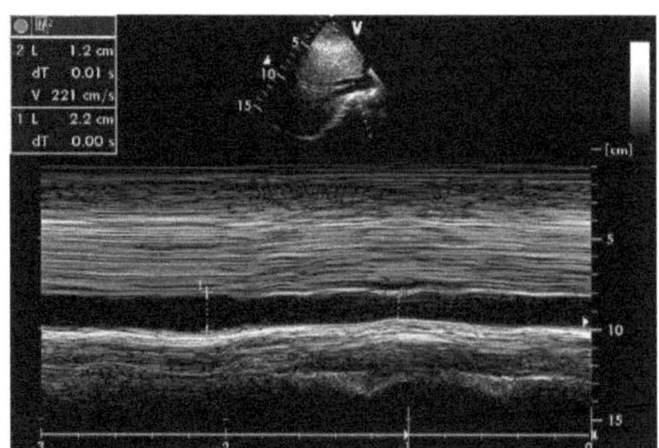

Fig. 11.3 Sottocostale. M-mode della vena cava; variazioni respiratorie e misure rispettive

- posizionando in decubito sinistro il cursore a distanza di 1 o 2 cm dallo sbocco in atrio.

Talvolta però si ottengono immagini migliori in decubito supino.

Ipovolemia

Una diminuzione del diametro cavale, al di sotto di 1,2 cm e particolarmente al di sotto di 1 cm, con collasso completo, è in relazione a un quadro di ipovolemia evidente e bassa pressione venosa centrale nel paziente in respirazione spontanea. Se il paziente è in ventilazione meccanica si considera indicativo di ipovolemia un diametro al di sotto di 1,5 cm.

Stima della pressione in atrio destro

Il diametro normale massimo della vena cava inferiore è al di sotto di 1,7 cm e normalmente si osserva un collasso inspiratorio dell'ordine del 50% o superiore nel ciclo respiratorio; questi reperti corrispondono in genere a una pressione atriale destra di 0–5 mmHg.

Una vena cava inferiore dilatata (>1,7 cm) con un collasso inspiratorio normale del 50% corrisponde a una pressione atriale destra di 6–10 mmHg. Se alla dilatazione della vena cava si associa un collasso minore del 50% si stima la pressione fra 10 e 15 mmHg.

Infine una vena cava dilatata senza alcun collasso inspiratorio indica una pressione >15 mmHg in atrio destro (Tabella 11.1).

Tabella 11.1 Vena cava inferiore: stima della pressione atriale destra e venosa centrale (PVC)

Diametro (cm)	Collasso inspiratorio	Pressione atrio destro (stima PVC)
<1,5	≥50%	0–5 mmHg
>1,5	≥50%	6–10 mmHg
>1,7	<50%	10–15 mmHg
>1,7	Nessun collasso	>15 mmHg

Quanto riportato ha un valore di massima, dato che tanti fattori influenzano le dimensioni e le variazioni respiratorie del vaso. Ad esempio, gli atleti abituati all'attività aerobica prolungata hanno spesso la vena cava inferiore dilatata con normale variazione respiratoria.

In terapia intensiva si deve ricordare che una dilatazione del vaso non esprime sempre alta pressione in atrio destro nel paziente in ventilazione meccanica. Sia la pressione d'insufflazione (pressione di plateau, PP) che la pressione in espirazione (PEEP) si ripercuotono sulle dimensioni del vaso nel ciclo respiratorio. In realtà l'ecocardiografia è molto utile nella valutazione del riempimento vascolare e cardiaco, ma, come guida al riempimento volemico, si basa su valutazioni dinamiche di dimensioni e flussi (*fluid responsiveness*), più che su valutazioni statiche (vedi Capitolo 23).

Comunque in corso di ventilazione meccanica una vena cava inferiore di diametro <1,2 cm ha 100% di specificità per una pressione in atrio destro minore di 10 mmHg.

Vene intraepatiche

Anche le dimensioni dei tronchi venosi intraepatici sono correlate alla pressione venosa centrale. Immagini ramificate, molto evidenti, "a stella" dei vasi venosi intraepatici sono un segno d'ipertensione cavale.

Dato che con l'approccio eco transtoracico non è possibile studiare con il Doppler il flusso nella vena cava inferiore per mancanza di allineamento, il Doppler pulsato (PW) nel lume di una vena intraepatica, circa 1 cm prima dello sbocco in cava, in buon allineamento con il fascio di ultrasuoni (US), permette la valutazione del flusso, componenti sistoliche e diastoliche, con le informazioni fisiopatologiche connesse (Fig. 11.4) (vedi Capitolo 23).

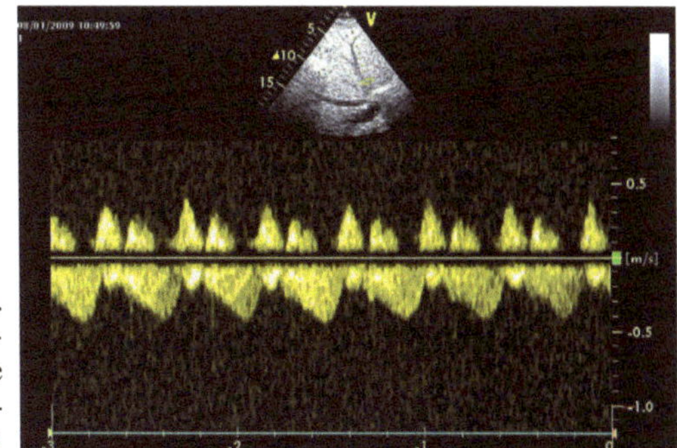

Fig. 11.4 Sottocostale. PW di una vena intraepatica. Da notare l'allineamento del flusso con il fascio di US

Letture consigliate

ASE (2005) ASE Committee Recommendations for chamber quantification: a report from the American Society of Echocardiography's guidelines and standards committee and the chamber quantification writing group, developed in conjunction with the European Association of Echocardiography, a branch of the European Society of Cardiology. J Am Soc Echocardiogr 18:1440–1463

Barbier C, Loubrieres Y, Schmit C et al (2004) Respiratory changes in inferior vena cava are helpful in predicting fluid responsiveness in ventilated septic patients. Intensive Care Med 30:1740–1746

Ischemia e infarto 12

Punti chiave

Generalità e *wall motion score index* (WMSI)
Ispezione generale della cinetica delle pareti e del setto
Infarto del miocardio
Complicanze dell'infarto
Rimodellamento dopo infarto

Generalità e *wall motion score index* (WMSI)

L'ecocardiografia è ampiamente utilizzata per valutare i pazienti affetti da patologia coronarica. È bene ricordare che più del 50% dei pazienti con infarto non mostra segni specifici all'elettrocardiogramma (ECG) iniziale e la percentuale non può che aumentare per i pazienti in terapia intensiva o nella fase postoperatoria. Anche i sintomi tipici non sono certo sempre presenti, particolarmente per i pazienti anziani, diabetici, incoscienti, di sesso femminile, o trattati con sedativi e/o analgesici.

La contrattilità e il rilasciamento risentono immediatamente di un deficit di perfusione per un'ostruzione dei tronchi coronarici, e una riduzione di cinetica, ipocinesia, si osserva prima di ogni altra modificazione indotta dall'ischemia. La cosa può essere diversa nell'ischemia associata a una patologia del microcircolo, in questo caso le alterazioni ECG possono anche precedere i sintomi o i segni ecocardiografici.

La diagnosi di alterata motilità (vedi Capitolo 6) si basa su due segni congiunti:

1. la riduzione dell'ispessimento sistolico;
2. la riduzione di cinetica in relazione al normale movimento di un segmento miocardico.

Dei due il primo segno è più specifico, dato che un'alterazione del movimento si ottiene anche per effetto del movimento del tessuto miocardico vicino (trascinamento).

In presenza di un segmento ipocinetico bisogna sempre chiedersi se il reperto è di nuova insorgenza o se è presente da molto tempo. La clinica e altre modificazioni ecocardiografiche ed ECG possono aiutare nella diagnosi differenziale.

Normalmente la parete libera del ventricolo sinistro (LV) si ispessisce più del 40% in sistole, mentre l'ispessimento del setto interventricolare è un po' minore.

Valutando il LV in parasternale asse lungo (PSLAX), parasternale asse corto (PSSAX) ai vari livelli dalla base all'apice, apicale 4 camere (A4C) e apicale 2 camere (A2C) è possibile costruire il WMSI assegnando a ognuno dei 16 segmenti il punteggio relativo (vedi Capitolo 6). Un WMSI>1,7 suggerisce un deficit di perfusione >20% e la possibilità di complicanze a meno che l'alterazione non sia reversibile con la terapia.

Da ricordare che le alterazioni di motilità parietale regionali (RWMA) non sono specifiche per l'ischemia, ma l'assenza di RWMA in un esame che permette una buona visualizzazione di tutte le pareti nelle varie proiezioni (PSLAX, PSSAX, A4C, A2C), permette in prima analisi di considerare poco probabile l'ischemia.

Ispezione generale della cinetica delle pareti e del setto

Il modo più rapido consiste nella valutazione di:

- parete antero-settale (discendente anteriore) e posteriore (circonflessa e coronaria destra vicino all'apice) in PSLAX o apicale 3 camere (A3C);
- parete settale (discendente anteriore e coronaria destra alla base) e laterale (circonflessa) in A4C;
- parete inferiore (coronaria destra) e anteriore (discendente anteriore) in A2C.

Mediante la proiezione PSSAX si esplora, come corona circolare, tutto il LV e il ventricolo destro (RV) dalla base verso l'apice, quindi tutti e tre i territori di irrorazione dei tronchi coronarici (vedi Capitolo 6). Il dito indice posizionato nel centro del lume del LV aiuta nella valutazione della cinetica.

Infarto del miocardio

In corso di infarto transmurale un'area più o meno estesa del LV e talvolta del RV (vedi oltre) risulta acinetica (Fig. 12.1). La distribuzione dell'acinesia e dell'ipocinesia permette di conoscere quale tronco coronarico possa essere in gioco, anche se esistono consistenti variazioni nel contributo relativo dei tre tronchi coronarici maggiori.

L'alterazione di cinetica parietale persistente è indicativa di infarto e, al contrario, l'assenza di alterazioni cinetiche tende a escludere l'ischemia. La sensibilità dell'esame eco è molto alta, ma, d'altra parte, il valore predittivo positivo per infarto miocardico delle alterazioni regionali persistenti di motilità parietale (RWMA) è intorno al 30%, dato che anche l'angina instabile, l'ipotensione o l'ipossiemia-ischemia protratte (*stunned myocardium*, miocardio "stordito"), la miocardite e la contusione miocardia possono produrre queste alterazioni.

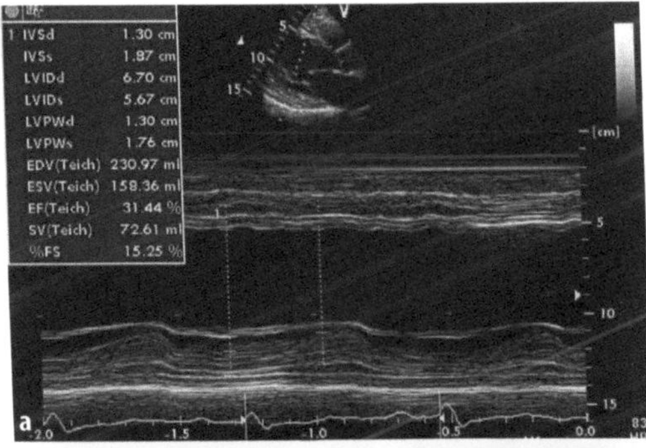

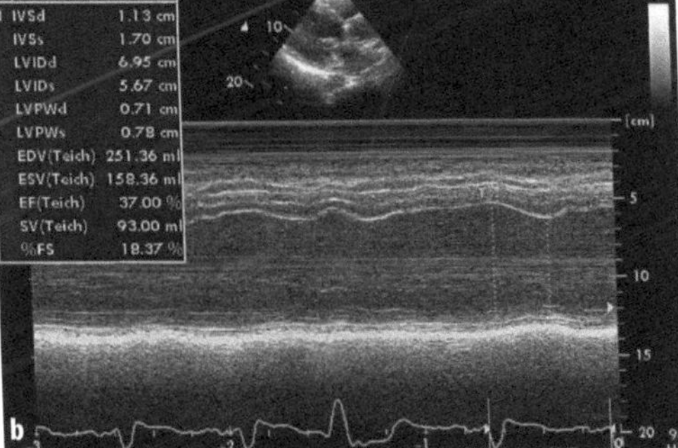

Fig. 12.1 a Infarto transmurale in fase acuta. M-mode da PSLAX che evidenzia acinesia del setto interventricolare (interessamento della discendente anteriore). **b** Infarto transmurale. M-mode da PSLAX che evidenzia acinesia della parete posteriore (circonflessa)

Anche la funzione diastolica risente immediatamente dell'ischemia e pertanto una ridotta velocità del rilasciamento del tessuto (Doppler tissutale, TDI) si accompagna o precede il deficit contrattile.

La ripercussione dell'infarto nella funzione sistolica globale (frazione d'eiezione, EF) è variabile, ed è in rapporto all'estensione e alla sede dell'infarto stesso. Aree estese di ipo-acinesia comportano una riduzione evidente della EF e il quadro clinico dello shock cardiogeno, con severa riduzione della gittata cardiaca, associato o meno a edema polmonare.

L'esame eco del polmone nell'infarto in fase acuta rivela comunque molto spesso edema interstiziale polmonare prima della eventuale comparsa di sintomatologia respiratoria o bassa saturazione arteriosa di ossigeno, SaO_2.

In terapia intensiva si verificano spesso le condizioni che precipitano l'ischemia in presenza di una perfusione coronarica regionale ai limiti. Sono infatti frequenti le variazioni acute della volemia e le alterazioni sia del preload che dell'afterload ventricolare, che si possono associare alla tachicardia e all'aumento del consumo di ossigeno miocardico da aumento di catecolamine endogene circolanti, inotropi e vasocostrittori. L'instaurarsi dell'ischemia in distretti non perfettamente perfusi diventa così molto facile, come avviene durante un test da sforzo o da provocazione farmacologica.

Le fasi più acute d'instabilità del paziente in terapia intensiva (TI) sono in effetti veri e propri test da sforzo che l'ecocardiografia (eco stress!) permette di studiare e seguire nel tempo.

Una fase particolarmente delicata in terapia intensiva è lo svezzamento dalla ventilazione meccanica: avviene spesso che il paziente non riesca a mantenere il lavoro respiratorio perché il ventricolo sinistro in ventilazione spontanea non risente più della diminuzione della pressione transmurale associata alla ventilazione meccanica e sopporta l'aumento delle catecolamine associato allo sforzo e anche l'acuto peggioramento della funzione diastolica, che si associa a elevate pressioni di riempimento. L'ecocardiografia, eseguita e ripetuta durante lo svezzamento permette di ottenere queste informazioni di funzione sistolica e diastolica e rappresenta una guida importante per la gestione del paziente (vedi Capitolo 24).

Spesso, in presenza di aree con ipo-acinesia ci si chiede se le alterazioni siano vecchie o di recente insorgenza.

Un infarto transmurale non recente (settimane o mesi prima) si presenta come un'area acinetica con assottigliamento di parete e con echi accentuati da fibrosi (cicatrice infartuale).

Complicanze dell'infarto

L'ecocardiografia è la tecnica fondamentale (classe I delle attuali raccomandazioni) per la diagnosi delle complicanze da infarto e per l'impostazione del trattamento.

Le complicanze sono più frequenti entro la prima settimana dall'insorgenza dell'infarto. Il trattamento trombolitico può evidenziare alcune complicanze in modo rapido.

Un nuovo soffio cardiaco è spesso rilevato all'ascoltazione.

La presenza di una buona o ottima funzione ventricolare sistolica sinistra in un malato grave con dispnea e/o segni di ridotta gittata deve subito far pensare a una complicanza meccanica dell'infarto. Lo *shunt* sinistro-destro da rottura del setto o l'insufficienza mitralica acuta causano infatti l'apparenza di un ottimo svuotamento e una sovrastima della funzione contrattile misurata con la frazione d'eiezione, dato che il ventricolo sinistro si scarica in una camera a bassa pressione.

Infarto del ventricolo destro

Si verifica nel 50% circa degli infarti della parete inferiore. Anche se è clinicamente apparente in una percentuale molto minore di casi. È in gioco un'occlusione della coronaria destra e la clinica evidenzia riduzione di gittata fino allo shock cardiogeno e scompenso destro con congestione venosa ed epatomegalia, ma polmoni "puliti" all'ascoltazione e alla radiografia. Un sopralivellamento del tratto ST (o anche il sottolivellamento) all'ECG, nelle derivazioni inferiori (D2, D3, AVF), impone di eseguire anche le derivazioni precordiali destre (V1r-V4r).

Se la pressione delle sezioni destre è molto aumentata si può verificare uno *shunt* destro-sinistro attraverso il forame ovale pervio e in questo caso si osserva ipossiemia resistente alla somministrazione di ossigeno.

L'esame transtoracico (TTE) evidenzia:

- dilatazione del ventricolo destro;
- alterazione della cinetica del setto a tipo "setto paradosso";
- alterazione cinetica della parete libera del RV;
- spesso insufficienza tricuspidalica.

Rottura della parete libera

In seguito alla rottura da stress meccanico della parete infartuata il sangue ad alta pressione invade lo spazio pericardico causando un tamponamento acuto rapidamente mortale. La riperfusione può favorire questa complicanza. Una rottura parziale può associarsi a un ematoma pericardico che impedisce un'estensione del versamento. In questi casi è indicato l'intervento chirurgico. L'aspetto eco può essere confuso con quello di una dilatazione aneurismatica. La soluzione di continuo della parete può non essere rilevata, ma un grave versamento pericardico con tamponamento è in genere presente.

Rottura del setto interventricolare

In rapporto al grado di *shunt* sinistro-destro si verifica rapidamente uno shock cardiogeno con congestione polmonare. Il setto in prossimità della rottura può mostrare un'alterazione della struttura. Nel sospetto, il color Doppler (CFM) aiuta molto con l'evidenza di un jet dall'interruzione della parete del setto verso il ventricolo destro. Nel sospetto clinico, avvalorato dalla distensione del ventricolo destro e dal soffio cardiaco, è opportuno studiare il setto in tutta la sua estensione utilizzando varie proiezioni, compresa la sottocostale.

Insufficienza mitralica acuta

L'insufficienza mitralica acuta può facilmente essere sottovalutata dato che il rapido aumento della pressione in atrio sinistro limita il rigurgito che può apparire più piccolo di quanto sia in realtà. In questo contesto la migliore valutazione dell'entità del rigurgito si può ottenere misurando l'ampiezza della parte iniziale ristretta del jet (*vena contracta*, vedi Capitolo 15).

1. La causa più frequente di rigurgito mitralico nel contesto dell'infarto è l'ischemia del papillare, che è più frequente negli infarti infero-posteriori anche poco estesi, e in questo caso è in causa il papillare postero-mediale. L'ischemia produce mancato rilasciamento del papillare che altera la funzione della parte posteriore della mitrale. L'ischemia del papillare è sospettata in presenza di acinesia inferiore e/o posteriore (interessamento della coronaria destra o della circonflessa). Si produce in genere

un'insuffcienza valvolare eccentrica con il jet rivolto posteriormente. La mobilità della parte posteriore della valvola può apparire limitata. La riperfusione modifica spesso il quadro in senso migliorativo.

2. Un'altra causa di insufficienza mitralica acuta è rappresentata dalla rottura del papillare. Si produce in questo caso un'insufficienza devastante con immediato shock cardiogeno ed edema polmonare. Solo il rapido intervento del cardiochirurgo può salvare questi pazienti. All'eco il papillare rotto può essere visualizzato fluttuante in ventricolo mentre l'estremità attaccata all'apparato valvolare si porta verso l'atrio in sistole. Un aspetto della valvola del tipo *flail leaflet* suggerisce la complicanza se non si visualizza la parte staccata del papillare.
3. Anche una dilatazione dell'anulus da disfunzione sistolica globale del LV porta a insufficienza mitralica. Il LV tende in questi casi ad assumere una forma più sferica. Coesiste un quadro di ridotta gittata e congestione polmonare, che può migliorare dopo la vasodilatazione.
4. Infine l'ostruzione acuta a livello del tratto di efflusso del LV si può associare con insufficienza mitralica. Si verifica una condizione ipercinetica compensatoria delle pareti posteriori e/o infero-laterali che produce l'ostruzione dinamica soprattutto se il setto basale risulta ispessito, come spesso avviene nei pazienti anziani ipertesi. Il beta blocco, la fluidoterapia e in alcuni casi la noradrenalina possono migliorare rapidamente il quadro.

Apical ballooning

Prima detta "Tako-Tsubo *cardiomyopathy*". È una dilatazione dell'apice associata a un'ipercinesia delle pareti basali del LV, descritta anche in associazione a quadri caratterizzati da alti livelli di catecolamine circolanti, come nello stress emozionale acuto o secondario a emorragia subaracnoidea.

Trombo intracavitario

Si produce per ristagno di sangue in corrispondenza di una parte di parete acinetica. Il ristagno di sangue può produrre un'immagine di ecocontrasto spontaneo a tipo "nebbia", più frequente in corrispondenza di aneurisma apicale.

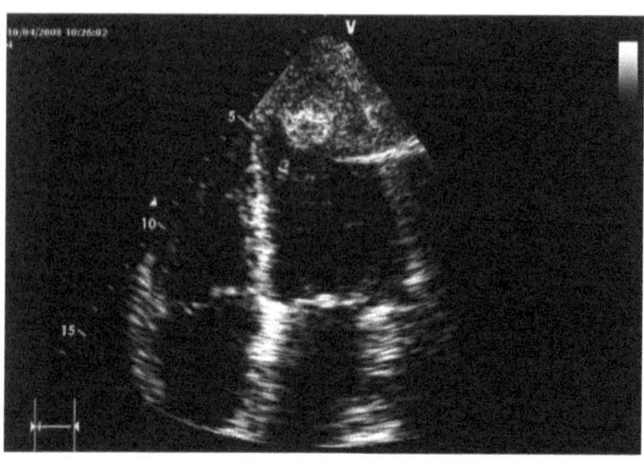

Fig. 12.2 Trombo intracavitario sferoidale a livello dell'apice del ventricolo sinistro in corrispondenza di parete acinetica

Il trombo, in genere con trama omogenea, può essere globulare (Fig. 12.2) o peduncolato. La diagnosi può non essere facile ed è grandemente avvalorata dalla presenza dell'acinesia parietale corrispondente.

Pericardite

È comune e più spesso non si associa a un versamento cospicuo. È in gioco un infarto transmurale che provoca l'essudazione infiammatoria.

Rimodellamento dopo infarto

Nel tempo, il cuore subisce un rimodellamento che avviene in funzione del nuovo quadro emodinamico in seguito all'insulto ischemico. Spesso, in seguito a necrosi estese, si delinea una dilatazione del ventricolo sinistro fino a una vera e propria miocardiopatia dilatativa, tale da far assumere al cuore una forma più sferica (diametri trasversale e longitudinale che si avvicinano). Anche l'atrio sinistro può aumentare di volume e il reperto ha importanza prognostica. Talvolta la dilatazione è prevalente a livello dell'apice che assume una forma aneurismatica. Si associa una disfunzione sistolica e/o diastolica più o meno marcata. L'insufficienza mitralica cronica è in relazione al rimodellamento e/o alla disfunzione papillare post-ischemica da retrazione; nel primo caso il jet da rigurgito è centrale, nel secondo è diretto posteriormente.

Letture consigliate

American Heart association (2002) Standardized myocardial segmentation and nomenclature for tomographic imaging of the heart. A statement for healthcare professionals from the cardiac imaging committee of the council on clinical cardiology of the American Heart Association. Circulation 105:539–542

White HD, Chew DP (2008) Acute myocardial infarction. Lancet 372:570–584

Wilansky S, Carlos AM, Lester SJ (2007) Complications of myocardial infarction. Crit Care Med 35:S348–S354

Cardiomiopatie 13

Punti chiave

Generalità

Il termine si riferisce ad alterazioni anatomo-funzionali del muscolo cardiaco, secondarie o meno a cause note. Le modificazioni indotte da valvulopatie non rappresentano cardiomiopatie. Si escludono anche le modificazioni anatomo-funzionali cardiache indotte dall'ipertensione e da malformazioni congenite.

Si differenziano forme dilatative, ipertrofiche e restrittive oltre ad alcune altre forme definite di recente, come la displasia aritmogena del ventricolo destro e la non compattazione ventricolare.

Cardiomiopatia dilatativa (Fig. 13.1)

Rappresenta la fase finale nell'evoluzione di molte affezioni cardiache oppure è una forma idiopatica. Il cuore, particolarmente il ventricolo sinistro, si presenta dilatato con pareti sottili e

A. Sarti, *Ecocardiografia per l'intensivista*.

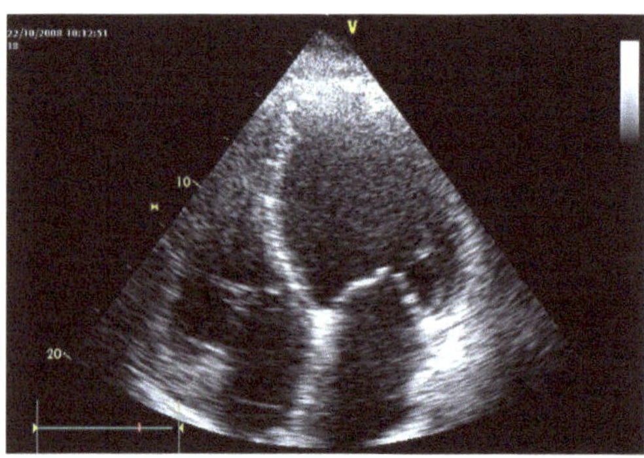

Fig. 13.1 A4C. Cardiopatia dilatativa

ipocinetiche. Si distinguono le forme post-ischemiche da quelle primitive a coronarie sane.

L'anamnesi può fornire indicazioni utili per stabilire la causa sottostante, ad esempio la storia di un precedente infarto, precedenti forme simili familiari, oppure l'abuso di alcool. La forma più comune è attualmente quella coronarica, nella quale alterazioni regionali di cinetica possono ancora essere riconoscibili nel quadro generale di ipocinesia del ventricolo sinistro. La cardiomiopatia dilatativa si complica frequentemente con aritmie, morte improvvisa e fenomeni trombo-embolici.

Lo studio della funzione sia sistolica che diastolica è essenziale. La frazione d'eiezione (EF) è correlata direttamente alla prognosi e alle complicanze ed è normalmente il parametro essenziale di riferimento per seguire l'andamento, per l'eventuale impianto di pace-maker, defibrillatore e terapia re-sincronizzante, quando sia presente anche un blocco di branca sinistra all'elettrocardiogramma (ECG), dato che la desincronizzazione della sistole peggiora notevolmente l'efficacia della contrazione.

I sintomi da aumento della pressione in atrio sinistro e nel circolo polmonare non sono sempre in relazione stretta alla EF. Si osservano nelle forme conclamate EF molto basse, del 30% o meno, anche se a riposo la gittata cardiaca è mantenuta, o solo poco ridotta, per il notevole aumento del volume tele-diastolico.

Lo sforzo o lo stress, spesso presente in terapia intensiva, rendono immediatamente rilevabile la mancanza di adeguamento dell'indice cardiaco e i sintomi da congestione polmonare.

Quando, oltre alla disfunzione sistolica, più o meno marcata, si associa la disfunzione diastolica la sintomatologia e le complicanze risultano rapidamente ingravescenti.

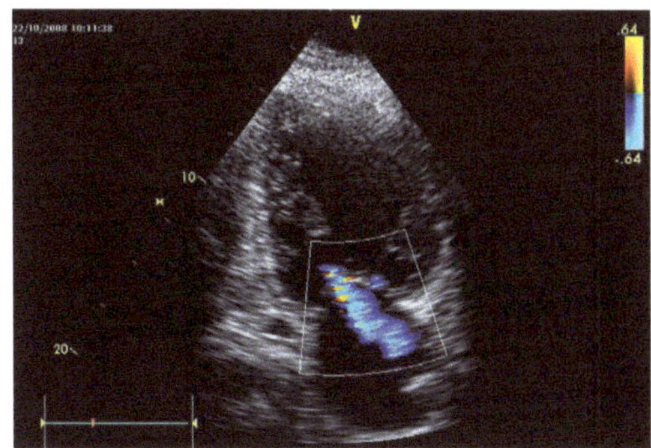

Fig. 13.2 A2C. Rigurgito mitralico da dilatazione dell'*anulus* nella cardiopatia dilatativa

Il quadro eco si caratterizza per:

- Dilatazione delle camere cardiache, particolarmente del ventricolo sinistro, con aumentato indice di sfericità (dimensione *long axis*/dimensione *short axis*), spesso vicino a 1 (>1,5 nel normale).
- Frequente insufficienza mitralica da dilatazione dell'anulus e mancata cooptazione dei bordi valvolari (Fig. 13.2).
- Distanza fra il lembo anteriore mitralico e il setto maggiore di 1 cm in parasternale asse lungo (PSLAX).
- Possibile insufficienza tricuspidalica; questa alterazione ha anche un valore prognostico: una velocità >3 m/s del jet di rigurgito si associa ad alta pressione polmonare e rischio di mortalità.
- Assottigliamento delle pareti del ventricolo sinistro (LV).
- Globale riduzione della cinetica del LV, con riduzione della EF.

Cardiomiopatia ipertrofica (Fig. 13.3)

È una forma normalmente genetica, non secondaria a ipertensione o stenosi aortica, caratterizzata da ipertrofia localizzata o diffusa del ventricolo sinistro. La cardiomiopatia ipertrofica può associarsi a ostruzione dinamica a livello del tratto di efflusso del ventricolo sinistro e in questo caso si definisce cardiomiopatia ipertrofica ostruttiva. La cardiomiopatia ipertrofica può associarsi a sintomi di angina, sincope, aritmie, scompenso e morte improvvisa.

Le caratteristiche eco sono le seguenti:

1. Ipertrofia. L'ipertrofia è in genere localizzata o prevalente a livello di una parte del LV, più spesso del setto (Fig. 13.3), che ha uno

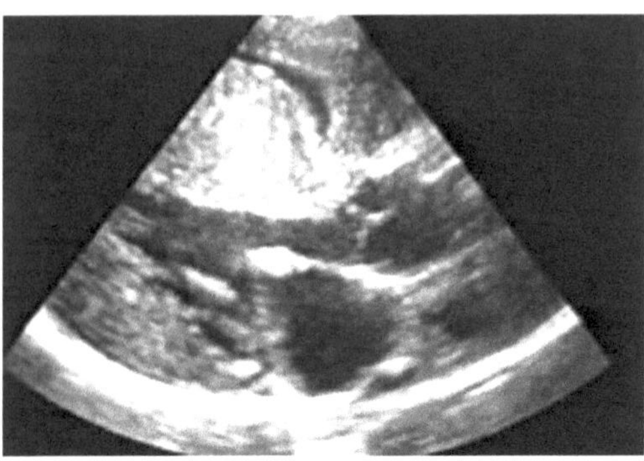

Fig. 13.3 PSLAX. Cardiopatia ipertrofica. Notevole ispessimento del setto interventricolare

spessore uguale o maggiore di 15 mm. Un setto con spessore >15 mm non è causato in genere dall'ipertensione (diagnosi differenziale). Il rapporto fra lo spessore del setto e quello della parete posteriore è in genere maggiore di 1,3/1,0 nelle proiezioni PSLAX e parasternale asse corto (PSSAX). Meno frequentemente l'ipertrofia è localizzata a livello della parete libera o dell'apice e talvolta l'ipertrofia è concentrica. Anche il ventricolo destro può essere affetto. L'entità dell'ipertrofia, che può superare i 30 mm di spessore, è correlata al rischio di morte improvvisa. Il cuore dell'atleta, in diagnosi differenziale, può avere ipertrofia del LV, ma:
- la struttura del miocardio appare normale;
- la diastole è sempre normale;
- l'ipertrofia non è molto marcata; non supera mai 20 mm di spessore parietale;
- l'ipertrofia è omogenea e non localizzata.

2. La cavità del LV risulta in genere ridotta, non rara la quasi completa obliterazione sistolica.
3. Movimento anteriore sistolico della mitrale (SAM). Si evidenzia lo spostamento della parte anteriore della mitrale verso il setto durante la sistole. Coesiste spesso un'alterazione della valvola o dell'apparato sottovalvolare, sebbene l'ostruzione sia creata anche dall'accelerazione del flusso nel tratto di efflusso per effetto Venturi. Anche se l'immagine 2D in PSLAX suggerisce il SAM è sempre bene rilevare in M-mode l'avvicinamento e poi il contatto del lembo anteriore mitralico con il setto, che tanto più dura, tanto più rivela l'entità del SAM (Fig. 13.4). Può coesistere insufficienza mitralica di vario grado. Il SAM può presentarsi anche nella cardiopatia ipertensiva, spesso evidenziabile dallo sforzo o dal test eco-dobutamina (vedi oltre).

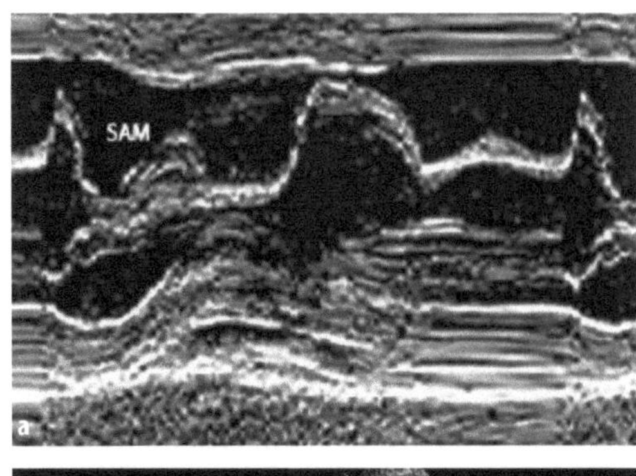

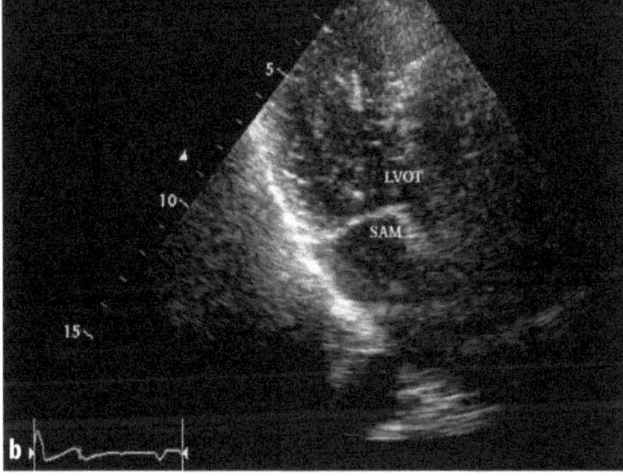

Fig. 13.4 **a** M-mode da PSLAX. *SAM*. **b** A3C. Evidenza di *SAM*. *LVOT*, tratto di efflusso del ventricolo sinistro

4. Gradiente dinamico di flusso e pressione all'interno del LV. È frequente nelle forme ipertrofiche gravi, ma può esistere anche in cuori apparentemente normali o con lieve ipertrofia settale. L'ostruzione all'efflusso è dinamica, cioè aumenta nel corso della sistole ed è determinata sia dall'aumentato spessore del setto che dal SAM. Con il Doppler continuo (CW) si evidenzia un picco tardivo di velocità (immagine a scimitarra) e si misura l'entità del gradiente. Con il Doppler pulsato (PW) si studia il gradiente a vari livelli all'interno del LV e lungo il tratto di efflusso, eseguendo una mappatura di flussi e localizzando con precisione la sede dell'ostruzione, che talvolta, in base alla tipologia dell'ipertrofia, è più evidente all'interno della cavità. Un gradiente severo può causare una precoce chiusura della valvola aortica in tele-sistole. Un gradiente intracavitario uguale o superiore ai 30 mmHg è molto significativo e ha implicazioni prognostiche. Il gradiente risente moltissimo delle condizioni istantanee di riempimento e contrattilità e,

anche se non rilevabile a riposo, può facilmente essere evidenziato da vari fattori che alterano il *preload* o l'*afterload*:
- sforzo;
- l'infusione di catecolamine;
- l'ipovolemia;
- anestesia spinale o peridurale;
- il trattamento vasodilatatore.

5. Alterazione diastolica. L'eventuale disfunzione diastolica non è sempre correlata al grado di ipertrofia. Il peggioramento del riempimento ventricolare provoca dilatazione dell'atrio sinistro e la comparsa di fibrillazione atriale. Nelle fasi avanzate il cuore può assottigliarsi e sfiancarsi realizzando infine il quadro di una cardiopatia dilatativa.
6. Insufficienza mitralica. È quasi sempre presente nelle forme con SAM e ostruzione dinamica all'efflusso. Il jet di rigurgito compare subito dopo il verificarsi dell'ostruzione ed è spesso eccentrico, in direzione postero-laterale.

Ostruzione dinamica all'efflusso in altre cardiopatie

È bene ricordare che l'ostruzione dinamica all'efflusso si può comunque presentare al di fuori della cardiomiopatia ipertrofica propriamente detta. Il diabete, la cardiopatia ipertensiva, la stenosi aortica e le cardiomiopatie restrittive si possono associare con l'ostruzione dinamica. L'ostruzione dinamica all'efflusso può comunque presentarsi anche in un cuore morfologicamente del tutto normale, se si associano ipercontrattilità e riduzione della cavità ventricolare.

L'ostruzione dinamica si può quindi presentare come fenomeno a sé stante, favorito dall'ipertrofia del setto basale con o senza dilatazione apicale e precipitato dall'ipovolemia, dalla vasodilatazione e dall'ipercontrattilità.

In sala operatoria, nel dipartimento d'emergenza e in terapia intensiva si verificano spesso queste condizioni favorenti e spesso è proprio in occasione di un intervento chirurgico o di una condizione acuta cardiocircolatoria che si fa diagnosi di ostruzione dinamica. Anche una lieve ipovolemia e la riduzione delle dimensioni del ventricolo sinistro possono evidenziare una tendenza latente all'ostruzione.

La diagnosi certa della condizione fisiopatologica è basata sull'ecocardiografia eseguita proprio durante l'instabilità emodinamica (SAM, picco tardivo dell'onda Doppler CW – Figura 13.5 – e gra-

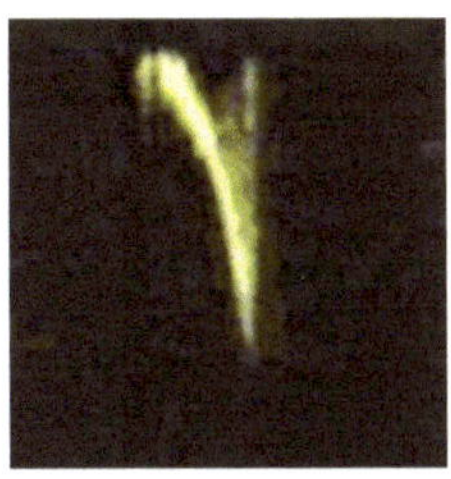

Fig. 13.5 A5C. CW con picco tradivo in presenza di ostruzione dinamica

diente sistolico nel tratto di efflusso). È quasi sempre ascoltabile lungo la parasternale un soffio sistolico espulsivo. L'ipotensione da ostruzione all'efflusso peggiora con la dobutamina e si risolve prontamente con il beta blocco (esmololo), l'infusione rapida di fluidi e i vasocostrittori puri (fenilefrina).

Tako-Tsubo

Cardiopatia descritta da non molto tempo, quasi sempre in rapporto a eventi di stress acuto. Si evidenzia ipo-acinesia dei segmenti apicali e/o medi del LV e il "*ballooning* apicale" cioè una dilatazione apicale associata all'ispessimento e ipercontrattilità del setto basale. Sono presenti anche recenti alterazioni ECG. È una forma descritta anche nelle giovani donne in condizioni di grave stress emozionale ed è associata all'iperincrezione di catecolamine, ma si può osservare anche nel corso di patologie neurologiche acute. Si pone spesso in diagnosi differenziale con eventi coronarici acuti.

Cardiomiopatia restrittiva (Figg. 13.6 e 13.7)

La caratteristica di queste forme è la rigidità delle pareti miocardiche del ventricolo sinistro, che provoca un'evidente disfunzione diastolica e l'ingrandimento dell'atrio sinistro. Sono forme che si associano spesso alla deposizione nel contesto del tessuto miocardico di varie sostanze d'accumulo, come nell'amiloidosi e nell'emocromatosi, o alla fibrosi.

Il cuore appare all'eco ispessito in toto, con dilatazione degli atri e talvolta con alterazione della trama del tessuto miocardico,

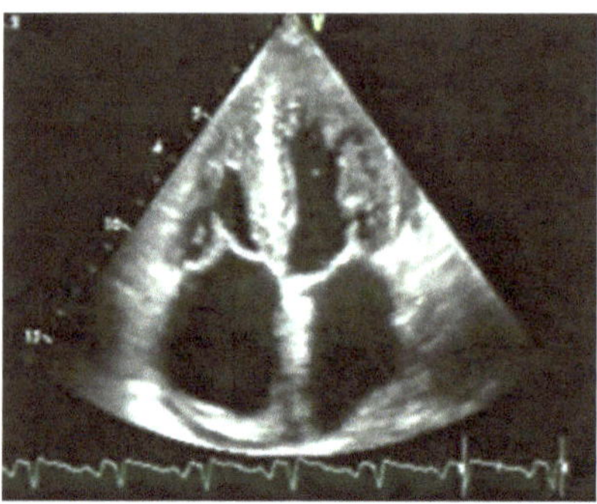

Fig. 13.6 A4C. Cardiopatia restrittiva (amiloidosi)

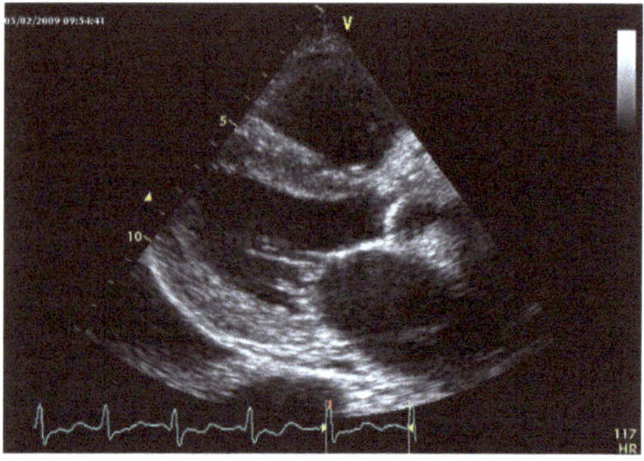

Fig. 13.7 PSLAX. Amiloidosi, ipertrofia concentrica e alterato segnale del miocardio

particolarmente nelle forme da amiloidosi. La funzione sistolica è in genere conservata, mentre è sempre evidente la disfunzione diastolica, caratterizzata da:

- alta velocità dell'onda E;
- ridotto tempo di decelerazione;
- alto rapprto E/A;
- alto rapporto E/Ea (o E/E_1) da elevate pressioni di riempimento.

L'alterazione della velocità di rilasciamento al Doppler tissutale (TDI) permette in genere la diagnosi differenziale con la pericardite costrittiva, che invece non dimostra alterazioni del rilasciamento tissutale (vedi Tabella 9.1).

Displasia aritmogena del ventricolo destro

È una forma di cardiomiopatia prevalentemente a carico del ventricolo destro (RV) anche se è riportato in letteratura l'interessamento del ventricolo sinistro. Il tessuto miocardico è sostituito in modo progressivo da grasso e fibrosi e perde pertanto la sua funzione e predispone a pericolose aritmie ipercinetiche. Sono spesso in causa gli adolescenti e i giovani adulti.

Le immagini eco possono mostrare dilatazione ventricolare destra o alterazione della trama del tessuto con aree iperecogene e microbolle. Il tratto di efflusso del RV appare dilatato molto spesso in PSSAX, oltre i 25 mm. Un diametro >30 mm ha un'alta sensibilità diagnostica. L'esame eco può però non rivelare alcuna anormalità e nel sospetto diagnostico (aritmie ingravescenti in giovane età) è bene ricorrere alla risonanza magnetica.

Non compattazione ventricolare

È riconosciuta più spesso nell'età giovanile ed è caratterizzata dal quadro eco di tessuto spugnoso e ispessito in genere a livello dell'apice o della regione postero-laterale. Può complicarsi con trombo-embolie e aritmie fino alla morte improvvisa.

Cardiomiopatia indotta dalla tachicardia

In seguito al protrarsi di tachicardia sopraventricolare o fibrillazione atriale ad alta frequenza ventricolare si osserva una dilatazione delle sezioni sinistre che può associarsi a disfunzione sistolica. In alcuni casi si osservano quadri veri e propri di *stunned myocardium* dopo alte e persistenti frequenze ventricolari, in genere reversibili. Anche i livelli di troponina si rivelano spesso alterati in questi episodi, rivelando microlesioni del tessuto miocardico.

Le alterazioni scompaiono o si riducono in modo netto con il controllo dell'aritmia, anche se alcune modificazioni di funzione possono persistere.

Letture consigliate

Feigenbaum H, Armstrong WF, Ryan T (2005) Feigenbaum's echocardiography. Lippincott Williams & Wilkins, Philadelphia

Oh JK, Steward JB, Tajik AJ (2007) The echo manual. Lippincott Williams & Wilkins, Philadelphia

Spedicato L, Zanuttini D, Nucifora G et al (2008) Transient left ventricular apical ballooning syndrome: a 4-year experience. J Cardiovasc Med 9:1–9

Umana E, Solares CA, Alpert MA (2003) Tachicardia-induced cardiomyopathy. Am J Med 114:51–55

14 Cuore polmonare e valutazione della pressione in arteria polmonare

Punti chiave

Cuore polmonare acuto
Cuore polmonare cronico
Valutazione della pressione polmonare

Cuore polmonare acuto (Fig. 14.1)

È l'alterazione del cuore destro secondaria a un acuto incremento della pressione in arteria polmonare e quindi dell'*afterload* del ventricolo destro. La causa più frequente è la tromboembolia venosa, anche se tutte le cause di ipertensione polmonare possono essere in gioco.

In terapia intensiva anche la sindrome da distress respitorio acuto (ARDS), la sepsi e la rottura acuta del setto come complicanza dell'infarto settale, si possono associare al cuore polmonare

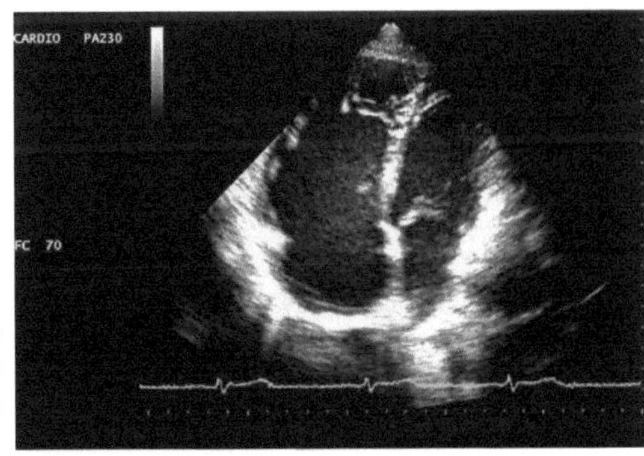

Fig. 14.1 A4C. Cuore polmonare acuto: evidente dilatazione del ventricolo destro

A. Sarti, *Ecocardiografia per l'intensivista*.

acuto. Nel corso dell'ARDS si può verificare un cuore polmonare acuto sia nelle prime fasi della sindrome, in genere in rapporto con il regime pressorio di ventilazione instaurato, che in una fase più tardiva. Nel primo caso la comparsa di cuore polmonare acuto peggiora la prognosi e impone la revisione del *setting* ventilatorio (vedi Capitolo 24). Nel secondo caso il cuore polmonare può risentire favorevolmente del trattamento corticosteroideo, protratto per 48–72 h.

La ventilazione meccanica peggiora la funzione del ventricolo destro per incremento dell'impedenza polmonare, in modo proporzionale alla pressione di plateau (PP), e rende più evidente un sovraccarico di pressione polmonare da altra causa. In aggiunta, l'utilizzo di una pressione di fine espirazione (PEEP) aumenta ulteriormente le resistenze polmonari. Il mantenimento di un volume corrente limitato, 6 ml/kg di peso corretto, è associato, oggi, a una minore incidenza di cuore polmonare in corso di ARDS (vedi Capitolo 24). Pertanto se la ventilazione a pressione positiva è indispensabile, in corso di cuore polmonare, è opportuno:

1. Mantenere un volume corrente limitato, con frequenza respiratoria sufficiente a impedire una marcata ipercapnia e acidosi.
2. Mantenere una PEEP più bassa possibile, agendo sulla FiO_2 per evitare l'ipossiemia.
3. Monitorare la funzione ventricolare e la pressione polmonare con l'ecocardiografia.

Nella Tabella 14.1 sono riportate alcune cause di incremento della pressione polmonare in terapia intensiva.

Spesso è proprio l'inizio della ventilazione meccanica che scompensa acutamente un ventricolo destro con funzione sistolica ai limiti, ad esempio per broncopneumopatia cronica ostruttiva (BPCO), sepsi, aterosclerosi della coronaria destra o infarto.

Tabella 14.1 Cause di incremento acuto della pressione polmonare in terapia intensiva (TI)

1.	Ventilazione a pressione positiva, pressione di plateau (PP)
2.	Pressione di fine espirazione (PEEP)
3.	Iperinflazione (autoPEEP)
4.	Svezzamento da ventilazione a pressione positiva
5.	Tosse e disadattamento dal ventilatore
6.	Ipossiemia
7.	Ipercapnia
8.	Acidosi metabolica
9.	Vasocostrittori
10.	Dolore e stress

Il ventricolo destro non sopporta il carico di pressione e si dilata, schiacciando il ventricolo sinistro. In parasternale asse corto (PSSAX) il ventricolo destro (RV) dilatato comprime il ventricolo sinistro (LV), appiattendo il setto e dando al LV una configurazione a "D" (Fig. 14.2). Quando si rileva questa immagine a "D" è certo l'incremento della pressione polmonare.

È molto utile non omettere la proiezione sottocostale, che offre in genere buone immagini delle sezioni destre e la rilevazione dei flussi al Doppler.

Il rapporto fra l'area telediastolica ventricolare destra e quella sinistra (RVEDA/LVEDA) in apicale 4 camere (A4C) passa da un valore <0,6, normale, fino a un valore di 1 o superiore (vedi Fig. 7.1).

L'embolia polmonare emodinamicamente importante si associa sempre a un valore RVEDA/LVEDA maggiore di 0,7.

Si può osservare un'evidente riduzione di cinetica della parete libera del RV con funzione contrattile apicale conservata (segno di McConnell).

La diagnosi ecocardiografica di embolia polmonare è tuttavia certa solo se si evidenzia il materiale trombo-embolico nel tratto di efflusso del ventricolo destro o nell'arteria polmonare. L'apparenza eco di questo materiale è quella di masse mobili di forma variabile, a volte serpiginosa.

Se non coesiste un precedente aumento della pressione polmonare (es. BPCO) non si rileva ipertrofia della parete libera, tipica del cuore polmonare cronico.

I segni indiretti, cioè la dilatazione del ventricolo destro con insufficienza tricuspidale ad alta velocità e abnorme movimento del setto consentono tuttavia di avvalorare il sospetto clinico di embolia polmonare (fase postoperatoria, neoplasie, allettamento, condizioni di rischio per trombosi venosa profonda, D-dimero

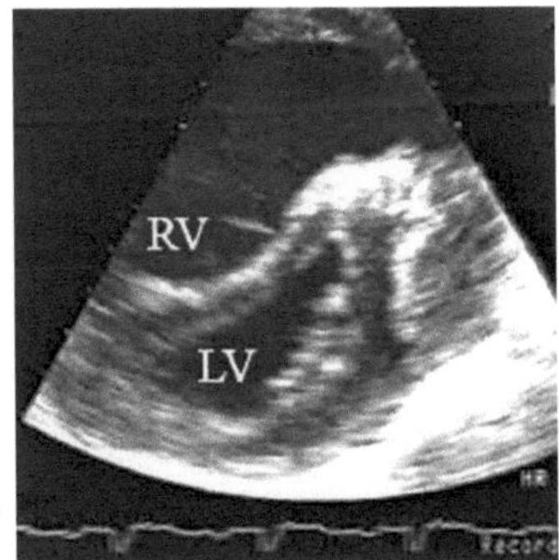

Fig. 14.2 PSSAX. Spostamento del setto verso la cavità ventricolare sinistra (*LV*) (aspetto a "D" del ventricolo sinistro). *RV*, ventricolo destro

elevato) e può autorizzare al trattamento trombolitico se non c'è modo di verificare la diagnosi con l'angioTAC, perché, ad esempio, il paziente non è trasportabile per grave instabilità emodinamica (vedi Capitolo 24 e Tabella 24.6).

Riassumendo i segni eco di cuore polmonare acuto comprendono:

1. Dilatazione del ventricolo destro, RVEDA/LVEDA>0,7.
2. Ipertensione polmonare sistolica, stimabile mediante il rigurgito tricuspidalico.
3. Dilatazione dell'arteria polmonare (diametro>22 mm), con ridotta motilità (<20% in M-mode) sistolica, esaminabile in proiezione soprasternale.
4. Rigurgito tricuspidalico, spesso di grado medio-elevato, con valvola morfologicamente normale.
5. Rigurgito della valvola polmonare.
6. Ipocinesia del ventricolo destro, globale o con mantenimento della cinetica apicale (segno di McConnell). Il segno non è costante; il meccanismo può essere in relazione alla cinetica del LV che potrebbe "trascinare" la parte apicale del RV.
7. Setto paradosso, cioè spostamento del setto verso la cavità destra invece che verso la sinistra in sistole (discinesia settale, documentabile bene in M-mode in PSLAX o PSSAX).
8. Presenza di materiale trombotico *in transit* nelle sezioni destre o in arteria polmonare (segno certo di embolizzazione, ma di non frequente riscontro).

Cuore polmonare cronico (Fig. 14.3)

L'incremento mantenuto della pressione in arteria polmonare provoca sia la dilatazione che l'ipertrofia del ventricolo destro, che,

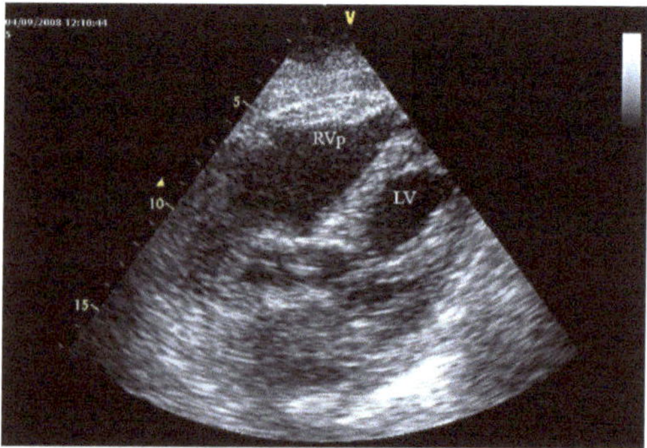

Fig. 14.3 Sottocostale. Cuore polmonare cronico; evidenza di ipertrofia della parete (*RVp*) e dilatazione del ventricolo destro, con il setto che tende a spostarsi verso il ventricolo sinistro (*LV*)

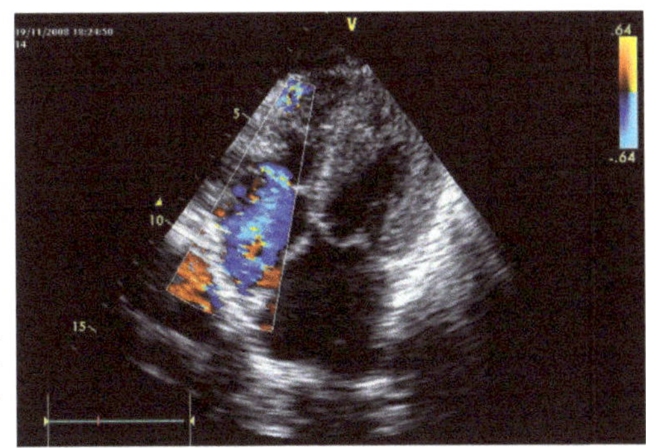

Fig. 14.4 Sottocostale. Evidente rigurgito tricuspidalico color Doppler (CFM)

oltre che ispessito (>0,5 cm), tende a guadagnare l'apice, normalmente interessato da miocardio appartenente al solo ventricolo sinistro. Il RV si dilata e acquista una forma più sferica, occupando una parte maggiore dell'intera silouette cardiaca. Il setto è spianato (immagine a "D" in PSSAX del LV) a spese del ventricolo sinistro, che perde progressivamente la forma ellissoide e acquista in sezione un aspetto triangolare. Il setto si muove in modo paradosso, discinesia settale, e segue la cinetica del ventricolo destro, invece che quella del sinistro.

La causa di gran lunga più frequente di cuore polmonare cronico è la BPCO. In questi pazienti con torace disteso e alta capacità funzionale residua ottenere immagini eco è spesso difficile e spesso l'unica finestra acustica praticabile diventa quella sottocostale, che comunque permette una buona visualizzaione delle sezioni destre.

Coesiste quasi sempre insufficienza tricuspidalica (Fig. 14.4) e spesso polmonare.

L'eco del polmone, associato all'ecocardiogramma, permette di ottenere utili informazioni sulla struttura dell'organo (vedi Appendici 3 e 4).

Valutazione della pressione polmonare

La pressione polmonare sistolica normale non supera 30–35 mmHg.

- è lieve una ipertensione sistolica fino a 45 mmHg;
- moderata da 45 a 60 mmHg;
- grave se supera 60 mmHg.

L'ipertensione polmonare è causata più spesso dalla BPCO, anche se esiste la forma primitiva. Lo *shunt* sinistro-destro tipico di alcune malformazioni cardiache, come il difetto del setto interventricolare o del setto interatriale, si complica nel tempo con l'ipertensione del piccolo circolo.

In terapia intensiva è frequente, oltre all'ipertensione da BPCO (associata a ipertrofia del ventricolo destro) l'ipertensione polmonare acuta da:

1. embolizzazione polmonare;
2. insufficienza respiratoria acuta (danno acuto polmonare, ALI – ARDS).

La valutazione della pressione polmonare risulta molto utile non solo nell'inquadramento emodinamico, ma anche nello svezzamento dalla ventilazione meccanica. Spesso durante i tentativi di svezzamento è possibile osservare bruschi rialzi di pressione polmonare e disfunzione diastolica del LV, a causa di stress, fatica respiratoria, ipossiemia, ipercapnia e acidosi. Il contenimento di queste variazioni può facilitare lo svezzamento stesso.

L'ipertensione polmonare dipende solo da una patologia del polmone se il flusso transmitralico risulta normale e non evidenzia un pattern restrittivo.

Le immagini M-mode e 2D dimostrano:

- chiusura mesosistolica della valvola polmonare;
- sezioni destre dilatate (con ipertrofia ventricolare se l'alterazione è cronica);
- cavità del LV a forma di "D" in PSSAX per appiattimento del setto; l'appiattimento tende a essere limitato alla diastole nel sovraccarico di volume del RV e permane invece anche in sistole nel sovraccarico di pressione (ipertensione polmonare);
- in proiezione soprasternale si osserva la sezione circolare dell'arteria polmonare sotto l'arco aortico: le escursioni normali del calibro dell'arteria sono nella norma maggiori del 20%; una riduzione della variazione del calibro al di sotto del 20% o addirittura la mancanza di variazioni sistoliche del diametro in M-mode sono un segno d'ipertensione polmonare.

Misura della pressione polmonare sistolica (PAPs)

Per la misura è necessario rilevare un jet di rigurgito tricuspidalico, che è presente nella maggior parte dei soggetti sani ed è in genere molto evidente in presenza di ipertensione del piccolo circolo.

Quando la tricuspide si chiude, e la valvola polmonare si apre, le pressioni ventricolare destra e polmonare si equilibrano (in assenza di stenosi valvolare) e pertanto il gradiente massimo del jet di rigurgito tricuspidalico ricavato dal Doppler continuo (CW) (v) (Fig. 14.5) sommato alla pressione in atrio destro (RAP), equivale alla pressione polmonare sistolica; la misura, in base all'equazione di Bernoulli, è:

$$PAPs=4\times v^2+RAP$$

Nella formula v sta per picco di velocità CW del rigurgito, cioè la massima estensione del gradiente di velocità del rigurgito, in basso rispetto alla linea di base, misurato in A4C. Il picco di velocità normale varia da 1,7 a 2,3 m/s. Il picco può ridursi se la pressione in atrio destro è molto elevata, ad esempio in corso di infarto del ventricolo destro. La RAP, tramite la pressione venosa centrale (PVC), è monitorata in tutti i pazienti in terapia intensiva ed è quindi facilmente disponibile; altrimenti si stima la RAP in base alle dimensioni e variazioni respiratorie della vena cava inferiore (vedi Tabella 11.1).

Se non è facile ottenere il jet di rigurgito con il CW è possibile utilizzare soluzione salina agitata per aumentare il segnale Doppler. Allo scopo si mescolano 9 ml di soluzione fisiologica con 1 ml di aria e si "agita" il contenuto della siringa spingendo e tirando lo stantuffo; la rapida iniezione della soluzione in una vena, preferibilmente centrale, produce il "contrasto" eco.

È da ricordare che il jet di rigurgito varia con la ventilazione, sia spontanea che meccanica. Pertanto è necessario ripetere la misura e fare la media oppure chiedere al paziente collaborante di trattenere il respiro a fine espirazione.

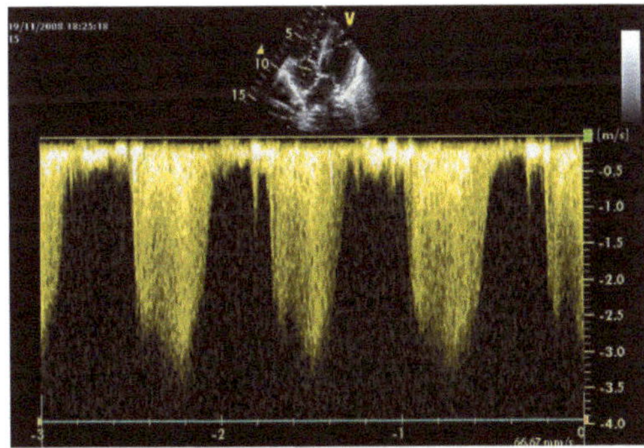

Fig. 14.5 Sottocostale. CW di rigurgito tricuspidalico rilevante

Misura della pressione polmonare diastolica

In diastole il rigurgito della valvola polmonare riflette il gradiente di pressione fra arteria polmonare e ventricolo e atrio destri (tricuspide aperta).

In presenza di un jet di rigurgito polmonare, presente in oltre l'80% di tutti i soggetti, è possibile misurare la pressione polmonare a fine diastole (PADP) secondo principi simili a quelli sopra riportati. La misura è data dall'equazione:

$$PADP=4\times v^2+RAP$$

Stima della pressione polmonare media

Il flusso Doppler pulsato (PW) nel tratto di efflusso del ventricolo destro (RVOT) in PSSAX ha forma triangolare con il picco che tende a essere più precoce nell'ipertensione polmonare. In base al tempo di accelerazione del flusso (AcT, tempo sull'asse x dall'inizio del flusso fino al raggiungimento del picco) nel RVOT si ricava mediante equazioni di regressione la pressione polmonare media (MPAP):

$$MPAP=79-0{,}45\times AcT$$

L'AcT è normale è ≥120 m/s; in presenza di ipertensione polmonare il tempo si riduce.

Nella pratica spesso si approssima l'equazione sopra riportata con:

$$MPAP=80-(AcT/2)$$

Da considerare che l'AcT dipende dal'eiezione sistolica del RV e dalla frequenza cardiaca. Con un aumento del volume di eiezione destro, ad esempio nel difetto interventricolare, l'AcT può essere normale anche in presenza di ipertensione polmonare. Con frequenze molto basse (<60) o alte (>100) l'AcT dovrebe essere corretto per la frequenza.

Resistenze vascolari polmonari (PVR)

Sempre con metodiche Doppler è possibile la misura delle PVR con una formula semplificata che richiede il picco di velocità del rigurgito tricuspidalico (TVR, in A4C, CW) e l'integrale delle velocità del flusso nel RVOT (TVI, in PSSAX, PW):

$$PVR=10\times(TVR/TVI)+0,16$$

Un rapporto TVR/TVI di 0,2 corrisponde a una PVR> 2 unità Wood.

Letture consigliate

Jardin F, Vieillard-Baron A (2005) Monitoring of right-sided heart function. Curr Op Crit Care 11:271–279

McLean AS (2007) A new index based on right ventricular diameter and tricuspid anular tissue doppler velocity parameter to predict the presence of pulmonary hypertension. Eur J Echocardiogr 8:128–136

Vieillard-Baron A (2002) Echo-Doppler demonstration of acute cor pulmonale at the bedside in the medical intensive care unit. Am J Resp Crit Care Med 166:1310–1319

Valvola mitralica 15

Punti chiave

Generalità
Prolasso mitralico
Patologia valvolare reumatica
Calcificazione anulare
Stenosi valvolare
Insufficienza valvolare

Nota: I principi di valutazione della funzione delle valvole cardiache sono riportati nei trattati generali di ecocardiografia. In questo capitolo e nei due seguenti si farà riferimento solo agli aspetti essenziali della fisiologia e fisiopatologia valvolare. Per lo studio sistematico dell'equazione di Bernoulli per la stima dei gradienti istantanei e medi e i concetti di continuità e discontinuità per lo studio dei volumi, dei flussi, dei rigurgiti e delle aree valvolari è necessario fare riferimento alle letture consigliate alla fine dei capitoli.

Generalità

La valvola mitrale è costituita da due foglietti semicircolari, l'anteriore più grande del posteriore, in continuità con le corde tendinee, che fissano le cuspidi valvolari alla parete libera del ventricolo sinistro (LV). Ognuno dei due foglietti comprende tre segmenti, o *scallops*. La mitrale è visualizzata in tante diverse proiezioni. In parasternale asse corto (PSSAX) la valvola è vista in sezione "dall'alto" (muso di tinca) e sono riconoscibili i 3 *scallops* anteriori (A), superiormente nell'immagine, e i 3 posteriori (P), al di sotto (vedi Figure 4.10 e 15.1), numerati per convenzione da destra verso sinistra nel display (A1, A2, A3 e P1, P2, P3). Le varie parti della valvola sono visibili anche nelle proiezioni

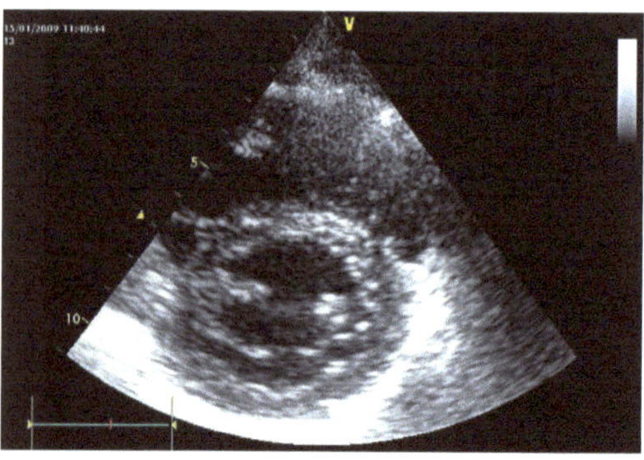

Fig. 15.1 PSSAX. Muso di tinca della mitrale. Delimitazione dei lembi valvolari all'interno della cavità ventricolare

apicali, ruotando dalla apicale 4 camere (A4C) alla apicale 2 camere (A2C) e alla apicale 3 camere (A3C). L'anulus normale ha un diametro al di sotto dei 3,5 cm. In parasternale asse lungo (PSLAX) si studia bene anche l'apparato sottovalvolare.

Normalmente lo spessore della valvola non supera i 4 mm e la struttura appare omogenea, con ampi movimenti di apertura e chiusura.

La motilità della valvola appare ridotta:

- nella stenosi valvolare, che manifesta ispessimento e marcate alterazioni proprie della valvola;
- nell'ipovolemia e nei quadri di bassa gittata, in base al ridotto flusso transvalvolare, con valvola morfologicamente normale.

Il movimento in M-mode ricavato dalla PSLAX manifesta la motilità valvolare nelle varie fasi diastoliche e la rima di chiusura sistolica (vedi Figura 2.3). La valutazione M-mode è particolarmente utile per studiare la motilità, l'eventuale prolasso valvolare e il movimento anteriore sistolico della mitrale (SAM).

Lo studio Doppler pulsato (PW) del flusso transimtralico diastolico (onde E e, se il ritmo è sinusale, onda A) (vedi Figura 2.8) si esegue in A4C posizionando il volume campione appena oltre l'estremità delle cuspidi. L'insufficienza valvolare si studia con il PW (Doppler continuo, CW, se la velocità è elevata) dopo la visualizzazione con il color del jet di rigurgito. Un piccolo jet di rigurgito al color Doppler (CFM) è spesso visualizzabile nei soggetti normali con i moderni apparecchi.

Prolasso mitralico (Fig. 15.2)

È una degenerazione mixomatosa della cuspide valvolare che appare ridondante, ispessita (>5 mm) e con scarsa tenuta, spostan-

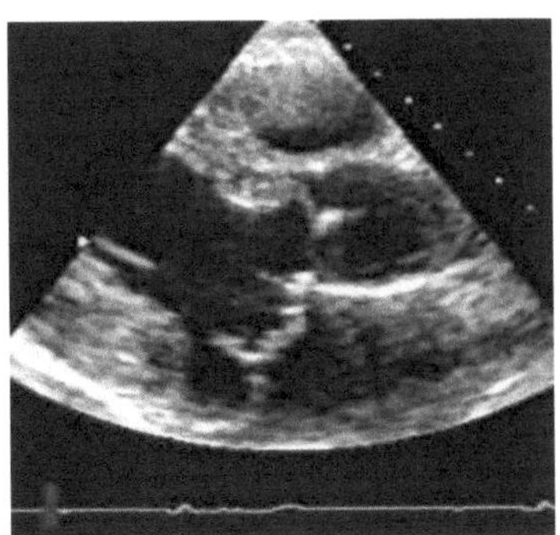

Fig. 15.2 PSLAX. Prolasso mitralico. Da notare lo spostamento in atrio dei lembi valvolari in sistole

dosi in sistole verso l'atrio oltre il piano dell'anulus. L'anomalia è talvolta associata a patologie del collagene, come le sindromi di Marfan e di Ehlers-Danlos. La parte posteriore della valvola è più spesso affetta, particolarmente lo *scallop* P2. Il prolasso di una cuspide provoca un jet di rigurgito eccentrico, diretto verso la cuspide normale.

La diagnosi eco pertanto comprende:

- lo spostamento sistolico di 3 mm o più di uno o dei due foglietti sotto il piano anulare, in PSLAX;
- apposizione della commissura valvolare al di sotto del piano anulare in A4C.

Patologia valvolare reumatica

È oggi meno frequente, ma è ancora presente nella popolazione anziana e nei soggetti provenienti dai paesi in sviluppo. È caratterizzata da un processo infiammatorio che nel tempo produce stenosi, insufficienza o entrambi. Le cuspidi valvolari possono apparire alterate e fuse insieme (aspetto a bastone da hockey) (Fig. 15.3).

Calcificazione anulare

Processo degenerativo tipico dei soggetti anziani. L'anulus con calcificazione produce un aumento significativo dell'ecogenicità, con possibile estensione alla valvola. Se la valvola non è interessata non ci sono in genere grosse conseguenze funzionali.

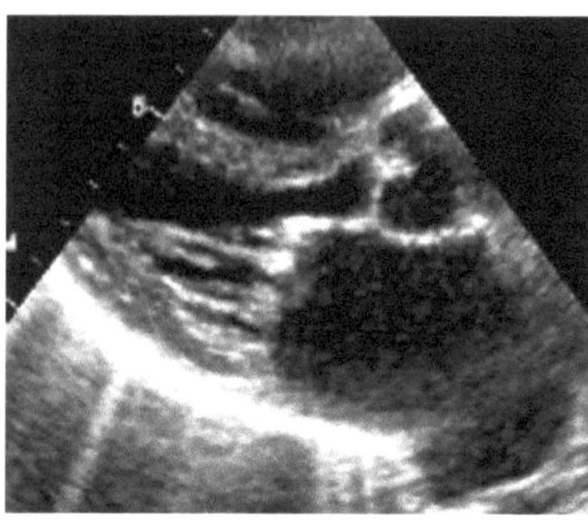

Fig. 15.3 PSLAX. Stenosi mitralica. I lembi si presentano notevolmente ispessiti e iperecogeni. L'atrio sinistro è chiaramente ingrandito

Stenosi valvolare

La valvola si presenta ispessita, iperecogena e con movimenti ridotti. I segni indiretti comprendono l'ingrandimento atriale sinistro, l'aumento della pressione polmonare e alterazioni della funzione del ventricolo destro (RV).

L'area valvolare può essere misurata in PSSAX, tracciando con il cursore la superficie massima dell'orifizio in diastole.

- L'area normale è attorno ai 5 cm^2.
- È sicuramente stenotica una valvola con area <2 cm^2.
- Una stenosi severa ha un'area valvolare <1 cm^2.

La patogenesi prevalente è quella reumatica, seguita dalla degenerazione calcifica.

Una stenosi severa comporta un elevato gradiente fra l'atrio e il ventricolo. Il tempo necessario perché si riduca del 50% la pressione stimata con il CW in A4C (*pressure half time*, PHT) permette la stima dell'area valvolare:

$$\text{Area (cm}^2\text{)}=220/\text{PHT (ms)}.$$

Sempre con il CW è possibile stimare il gradiente medio, rilevato direttamente dall'accelerazione del flusso dagli apparecchi per ecocardiografia:

- gradiente>10 mmHg=stenosi severa;
- gradiente fra 5 e 10 mmHg=stenosi moderata;
- gradiente<5 mmHg=stenosi lieve.

Insufficienza valvolare

Il rigurgito valvolare è facilmente visualizzabile con il CFM sia in PSLAX che in A4C e sottocostale. Nelle proiezioni apicali il flusso di rigurgito è in genere in linea con il fascio di ultrasuoni (US), allontanandosi dalla sonda e quindi di colore blu (Fig. 15.4). Una volta definita la presenza del jet di rigurgito è necessario stabilire l'entità del rigurgito, ricavare informazioni sulla possibile causa e stabilire se la funzione del LV è conservata.

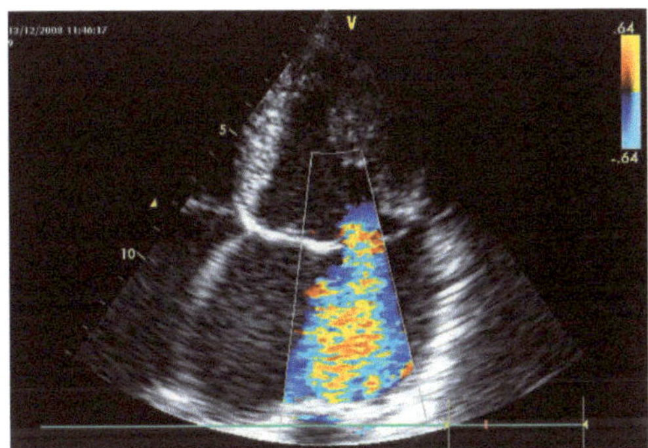

Fig. 15.4 A4C. Rigurgito mitralico rilevante. Il jet di rigurgito arriva al tetto dell'atrio e si intravede il flusso di rigurgito anche nella sezione di una vena polmonare

Entità del rigurgito

Il volume del jet in CFM dà già un'idea del flusso diretto in atrio. Il jet ha spesso forma fusiforme e in presenza di un'insufficienza severa può raggiungere il tetto dell'atrio sinistro e lo sbocco delle vene polmonari in A4C. I jet eccentrici appaiono spesso limitati perché raggiungono subito la parete; la mancata estensione del jet eccentrico comporta una sottostima del rigurgito (effetto Coanda).

Vena contracta (Fig. 15.5)

La parte più ristretta del jet, appena oltre l'orifizio incontinente, è definita *vena contracta*. L'ampiezza, cioè il diametro, della *vena contracta* è correlata all'entità del rigurgito. È possibile stimare l'ampiezza della *vena contracta* in A4C o A2C, ma spesso così si sovrastima il diametro. La stima migliore si ottiene in PSLAX:

- un diametro <3 mm rivela una lieve insufficienza;

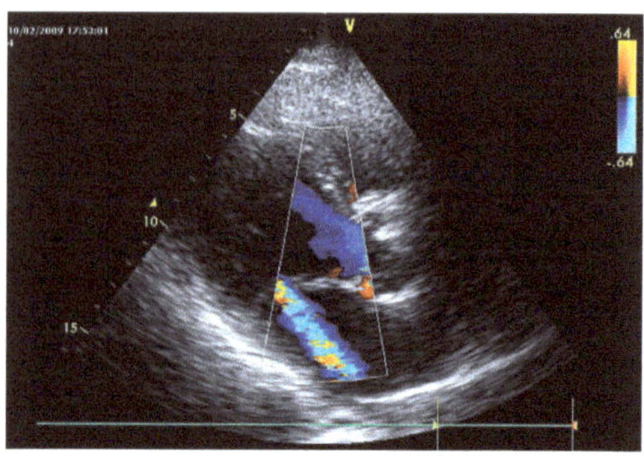

Fig. 15.5 PSLAX. Rigurgito mitralico. *Vena contracta*

- un diametro>7 mm definisce un'insufficienza grave;
- fra 3 e 7 mm si stima un'insufficienza moderata.

È bene attivare sempre lo zoom per ingrandire il jet e fare misure più precise. La stima della gravità mediante il diametro della *vena contracta* è di facile applicazione e permette in poco tempo la valutazione dell'insufficienza anche nelle forme acute di insufficienza valvolare.

Le misure quantitative, come l'area dell'orifizio rigurgitante, il volume di rigurgito, la percentuale di rigurgito e il PISA (*proximal isovelocity surface area*) non si usano frequentemente in terapia intensiva e non sono qui riportate, anche se i moderni apparecchi eco guidano con software specifici queste applicazioni. Per queste metodiche è opportuno fare riferimento alle letture consigliate alla fine del capitolo.

Doppler continuo (CW) e Doppler pulsato (PW)

Come per ogni reperto ecocardiografico è bene vedere il jet in varie proiezioni e poi studiare il flusso con il CW (Fig. 15.6) al di sotto della commissura valvolare, posizionando il cursore in linea con il punto più ristretto del jet iniziale, immediatamente al di sotto della apposizione cuspidale (*vena contracta*). Un rigurgito severo causa in CW un segnale denso, di forma arrotondata o triangolare con picco precoce e la durata del jet si protrae per tutta la sistole. L'area del jet al CFM può superare 8 cm^2 nelle forme gravi.

Con il PW si valuta poi in A4C il flusso anterogrado da atrio in ventricolo: l'aumento della pressione in atrio sinistro, causata

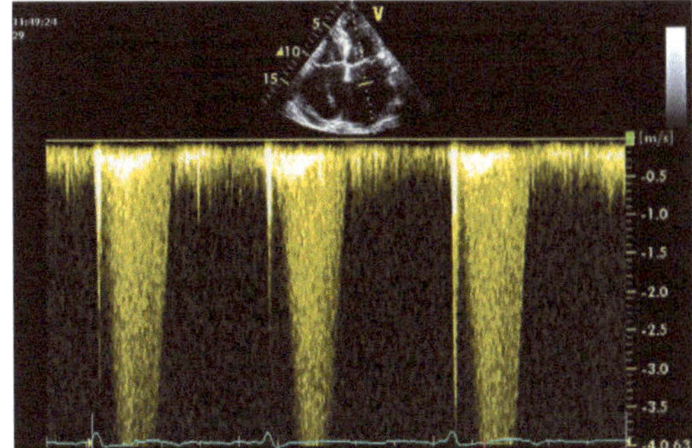

Fig. 15.6 A4C. Insufficienza mitralica massiva. CW di rigurgito mitralico ad alta velocità

da un'insufficienza severa, si riflette in un'onda E accentuata, con picco>120 cm/s. Al contrario un'onda A>E suggerisce un rigurgito lieve o moderato.

Si sposta poi il volume campione all'interno di una vena polmonare appena prima (1 cm) dello sbocco in atrio: un rigurgito severo non solo può arrivare nel lume venoso, ma limita o taglia del tutto il flusso di riempimento atriale in sistole.

Alterazioni valvolari

La patologia reumatica provoca le alterazioni valvolari già descritte.

Una valvola *flail*, che si sposta cioè in atrio sotto il piano anulare, suggerisce:

- una complicazione del prolasso;
- l'ischemia papillare;
- un'endocardite.

Più raramente è in causa un trauma. La rottura del papillare o di corde tendinee come complicanza dell'infarto o in corso di endocardite provoca un'ampia oscillazione della cuspide in atrio in sistole. L'insufficienza da dilatazione dell'anulus e mancata apposizione delle cuspidi è associata a un aumento di volume del LV.

L'endocardite si associa a vegetazioni e alterazioni morfologiche valvolari. L'ischemia, come causa d'insufficienza, si associa ad alterazioni di cinetica regionali e rimodellamento cardiaco.

L'ecocardiografia transesofagea (TEE) è senz'altro superiore nella visualizzazione accurata della morfologia valvolare.

Funzione del LV

In presenza di un'importante insufficienza mitralica la gittata cardiaca può essere mantenuta solo da un aumento del volume sistolico e/o da un aumento della frequenza cardiaca. Il LV si dilata nel tempo nelle forme severe e una parte significativa del volume di svuotamento finisce in atrio sinistro, cioè in una camera a bassa pressione. Pertanto la frazione d'eiezione, EF, sovrastima la funzione sistolica di pompa nell'insufficienza mitralica. In presenza di insufficienza importante solo un EF>60% riflette una "normale" funzione sistolica di pompa. Anche l'atrio sinistro s'ingrandisce nell'insufficienza importante.

Insufficienza mitralica acuta

Il quadro clinico è quello di edema polmonare e/o shock cardiogeno nel contesto dell'infarto o dell'endocardite, ma anche il prolasso può complicarsi con un'insufficienza acuta importante. Il quadro eco differisce da quello dell'insufficienza cronica, dato che i meccanismi di compenso non sono ancora in gioco. Il LV presenta un'ottima EF. Un ventricolo sinistro che si svuota bene in un paziente grave suggerisce un'insufficienza mitralica (o la caduta delle resistenze periferiche, tipica della sepsi).

L'ampiezza della *vena contracta* è in questo caso il metodo migliore e più rapido per stabilire l'entità del rigurgito.

Letture consigliate

Feigenbaum H, Armstrong WF, Ryan T (2005) Feigenbaum's echocardiography. Lippincott Williams & Wilkins, Philadelphia

Oh JK, Steward JB, Tajik AJ (2007) The echo manual. Lippincott Williams & Wilkins, Philadelphia

Valvola aortica 16

Punti chiave

Morfologia
Doppler
Sclerosi aortica
Aorta bicuspide
Stenosi aortica
Stenosi aortica sottovalvolare
Stenosi aortica sopravalvolare
Insufficienza aortica

Morfologia

La valvola è visualizzabile in tante proiezioni: parasternale asse corto (PSSAX), parasternale asse lungo (PSLAX) (Fig. 16.1), apicale 5 camere (A5C) e sottocostali. Le tre cuspidi aortiche prendono il nome dalle arterie coronarie che originano dai seni di Valsalva. In PSSAX la valvola è visualizzata in sezione circolare "dall'alto" e forma in diastole l'aspetto del simbolo della Mercedes-Benz (Fig. 16.1):

- la cuspide vicina al tratto di efflusso del ventricolo destro (RV) (dalle ore 9.00 alle 2.00 circa del quadrante) è la coronarica destra;
- sulla destra più in basso nel display (dalle ore 2.00 alle ore 6.00 circa) appare la coronarica sinistra;
- in basso a sinistra, al di sotto della coronarica destra (dalle ore 6.00 alle 9.00), la non coronarica.

La presenza delle tre cuspidi permette di escludere l'aorta bicuspide.

In PSLAX (Fig. 16.2) si vede il tratto di efflusso del ventricolo sinistro (LV), le cuspidi coronarica destra (sopra nell'immagine) e la non coronarica (sotto), l'apertura valvolare, il bulbo

A. Sarti, *Ecocardiografia per l'intensivista*.

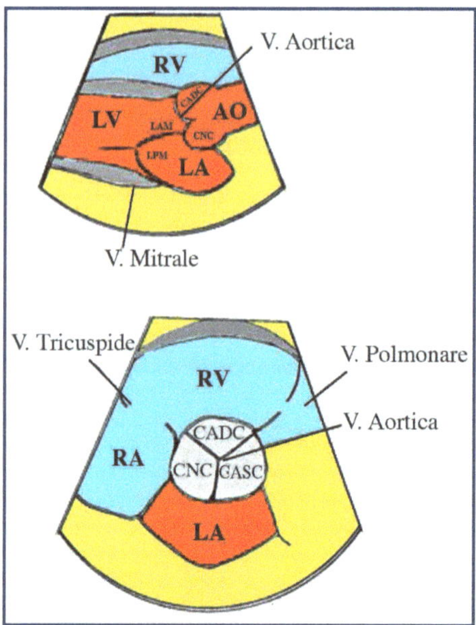

Fig. 16.1 Immagine schematica delle proiezioni PSLAX (*in alto*) e PSSAX (*in basso*). *AO*, aorta; *CADC*, cuspide aortica destra coronarica; *CASC*, cuspide aortica sinistra coronarica; *CNC*, cuspide aortica non coronarica; *LA*, atrio sinistro; *LAM*, lembo anteriore mitralico; *LPM*, lembo posteriore mitralico; *LV*, ventricolo sinistro; *RA*, atrio destro; *RV*, ventricolo destro

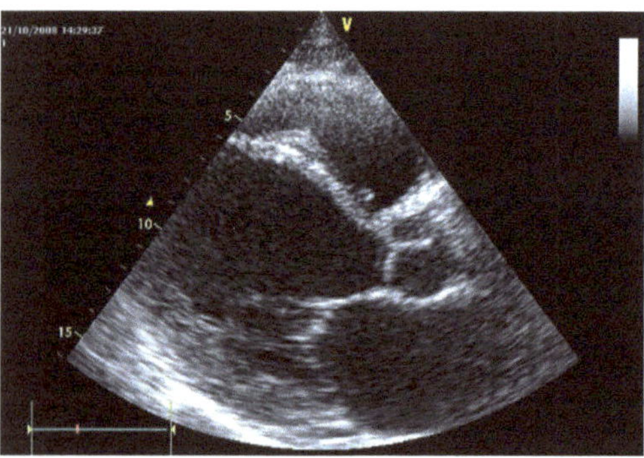

Fig. 16.2 PSLAX. Valvola aortica in fase di chiusura diastolica

aortico con i seni del Valsalva e la giunzione sino-tubulare che prosegue con l'aorta ascendente.

Lo spessore delle cuspidi è sottile nel normale, al di sotto di 2 mm, e l'aspetto eco risulta omogeneo.

Lo spazio massimo fra le due cuspidi in sistole deve essere ≥2 cm in mesosistole.

Una ridotta ampiezza di escursione, con valvola morfologicamente normale, si osserva nell'ipovolemia, per una ridotta eiezione sistolica.

Il diametro anulare, alla base delle cuspidi, giunzione del setto in alto e attacco della mitrale in basso, è di norma <2,6 cm.

Per la misura del volume sistolico e della gittata cardiaca è necessario misurare il diametro del tratto di efflusso in meso-sistole in PSLAX e poi il flusso Doppler pulsato (PW), allo stesso livello, in A5C.

Con il cursore in corrispondenza del più ampio movimento valvolare si studia in M-mode dalla proiezione PSLAX la morfologia e l'escursione dell'apertura in sistole (box aortico) (vedi Figura 2.3).

Doppler

Il flusso transvalvolare si studia con il color Doppler (CFM) e con il Doppler continuo (CW) (Fig. 16.3) in A5C, allineandolo con il fascio di US. La velocità di picco non supera nella norma 2 m/s. Si può vedere spesso un piccolo picco nella fase immediatamente precedente all'eiezione, causato dalla contrazione atriale. La chiusura della valvola produce un segnale lineare. Non è mai normale reperire un jet di rigurgito in diastole.

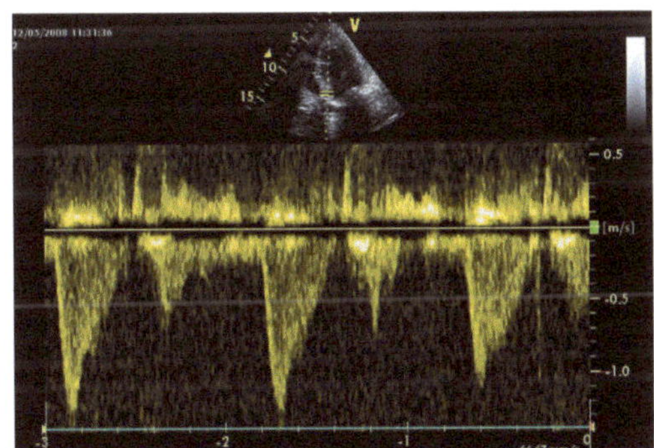

Fig. 16.3 A5C. CW di flusso al livello del tratto di efflusso del ventricolo sinistro

Sclerosi aortica

È di frequente riscontro nelle persone anziane e consiste in un ispessimento e/o calcificazione valvolare che non limita l'escursione valvolare e non si associa a ostruzione al flusso, cioè con picco di velocità <2 m/s. Spesso è comunque ascoltabile un soffio sistolico con il fonendoscopio.

Aorta bicuspide

È una malformazione che può manifestarsi con un soffio sistolico all'ascoltazione nel bambino o nel giovane oppure risulta come reperto occasionale di un esame ecocardiografico. Le due cuspidi sono spesso in parte fuse e causano una turbolenza del flusso, che si complica nel tempo con modificazioni degenerative che portano all'ostruzione. In PSSAX è possibile fare la diagnosi, rilevando solo due cuspidi, in genere di diversa dimensione l'una rispetto all'altra. In PSLAX, guidando il cursore lungo il massimo movimento valvolare, si può vedere in M-mode la rima di chiusura eccentrica del box aortico.

Stenosi aortica

Una causa comune è la degenerazione sclero-calcifica nell'anziano (Fig. 16.4), ma può essere in gioco la patologia reumatica o l'evoluzione nel tempo di un'aorta bicuspide. Le cuspidi si presentano:

- iperecogene, ispessite e/o calcificate;
- con ridotta mobilità.

La clinica nelle forme severe può presentare angina, dispnea da sforzo ed episodi sincopali.

In 2D, proiezione PSSAX è possibile, ma non sempre facile, misurare il box di apertura aortico. Una riduzione di apertura dei lembi valvolari, tuttavia, è causata anche dall'ipovolemia con bassa eiezione sistolica; in questo caso la valvola non presenta alterazioni morfologiche. Le due cose possono ovviamente coesistere.

Si verifica un'ostruzione al flusso e un gradiente transvalvolare. Il grado di ostruzione si valuta facilmente con il picco di velocità, che dipende però dal volume sistolico, e con il gradiente valvolare.

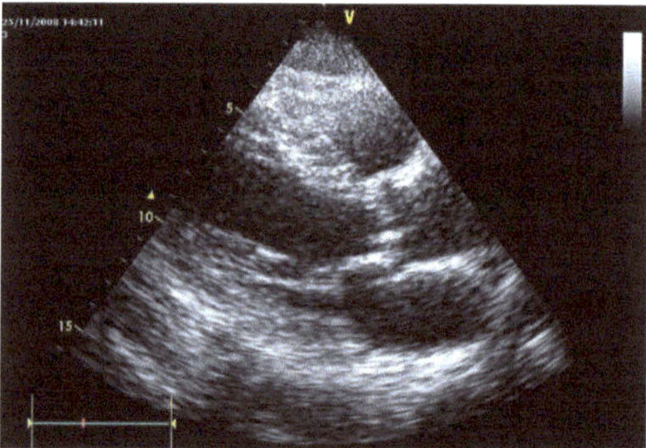

Fig. 16.4 PSLAX. Stenosi aortica. I lembi valvolari sono ispessiti e calcifici, con ridotta apertura in sistole

Sia il picco di velocità, che il gradiente, possono risultare poco alterati se la funzione sistolica del LV è ridotta. In questo caso è opportuno misurare l'area valvolare.

Il gradiente (G), segnalato automaticamente dagli apparecchi ecocardiografici in base all'equazione di Bernoulli, misurando il flusso CW in allontanamento (perciò al di sotto della linea di base) con un buon allineamento in A5C, è dato da quattro volte il picco di velocità al quadrato:

$$G=4\times v(max)^2$$

È bene essere accurati nell'allineamento, ripetere varie volte la misura e valutare solo un'onda di flusso ben rappresentata. Il gradiente può risultare basso se la funzione sistolica è alterata e, al contrario, è possibile osservare un aumento della velocità di picco e quindi del gradiente se la funzione ventricolare è iperdinamica, ad esempio in presenza di insufficienza aortica.

Pertanto è necessaria cautela nella diagnosi ed è necessaria una valutazione quantitativa, ad esempio la superficie di apertura planimetrica, se la funzione sistolica è depressa.

La misura dell'apertura dell'orifizio valvolare aortico in sistole si esegue, se è possibile ottenere buone immagini, in PSSAX, tracciando il bordo interno dell'apertura fra le cuspidi. Sfortunatamente però non sempre le immagini sono all'altezza e la calcificazione valvolare può produrre artefatti che limitano molto l'accuratezza delle immagini. L'eco transesofageo (TEE) permette una migliore visualizzazione valvolare.

L'ostruzione provoca ispessimento delle pareti del LV. Pertanto l'assenza di ipertrofia ventricolare sinistra tende a escludere la presenza di stenosi importante. È possibile il verificarsi dello spostamento anteriore sistolico della mitrale (SAM) e dell'ostruzione dinamica dell'efflusso.

La Tabella 16.1 riporta le velocità, i gradienti e l'area valvolare planimetrica nella stenosi lieve, moderata e grave.

Tabella 16.1 Valutazione del grado della stenosi aortica

Parametro	Lieve	Moderata	Grave
Area valvolare (cm^2)	2,5–1,5	1,5–1,0	<1,0
Picco di velocità (m/s)	2,0–3,0	3,0–3,9	>4,0
Gradiente picco (mmHg)	16–36	37–64	>64
Gradiente medio (mmHg)	<25	25–40	>40

Da ricordare che in presenza di stenosi aortica rilevante la misura dell'integrale velocità/tempo, VTI, per il calcolo della gittata cardiaca risulta problematica e si può ricorrere, in alternativa, alla misura del flusso in arteria polmonare (vedi Capitolo 23).

Stenosi aortica sottovalvolare

Restringimento del tratto di efflusso, cercine fibroso o muscolare, del LV al di sotto della valvola. L'ostruzione può non essere facile da riconoscere e necessita un esame accurato. La valvola può essere ipoplasica.

Stenosi aortica sopravalvolare

Il restringimento è a livello sopravalvolare, nel tratto ascendente dell'aorta, più spesso a livello sino-tubulare. Anche in questo caso si visualizza un cercine fibroso che restringe il lume.

Insufficienza aortica

Le cause più comuni sono rappresentate oggi dalla degenerazione calcifica e dall'endocardite. Un tempo l'aortite sifilitica era una delle forme più frequenti. Anche la cardiopatia reumatica può essere in gioco, così come la dilatazione dell'anulus valvolare aortico, a opera dell'ipertensione, della dissecazione acuta e della sindrome di Marfan. Più raramente un difetto del setto interventricolare (VSD) può deformare l'aorta ascendente.

L'insufficienza aortica cronica produce un rimodellamento del LV che consiste in una dilatazione della cavità, con ipertrofia eccentrica, cioè con pareti di spessore normale o poco aumentato.

Il jet del rigurgito è visibile con il CFM in varie proiezioni, A5C, A3C, PSLAX e PSSAX. Le dimensioni del jet danno già un'idea dell'entità del rigurgito. Il rigurgito può causare una fine oscillazione (*fluttering*) della mitrale in diastole, visibile in M-mode dalla PSLAX.

Un'ampiezza del jet che supera il 60% del diametro del tratto di efflusso (LVOT) indica un rigurgito importante, mentre un valore al di sotto del 25% evidenzia una forma lieve.

Tabella 16.2 Valutazione dell'entità dell'insufficienza aortica

Parametro	Lieve	Moderata	Grave
Vena contracta (cm)	<0,3	0,3–0,6	0,6
Ampiezza del jet nel LVOT (%)	<25	25–60	60
Pressure half time (PHT) (m/s)	500	500–200	<200
Flusso retrogrado in aorta discendente	Minimo	Moderato, proto-mesodiastolico	Evidente, pandiastolico

Sono riportati alcuni metodi di valutazione del rigurgito di rapida esecuzione applicabili anche in terapia intensiva (Tabella 16.2). Non saranno trattati altri metodi quantitativi, come l'area rigurgitante dell'orifizio aortico, la frazione e il volume di rigurgito perché non sono spesso applicati in terapia intensiva. Il lettore può approfondire con i suggerimenti di lettura riportati alla fine del capitolo.

Vena contracta (Fig. 16.5)

Così come per l'insufficienza mitralica, anche per l'insufficienza aortica l'entità del rigurgito può essere quantizzata in modo attendibile e facile in PSLAX mediante il diametro del jet nella parte più ristretta (*vena contracta*). È opportuno ingrandire l'immagine e misurare il diametro subito al di sotto del piano cuspidale nel punto più ristretto che dà origine al jet.

- Un diametro >0,6 cm denota un'insufficienza grave.
- Al di sotto di 0,3 cm si stima un'insufficienza lieve.
- Fra 0,3 e 0,6 cm si parla di insufficienza moderata.

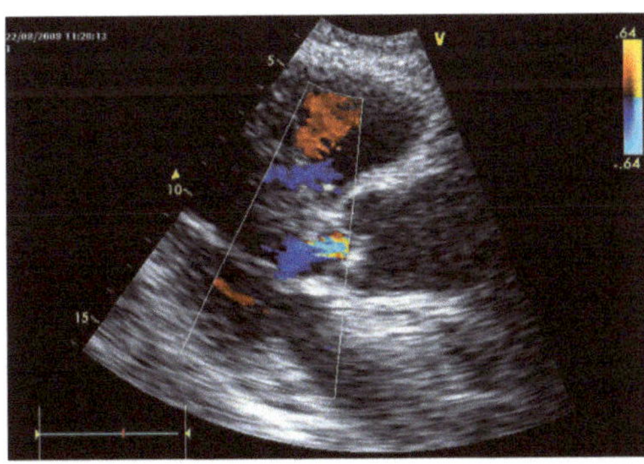

Fig. 16.5 PSLAX. Rigurgito aortico. *Vena contracta*

Pressure half time (PHT) T1/2

Un consistente volume di sangue rigurgitante causa un rapido equilibrio fra le pressioni in aorta e nel ventricolo sinistro in diastole e quindi una durata ridotta del flusso retrogrado. Questa evenienza può essere visualizzata con il CW in A5C. La traccia delle velocità al CW ha una forma triangolare in decrescendo. Il PHT, cioè il tempo entro il quale il picco di velocità del flusso di rigurgito si riduce al 50% del valore iniziale, permette di stimare l'importanza del rigurgito:

- al di sotto dei 300 ms l'insufficienza è grave;
- al di sopra di 500 ms è lieve;
- fra 300 e 500 ms è moderata.

Flusso retrogrado diastolico nell'aorta discendente

Un rigurgito consistente si fa sentire anche a valle nell'aorta, fino al tratto ascendente: con il PW in proiezione soprasternale è possibile visualizzare la reversione del flusso in diastole, cioè al di sopra della linea di base del tracciato.

Insufficienza aortica acuta

Nelle forme a insorgenza acuta di insufficienza aortica, ad esempio in corso di endocardite, non c'è stato tempo per meccanismi adattativi di dilatazione e la pressione tele-diastolica ventricolare sinistra aumenta marcatamente. Per questo il jet di rigurgito, limitato, può far sottostimare il problema. Il paziente è gravemente dispnoico e l'ampiezza limitata del jet, con le normali dimensioni del LV, possono facilmente indurre a un errore di sottostima.

Due elementi permettono di stabilire l'entità del problema:

1. l'ampiezza del punto ristretto del jet, *vena contracta*, risulta il parametro di facile applicazione più affidabile per la stima dell'entità del rigurgito nelle forme acute d'insufficienza aortica;
2. la chiusura prematura della valvola mitrale esprime l'aumento della pressione ventricolare; il segno è sempre presente nelle forme emodinamicamente significative di insufficienza aortica acuta.

Letture consigliate

Feigenbaum H, Armstrong WF, Ryan T (2005) Feigenbaum's echocardiography. Lippincott Williams & Wilkins, Philadelphia
Oh JK, Steward JB, Tajik AJ (2007) The echo manual. Lippincott Williams & Wilkins, Philadelphia

Valvole tricuspide e polmonare 17

Punti chiave

Morfologia e funzione

La valvola tricuspide (TV), come dice il nome, ha tre cuspidi, così come la valvola polmonare (PV). La TV, rispetto alla mitrale, è spostata più in basso, verso l'apice del cuore; l'apparato sotto valvolare, comprendente corde tendinee e papillari che si attaccano prevalentemente al setto, non è facilmente visibile nelle immagini eco.

La TV è visibile principalmente nella parasternale asse lungo (PSLAX) modificata per le sezioni destre, nella parasternale asse corto (PSSAX), a livello del piano della valvola aortica, nella apicale 4 camere (A4C) e nelle proiezioni sottocostali. Le cuspidi non devono essere più spesse di 4 mm. L'anulus, valutabile in A4C, ha un diametro che varia normalmente fra 2 e 3,8 cm.

Con il color Doppler (CFM) è possibile rilevare in A4C una lieve insufficienza tricuspidalica nella maggior parte dei soggetti, e quindi stimare la pressione polmonare sistolica (vedi Capitolo 14); insufficienze moderate o gravi non sono mai normali.

Le variazioni respiratorie del flusso transtricuspidalico sono molto marcate, fino al 40% nei soggetti normali; pertanto per ogni valutazione Doppler ci vuole cautela e molte ripetizioni nella misura.

A. Sarti, *Ecocardiografia per l'intensivista*.

Il flusso Doppler nelle vene cave, essenziale per valutare il cuore destro, non è studiabile in TTE, per l'impossibilità di un adeguato allineamento. Tuttavia, è possibile valutare con il Doppler pulsato (PW) in proiezione sottocostale per la vena cava, il flusso verticale nel display nelle vene epatiche, circa 1 cm prima dello sbocco nella cava inferiore (vedi Figura 11.4). Il flusso normale delle vene epatiche, in basso rispetto alla linea di base, riflette bene quello cavale; è composto da:

- una componente sistolica, predominante;
- una diastolica di velocità non superiore al 50% circa della sistolica.

In presenza di insufficienza tricuspidalica:

- il flusso nelle vene epatiche può ridursi drasticamente in sistole e perfino invertirsi;
- diventa preponderante la componente diastolica.

Il flusso da atrio a ventricolo tramite la tricuspide, valutabile in A4C, PW, è a bassa velocità, ben al di sotto di 1 m/s.

La PV è visibile nella PSLAX modificata (inclinazione craniale), nella PSSAX e nella sottocostale asse corto a livello della valvola aortica. Lo spessore delle cuspidi non supera di norma 2 mm. Il flusso attraverso la PV si studia in PSSAX con il PW o CW. Normalmente il picco non supera 0,9 m/s. Un lieve rigurgito è visibile nella maggior parte dei soggetti sani. Mediante il rigurgito polmonare si può valutare la pressione polmonare diastolica.

Sindrome da carcinoide

Il tumore carcinoide, che produce serotonina, causa un danno alle valvole del cuore destro, che progressivamente s'ispessiscono e perdono la regolare mobilità, causando l'insufficienza valvolare e talvolta anche la stenosi. Le strutture del cuore sinistro non sono interessate se non ci sono metastasi polmonari del carcinoide. Alterazioni della TV e PV sono anche descritte nei consumatori di alcuni farmaci utilizzati in passato per ridurre il senso della fame, per favorire il dimagrimento.

Stenosi della tricuspide

Patologia rara, in relazione alla sindrome da carcinoide, alla cardiopatia reumatica o alla fibrosi endomiocardica di Loeffler. I principi di valutazione sono come quelli della stenosi mitralica. La valvola presenta le variazioni morfologiche in rapporto alla patologia. Il gradiente medio ricavato dalla traccia di flusso transvalvolare CW è considerato gravemente alterato se supera i 5 mmHg. Si osserva congestione cavale.

Stenosi della polmonare

È nota l'associazione con la sindrome di Noonan. A parte le forme malformative congenite, può essere causata anche dalla sindrome da carcinoide o dalla patologia reumatica. Fra le forme congenite la più frequente, sottovalvolare, con componente dinamica, è in rapporto alla tetralogia di Fallot. Il ventricolo destro si ispessisce in risposta all'ostruzione.

Insufficienza tricuspidalica

La causa più frequente di rigurgito della TV è in rapporto alla dilatazione dell'anulus valvolare per dilatazione della cavità ventricolare da carico di pressione e/o di volume. In questo caso, a parte la dilatazione dell'anulus e del ventricolo destro (RV), la valvola appare morfologicamente normale. Le altre cause più frequenti sono l'endocardite, particolarmente nei tossicodipendenti che s'iniettano droghe per via venosa, la sindrome da carcinoide e la malattia reumatica. Il difetto del setto interventricolare peri-membranoso può complicarsi con l'insufficienza della TV. Anche l'anomalia di Ebstein, che consiste in un dislocamento della cuspide settale verso l'apice, con "atrializzazione" del ventricolo, è associata al rigurgito tricuspidalico. Le cuspidi valvolari appaiono in questo caso displasiche. Talvolta l'anomalia di Ebstein si manifesta nell'età adulta con la comparsa di scompenso destro. Non è rara l'associazione con il Wolff-Parkinson-White.

L'esame con il CFM del flusso attraverso la tricuspide non deve essere omesso in ogni esame eco. Si valutano prima eventuali alterazioni morfologiche della valvola stessa. Un'idea dell'entità del rigurgito si ha osservando il jet (Fig. 17.1), anche se notevoli oscillazioni del rigurgito sono provocate dalla respirazione. Inoltre l'entità del flusso risente della pressione generata dal RV: se c'è ipertensione polmonare l'alta pressione ventricolare causa un

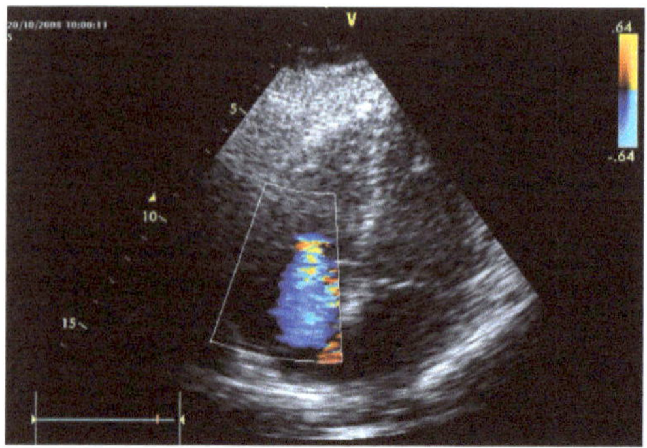

Fig. 17.1 Sottocostale. Insufficienza tricuspidalica

jet ben definito, ad alta velocità. Ci vuole pertanto molta cautela nello stimare l'importanza dell'insufficienza mediante la semplice visualizzazione del jet con il CFM.

Il metodo più affidabile, e di facile applicazione, per stimare l'entità del rigurgito consiste nella misura del diametro del punto più ristretto del jet, subito al di sotto della rima valvolare (*vena contracta*): se supera 0,7 cm rivela un rigurgito grave.

Insufficienza della polmonare (Fig. 17.2)

Nell'adulto un rigurgito consistente è in rapporto alla malattia reumatica, alla sindrome da carcinoide o all'endocardite. Anche l'ipertensione polmonare può dilatare l'anulus valvolare e causare la mancata tenuta della valvola.

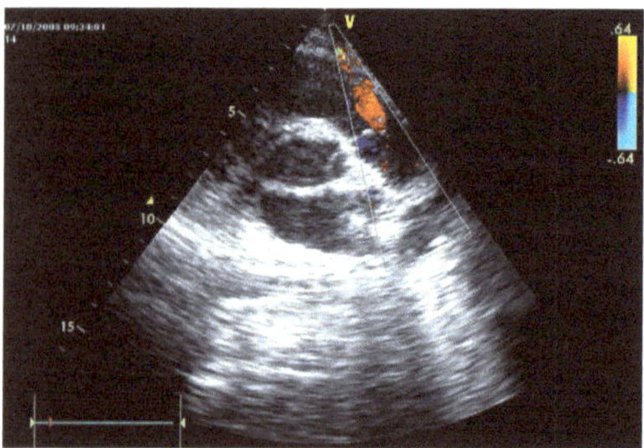

Fig. 17.2 PSSAX. Insufficienza polmonare

Il flusso anterogrado e di rigurgito si studia in PSSAX con il CFM dopo aver visionato eventuali dilatazioni dell'anulus e/o alterazioni morfologiche della valvola. Un jet ampio, in rapporto al tratto di efflusso del ventricolo destro, di lunghezza ≥20 mm o >1,5 cm di area, evidenzia un rigurgito importante.

Con il CW è possibile studiare il *pressure half time* del jet d'insufficienza. Un valore <100 m/s rivela un rigurgito non lieve.

Un rigurgito importante provoca una dilatazione e successivamente anche ipertrofia del ventricolo destro.

Letture consigliate

Feigenbaum H, Armstrong WF, Ryan T (2005) Feigenbaum's echocardiography. Lippincott Williams & Wilkins, Philadelphia

Oh JK, Steward JB, Tajik AJ (2007) The echo manual. Lippincott Williams & Wilkins, Philadelphia

Endocardite

18

Punti chiave

Generalità

Infezione batterica delle valvole e dell'endocardio. Esistono anche forme non infettive in relazione a patologie autoimmuni, come il lupus eritematoso sistemico.

Il riconoscimento dell'endocardite è essenziale per il trattamento medico antibiotico protratto ed in alcuni casi per la necessità di un intervento chirurgico urgente.

In terapia intensiva, una batteriemia persistente, resistente agli antibiotici, deve sempre far pensare ad una possibile endocardite, oltre a tutte le altre cause di infezione.

Lo *Staphilococcus aureus* è spesso in causa nelle forme acute senza fattori predisponenti da anomalie valvolari o alterazioni di flusso.

La patologia può interessare l'endocardio normale, ma è molto frequente un elemento predisponente, che consiste in malformazioni cardiache o alterazioni morfologiche strutturali delle valvole o dell'endocardio, o ancora anomalie di flusso intracavitarie. Anche le protesi valvolari, i cateteri venosi centrali, il catetere di Swan-Ganz e gli elettrodi per stimolazione intracavitaria predispongono all'infezione.

L'endocardite comporta un alto rischio di embolizzazione settica polmonare, o nel circolo sistemico, a secondo della sede delle lesioni.

A. Sarti, *Ecocardiografia per l'intensivista*.

Se il forame ovale è potenzialmente pervio è possibile, per un aumento di pressione polmonare, la disseminazione sistemica di emboli settici a partenza dalle sezioni destre.

La diagnosi si basa su una combinazione di criteri maggiori e minori (criteri di Duke). L'ecocardiogramma è fondamentale per la dimostrazione delle vegetazioni e delle lesioni valvolari: la presenza di questi reperti rientra infatti fra i criteri maggiori.

Vegetazioni (Fig. 18.1)

Si chiamano vegetazioni settiche le masse di materiale trombotico o fibrinoso infetto attaccate alla superficie valvolare o all'endocardio.

Le sedi più frequenti delle vegetazioni sono le valvole mitralica ed aortica e quindi l'eventuale embolizzazione è sistemica. È interessato anche l'endocardio parietale, soprattutto in presenza di malformazioni e conseguenti anomalie di flusso. Le valvole del cuore destro possono anch'esse essere interessate, particolarmente nei tossicodipendenti che usano droghe iniettabili (possibile embolizzazione polmonare, o sistemica paradossa attraverso il forame ovale pervio).

Le masse producono a livello valvolare immagini eco di forma variabile, sferoidali o sessili con eco-riflettenza simile, poco inferiore o poco superiore (in rapporto anche all'"età" della vegetazione stessa), a quella del tessuto miocardico, a meno che non presentino calcificazioni; in questo caso, si osserva un'eco-riflettenza molto superiore. Spesso sono masse peduncolate, poco riflettenti, che fluttuano con mobilità propria in rapporto al flusso ematico (alto rischio di embolizzazione!).

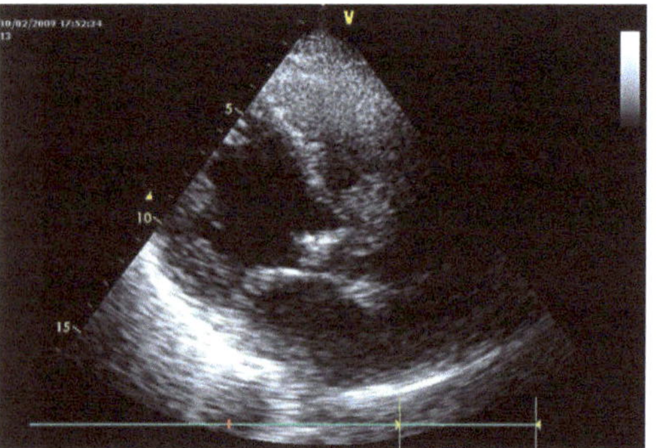

Fig. 18.1 PSLAX, endocardite. Vegetazione a livello del lembo coronarico destro della valvola aortica; la massa si porta nel tratto di efflusso del ventricolo sinistro in diastole

Nelle forme gravi o trascurate la struttura valvolare può risultare seriamente danneggiata, fino alle lacerazioni e perforazioni delle cuspidi e alla rottura delle corde tendinee, con conseguente rigurgito massivo.

La diagnosi differenziale delle masse valvolari comprende, oltre alle vegetazioni endocarditiche, anche:

- i fibroelastomi, più frequenti a livello mitralico, aortico o della valvola polmonare;
- i papillomi valvolari;
- i trombi valvolari asettici.

I trombi intracavitari non interessano in genere le valvole, ma hanno contatto con le pareti endocardiche, in corrispondenza di pareti ipo-acinetiche.

È indispensabile studiare le masse, possibili vegetazioni, in varie proiezioni per una conferma diagnostica (gli artefatti non sono in genere visibili in derivazioni con angolazioni diverse del piano di scansione) e per una migliore definizione della forma e delle dimensioni delle lesioni stesse, dato che il rischio embolico è in relazione alle dimensioni.

Le lesioni di dimetro >1 cm sono in genere a maggior rischio embolico.

Riassumendo il rischio di embolizzazione è alto se le vegetazioni sono:

- apparentemente molli;
- di forma irregolare;
- di ampie dimensioni;
- molto fluttuanti;
- poco eco-riflettenti;
- soggette a rapide variazioni di forma o movimenti.

L'assenza di vegetazioni con l'eco transtoracico (TTE) non consente di escludere l'endocardite, anche se la maggior parte delle endocarditi presenta tali alterazioni. L'eco transesofageo (TEE) permette una più accurata definizione delle strutture valvolari ed è l'esame raccomandato se il TTE non dimostra alterazioni specifiche, ma il sospetto clinico è alto per condizioni predisponenti, resistenza al trattamento antibiotico e persistente batteriemia e febbre. Il TEE è raccomandato anche per una maggiore documentazione delle lesioni e del conseguente rischio embolico. Anche nel caso del sospetto endocarditico di protesi valvolari è quasi sempre preferibile ricorrere al TEE. In realtà, in molti centri è indicato l'eco transesofageo ogni qualvolta sia diagnosticata o fortemente sospettata un'endocardite all'esame transtoracico.

L'accumulo di materiale fibrinoso può anche semplicemente ispessire le strutture interessate, senza produrre chiare immagini di masse aggiunte.

Complicazioni dell'endocardite

Già citata la possibile distruzione infettiva del tessuto valvolare, che produce massive insufficienze valvolari che impongono l'immediato intervento chirurgico. Le vegetazioni possono anche disseminare micro-vegetazioni nelle strutture vicine e anche nelle pareti endocardiche.

L'ascesso si produce quando l'infezione aggredisce il tessuto peri-valvolare fibroso o muscolare e produce una sacca con materiale interno purulento, che risulta a bassa eco-riflettenza, quindi scuro nell'immagine, con bordo esterno eco-riflettente. La formazione dell'ascesso è più frequente in prossimità della valvola aortica e impone quasi sempre l'intervento del chirurgo, dato che gli antibiotici non penetrano facilmente all'interno.

L'embolizzazione di materiale trombotico infetto, poco permeabile da parte dei farmaci antibatterici, produce facilmente ascessi negli organi interessati.

Sono riportate anche lesioni di tipo vasculitico cutanee, come le petecchie, le lesioni di Janeway, le emorragie sub ungueali ed i noduli di Osler.

Letture consigliate

ACC/AHA (2008) 2008 Guideline update on valvular heart disease: focused update on infective endocarditis. Circulation 118:887–896

Feigenbaum H, Armstrong WF, Ryan T (2005) Feigenbaum's echocardiography. Lippincott Williams & Wilkins, Philadelphia

Oh JK, Steward JB, Tajik AJ (2007) The echo manual. Lippincott Williams & Wilkins, Philadelphia

Protesi valvolari 19

Ci sono tanti tipi di protesi valvolari cardiache meccaniche (Fig. 19.1). Non sono qui riportati i vari modelli e si consiglia di seguire le letture consigliate per gli approfondimenti. Nel valutare con l'ecocardiografia un paziente portatore di protesi valvolare è necessario avere esperienza specifica, che si matura in genere più facilmente nei centri di cardiochirurgia. In ogni caso, di fronte al minimo dubbio di disfunzione o alterazione della protesi è consigliabile far visionare l'esame, o farlo ripetere, da parte di un collega esperto.

La protesi a gabbia e pallina (Starr-Edwards) e quelle ad unico disco (Bjork-Shiley) si vedono oggi raramente. Attualmente i modelli più utilizzati sono quelli a doppio disco oscillante.

Le valvole biologiche sono ottenute da cadavere o da maiale. Sono anche utilizzati tessuti biologici, come quello pericardico, per completare abbozzi valvolari meccanici.

In linea generale, le valvole meccaniche sono molto ecogeniche e possono provocare facilmente artefatti, come coni d'ombra ed echi riverberanti nell'immagine, per l'intensa eco-riflettenza. Le valvole biologiche, al contrario non sono distinguibili da quelle normali, anche se spesso è possibile riconoscere l'anello artificiale su cui sono ancorate.

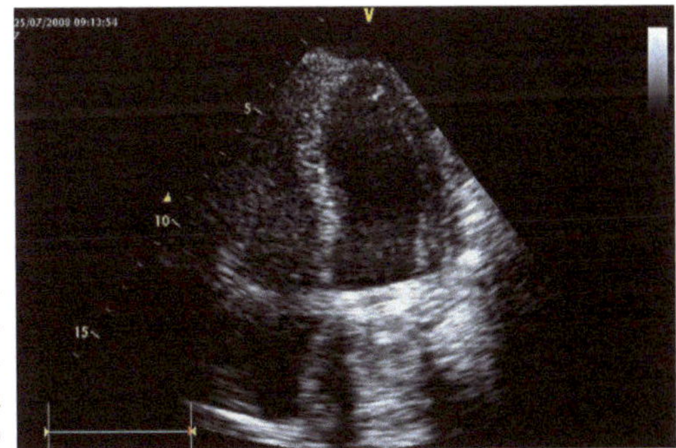

Fig. 19.1 Protesi valvolare mitralica meccanica. Da notare l'alterazione del segnale acustico prodotta dalla valvola, in atrio sinistro

A. Sarti, *Ecocardiografia per l'intensivista*.

La trombosi delle valvole impiantate è un evento sempre possibile, ed è più frequente a livello tricuspidalico e mitralico a causa della bassa velocità di flusso. Un certo grado di stenosi si osserva con tutte le valvole meccaniche ben funzionanti. Soprattutto con le valvole a doppio disco si osserva anche un piccolo jet di rigurgito all'inizio della sistole.

I differenti tipi di valvola hanno aspetti ecografici caratteristici, anche se non è sempre facile riconoscere il modello anche per gli ecocardiografisti esperti.

Nell'esame di una valvola impiantata è bene:

- identificare il tipo di valvola, se non è già conosciuto;
- valutare bene la correttezza della posizione e l'integrità dell'anello suturato;
- giudicare il grado di fissità: il distacco, cioè la deiscenza parziale che si associa in genere ad un rigurgito importante, impone la sostituzione valvolare;
- esaminare le parti mobili della valvola, i due dischi nei modelli più utilizzati oggi;
- giudicare se la mobilità è completa o se c'è qualche limitazione al movimento;
- ricercare eventuali masse aggiunte, come trombi, vegetazioni ed il *pannus* che consiste in tessuto fibroso che ricopre diffusamente ed ispessisce le superfici valvolari;
- ricercare con il color Doppler, Doppler continuo e pulsato eventuali rigurgiti, che possono essere eccentrici e con strane direzioni;
- studiare bene i tessuti peri-valvolari, soprattutto nel sospetto di endocardite della protesi, ricercando eventuali ascessi.

L'eco transesofageo produce immagini a migliore definizione ed è pertanto indicato spesso nel dubbio di alterazioni collegate con una valvola artificiale.

Letture consigliate

Feigenbaum H, Armstrong WF, Ryan T (2005) Feigenbaum's echocardiography. Lippincott Williams & Wilkins, Philadelphia

Oh JK, Steward JB, Tajik AJ (2007) The echo manual. Lippincott Williams & Wilkins, Philadelphia

Masse cardiache 20

Punti chiave

Generalità
Artefatti
Varianti normali
Neoplasie
Trombi
Dispositivi intravascolari o intracavitari
Masse extra-cardiache

Generalità

Il reperto di masse intracardiache non è un evento frequente. La diagnosi differenziale può essere molto difficile e richiedere ecocardiografisti esperti e, molto spesso, una migliore definizione con l'approccio transesofageo (TEE).

In linea generale le "masse anormali" che appaiono all'interno o in prossimità del cuore possono essere:

- artefatti;
- strutture normali, con varianti di forma o dimensione;
- neoplasie, benigne o maligne;
- trombi;
- vegetazioni (già descritte nel Capitolo 18);
- dispositivi vascolari (cateteri centrali o Swan-Ganz) o elettrodi per elettrostimolazione;
- masse extra-cardiache.

A. Sarti, *Ecocardiografia per l'intensivista*.

Artefatti

Gli artefatti si producono per tante ragioni e spesso sono provocati da strutture ad alta ecogenicità, come il metallo e le calcificazioni. Cenni sugli artefatti sono riportati nel Capitolo 3. L'esperienza aiuta molto nel sospettare un artefatto.

La regola d'oro, di fronte ad un dubbio, è quella di esaminare il reperto da diverse angolazioni. È quasi impossibile che un artefatto si ripresenti identico in proiezioni diverse. Una struttura che esiste, invece, si presenta in tutte le proiezioni, anche se con forma diversa con i diversi piani di sezione.

Varianti normali

Certe strutture non patologiche, reperti normali più rappresentati o residui embrionali, si rilevano con una certa frequenza durante l'esecuzione di un ecocardiogramma. Le più comuni, descritte nei rispettivi capitoli, sono la valvola di Eustachio (nella cava in prossimità dell'atrio destro), il fascio moderatore o trabecola arcuata di Leonardo (Fig. 20.1) (nel ventricolo destro), in alcuni soggetti molto evidente, il reticolo del Chiari (atrio destro) e la degenerazione lipomatosa del setto interatriale.

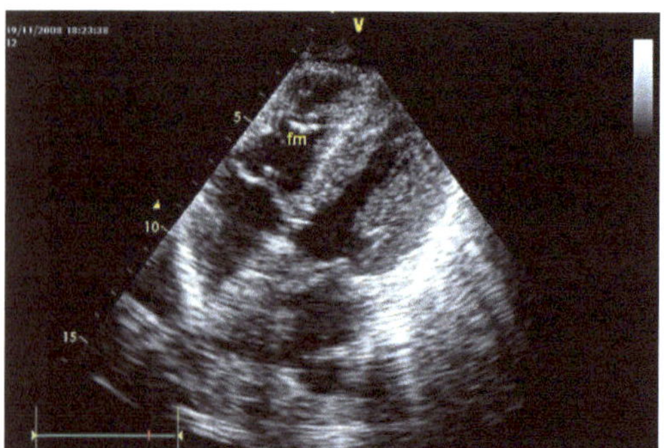

Fig. 20.1 A4C. Fascio moderatore (*fm*) all'interno del ventricolo destro

Neoplasie

Sono più frequenti le metastasi cardiache ad opera di tumori del polmone, della mammella, melanomi e linfomi che le neoplasie cardiache primitive.

Le metastasi appaiono come un'alterazione più o meno circoscritta nel normale tessuto adiacente. Il carcinoma renale può risalire lungo la cava inferiore ed interessare l'atrio destro, causando ostruzione e trombo-embolie.

La più frequente neoplasia primitiva cardiaca è il mixoma atriale (Fig. 20.2). Molto spesso a livello dell'atrio sinistro, nella regione della *fossa ovalis*, anche se può interessare ogni sede. L'eventuale protrusione in atrio delle forme peduncolate provoca ostruzione. La diagnosi differenziale maggiore è con il trombo atriale, che invece è tipicamente a livello dell'appendice auricolare, soprattutto nei soggetti con fibrillazione atriale. La struttura del mixoma è in genere eterogenea, con cavitazioni interne.

Il rabdomioma è più propriamente un amartoma ed è tipico nei bambini in associazione alla sclerosi tuberosa. Può formarsi ovunque e può essere multiplo; ha aspetto iperecogeno regolare.

I fibroelastomi sono piccole escrescenze lobulari talvolta peduncolate, più frequenti a livello aortico e mitralico. Possono complicarsi con fenomeni trombo embolici.

I tumori maligni del cuore sono i sarcomi, che più spesso si formano nelle sezioni destre. L'aspetto è infiltrativo nel tessuto o aggettante in cavità e quando sono evidenti all'eco c'è alta probabilità di metastasi a distanza.

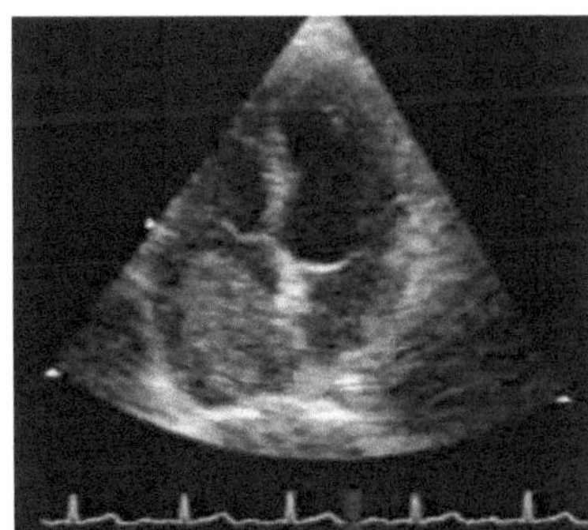

Fig. 20.2 A4C. Mixoma a livello dell'atrio destro

Trombi

Si formano sull'endocardio quando c'è ristagno di sangue e quando la parete sottostante è acinetica. Il ristagno di sangue precede la formazione del trombo e può presentarsi agli ultrasuoni (US) come una "nebbia" localizzata e ondeggiante. I trombi possono essere sferoidali (vedi Figura 12.5), lobulati o sessili, mobili o immobili, a secondo della sede e della forma. Talvolta in corrispondenza di un segmento miocardico acinetico sono semplici apposizioni laminari di vario spessore e non sono sempre facili da diagnosticare. In corso di fibrillazione atriale è tipico il trombo dell'auricola. In caso di dubbi si ricorre spesso all'approccio transesofageo. In terapia intensiva si creano spesso i presupposti per la formazione di trombi intracavitari, ad esempio nei quadri da ridotta gittata e per l'ipercoagulabilità.

Dispositivi intravascolari o intracavitari

Gli elettrodi di un pace-maker sono visibili nelle sezioni destre come strutture lineari o come pallini, a secondo del piano di sezione. Possono causare artefatti. I dispositivi utilizzati per la chiusura percutanea del forame ovale o di difetti del setto interventricolare hanno struttura ad ombrellino con scheletro metallico e sono pertanto iperecogeni.

Masse extra-cardiache

L'ernia iatale, in prossimità delle sezioni sinistre, visibile più spesso in parasternale asse lungo (PSLAX) ha l'aspetto di una cisti con materiale interno particolato.

Altre masse esterne possono essere tumori del polmone, del pericardio o del mediastino.

Letture consigliate

Feigenbaum H, Armstrong WF, Ryan T (2005) Feigenbaum's echocardiography. Lippincott Williams & Wilkins, Philadelphia

Oh JK, Steward JB, Tajik AJ (2007) The echo manual. Lippincott Williams & Wilkins, Philadelphia

Malformazioni congenite del setto atriale e ventricolare e forame ovale pervio

21

Punti chiave

Difetto del setto interatriale
Forame ovale pervio
Valutazione della pervietà del setto con contrasto a microbolle
Difetto del setto interventricolare

Difetto del setto interatriale

Appare come un'interruzione del setto in apicale 4 camere (A4C), da confermare in proiezione sottocostale 4 camere. Può essere singolo o multiplo. È sempre visibile una porzione di setto interatriale che "scende" nel display dal piano atrio-ventricolare in A4C. Può essere visibile anche in parasternale asse corto (PSSAX). Il flusso attraverso il setto è visibile con il color Doppler (CFM), è variabile con la respirazione e può essere continuo o bidirezionale, anche se in prevalenza sinistro-destro, se non si è già sviluppata ipertensione polmonare marcata. La malformazione comporta spesso un significativo *shunt* che produce nel tempo dilatazione e ipertrofia del ventricolo destro e ipertensione polmonare.

Il difetto di tipo *ostium primum* è in realtà una malformazione più complessa del canale atrio-ventricolare diagnosticata nelle prime fasi della vita e si associa spesso al difetto del setto interventricolare.

Forame ovale pervio

È una comunicazione potenziale, che non supera gli 0,5 cm di diametro, fra i due atri a livello della *fossa ovalis*. Poco dopo la nascita il forame, pervio nella vita fetale, tende a chiudersi per sovrapposizione di due foglietti che successivamente si saldano nella maggior parte dei casi, lasciando a quel livello tessuto sottile ridondante, che risente facilmente delle variazioni pressorie ai due lati, spostandosi con la convessità verso il lato a più bassa pressione. Questa mobilità del setto interatriale è molto utile per rilevare i regimi pressori atriali.

In un quarto circa dei soggetti normali, tuttavia, la comunicazione rimane potenziale per la non saldatura dei foglietti settali.

Il riconoscimento eco è reso difficile dal fatto che normalmente il setto interatriale a quel livello particolarmente sottile e parallelo al fascio di ultrasuoni (US), tende a non produrre echi (*drop out* del setto) ed è frequente in A4C vedere un "buco", che non c'è, nella parte alta del setto, verso il tetto degli atri. Nella proiezione sottocostale asse lungo il setto interatriale è sezionato dal fascio di US in modo perpendicolare e tutto il setto risulta normalmente visibile. Se in questa proiezione esiste un difetto del setto è verosimile che ci sia una comunicazione. La comunicazione comunque può non essere visibile dato che il passaggio di sangue da un lato all'altro è un fenomeno potenziale e variabile che avviene, nei due sensi, in risposta a variazioni pressorie nei due atri e risente di modificazioni respiratorie.

La manovra di Valsalva, nel momento del rilasciamento della pressione, produce un aumento di pressione in atrio destro per il massivo ritorno venoso e può così evidenziare lo *shunt*. Lo *shunt* può essere di norma sinistro-destro, ma anche destro-sinistro in base alle ricordate modificazioni pressorie.

Il CFM risulta estremamente utile per dimostrare l'eventuale jet fra i due atri attraverso il setto in A4C o meglio in in proiezione sottocostale (Fig. 21.1). In caso di dubbio è possibile ricorrere all'ecocardiografia transesofagea (Fig. 21.2).

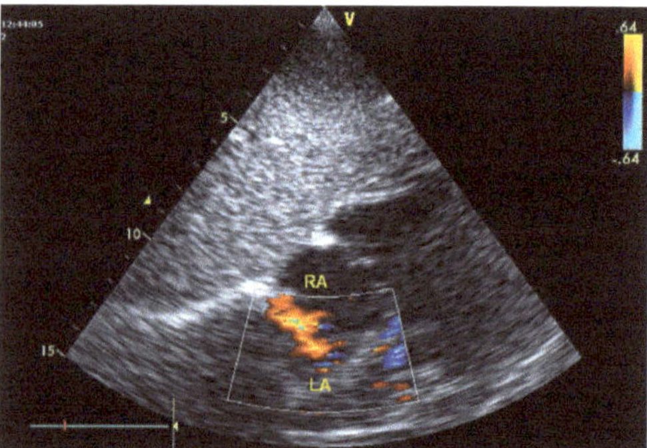

Fig. 21.1 Forame ovale pervio. Immagine in sottocostale che rivela il jet sinistro-destro attraverso il forame ovale. *LA*, atrio sinistro; *RA*, atrio destro

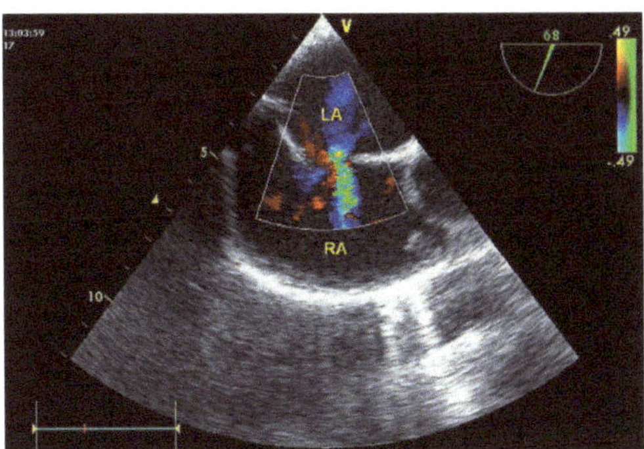

Fig. 21.2 Forame ovale pervio. Stesso paziente della Figura 21.1: immagine in ecocardiografia transesofagea (TEE) a livello medio-esofageo di migliore definizione del jet attraverso il forame ovale; da notare che il setto interatriale è spostato, convesso verso l'atrio destro, rivelando in quel momento un più alto regime pressorio a sinistra rispetto a destra. *LA*, atrio sinistro; *RA*, atrio destro

Valutazione della pervietà del setto con contrasto a microbolle

Il test è richiesto frequentemente, soprattutto per dimostrare lo *shunt* destro-sinistro potenziale, nei soggetti che hanno riportato attacchi ischemici transitori o fenomeni embolici sistemici non altrimenti spiegabili (embolizzazione paradossa), oppure ancora ipossiemia non spiegabile. Il test può essere richiesto anche prima dell'esecuzione di interventi neurochirurgici in posizione seduta.

Per eseguire il test si mischia 1 ml di aria con 9 ml di soluzione fisiologica e si inietta rapidamente il contenuto, ripetutamente agitato con pressioni e retrazioni del pistone, in una grossa vena del braccio o nel catetere venoso centrale se disponibile, durante monitoraggio eco in A4C o in sottocostale. Alcuni ecocardiografisti, per una migliore visualizzazione, preferiscono utilizzare il mannitolo, la gelatina o il sangue intero del paziente, al posto dell'aria.

Questo "contrasto", che consiste in microbolle facilmente riconoscibili come "nebbia" nelle cavità cardiache scure, opacizza normalmente solo le sezioni destre, non superando il filtro polmonare.

Se, al contrario, si opacizzano l'atrio sinistro ed il ventricolo sinistro, subito dopo l'opacizzazione delle sezioni destre, lo *shunt* intracardiaco è dimostrato. Se il test risulta negativo è opportuno ripeterlo nel corso della manovra di Valsalva.

In terapia intensiva nel paziente intubato si può realizzare una specie di manovra di Valsalva rilasciando improvvisamente la ventilazione a mano forzata con un circuito "va e vieni".

Se l'opacizzazione delle sezioni sinistre è ritardata, di oltre 4 o 5 battiti rispetto alle destre, lo *shunt* è a livello polmonare. Questa semplice dimostrazione di *shunt* polmonare, frequente nelle epatopatie croniche con cirrosi, può essere molto utile in terapia intensiva, soprattutto in presenza di ipossiemia non facilmente spiegabile e che non si modifica con l'aumento della frazione inspiratoria di ossigeno (FiO_2) (vedi Capitolo 24).

Se il sospetto clinico di embolizzazione paradossa è alto ed il test risulta negativo in eco transtoracico (TTE), è necessario ripetere il test con l'approccio transesofageo (TEE), che permette una visualizzione ottimale del setto interatriale.

Difetto del setto interventricolare

È la più frequente cardiopatia malformativa congenita. La pervietà può realizzarsi a vario livello, nella parte membranosa o più in basso nel setto muscolare, in quest'ultima sede i difetti possono anche essere multipli. Pertanto i jet di *shunt* sinistro-destro, visibili con il CFM, possono avere aspetti e direzioni diverse.

Non è sempre facile visualizzare la soluzione di continuo del setto e spesso si sospetta il difetto per la rilevazione di anomali jet al color Doppler.

Con il Doppler continuo (CW) è anche possibile stimare la pressione nel ventricolo destro mediante il picco di velocità in sistole attraverso il difetto. Dato che la pressione aortica sistolica (SBP) è quasi identica alla pressione sistolica del ventricolo sinistro (LVSP) (in assenza di stenosi aortica) è possibile ottenere la pressione sistolica del ventricolo destro (RVSP) mediante l'equazione:

RVSP(mmHg)=SBP-Gradiente di pressione fra i due ventricoli

Letture consigliate

Feigenbaum H, Armstrong WF, Ryan T (2005) Feigenbaum's echocardiography. Lippincott Williams & Wilkins, Philadelphia

Oh JK, Steward JB, Tajik AJ (2007) The echo manual. Lippincott Williams & Wilkins, Philadelphia

Parte III
L'ecocardiografia in terapia intensiva

Esperienza è il nome che ciascuno dà ai propri errori
O. Wilde

L'ecocardiografia transtoracica in emergenza e terapia intensiva 22

Punti chiave

Acquisizione di competenze per l'intensivista
Primo esame sistematico d'inquadramento del paziente
Storia morfo-funzionale del cuore in esame ("eco-anamnesi")
Esami successivi
Esami rapidi per immediato inquadramento e trattamento: FAST, FATE e FEEL

Le modalità e le tecniche dell'esame ecocardiografico, riportato nei capitoli precedenti, sono applicate in terapia intensiva e nell'emergenza in modo diverso in base alle seguenti considerazioni:

1. Primo esame eco-Doppler d'inquadramento e diagnosi, sistematico, secondo uno schema logico e riproducibile che comprende la valutazione di tutte le principali strutture e misure. Si differenziano i quadri acuti, cioè non associati ai meccanismi di compenso dai quadri cronici, cioè con rimodellamento morfologico cardiaco da dilatazione e/o ipertrofia. È possibile così ricostruire la storia morfo-funzionale del cuore in esame, "eco-anamnesi" (vedi oltre).
2. Esami successivi, di rivalutazione o monitoraggio, più finalizzati ad una o più informazioni specifiche da seguire nel tempo, in risposta all'evoluzione del quadro clinico, agli interventi terapeutici e alla ventilazione meccanica.
3. Quesito clinico *focus-oriented* o *goal-directed* per patologia definita o da definire, ad esempio l'ipotensione (vedi Capitolo 24) o per una procedura di trattamento, ad esempio la *fluid-responsiveness* per il riempimento volemico (vedi Capitolo 23). Un'esame *focus-oriented* o *goal-directed* non è un esame di livello inferiore o sub-ottimale, ma un esame che ha lo scopo di rispondere, con un rapporto tempo/informazioni favorevole e con un algoritmo logico pre-definito, ad un preciso dubbio o quesito

A. Sarti, *Ecocardiografia per l'intensivista*.

clinico per una patologia nota o in corso di definizione, per iniziare subito ad impostare o rivedere la diagnosi ed il conseguente trattamento (Tabella 22.1).

4. Tempo a disposizione: esami rapidi. In caso di emergenza, paziente molto instabile, traumatizzato o addirittura in corso di supporto vitale avanzato (ALS), ci si concentra inizialmente solo nelle informazioni essenziali che si ottengono in qualche minuto (*focus assessed transthoracic echocardiography*, FATE, vedi oltre) (*focus assessment with sonography in trauma*, FAST, vedi Appendice 5), o in pochi secondi nel supporto vitale avanzato, (*focus echo evaluation in life support*, FEEL, vedi oltre e Appendice 10), e che permettono una rapida diagnosi di massima e un immediato intervento, ad esempio la somministrazione di adrenalina o altri farmaci attivi sull'emodinamica, l'approfondimento del supporto vitale (le 6 I e le 6 T, vedi oltre), la diagnosi di scompenso acuto, la diagnosi di tamponamento cardiaco, la pericardiocentesi, ecc.
5. Esperienza dell'operatore. Un operatore poco esperto si limiterà a quanto è in grado di ottenere e di interpretare e chiederà aiuto per ogni dubbio. Con il tempo l'operatore estende progressivamente le capacità tecniche e interpretative e applica le metodiche in base al quesito e al tempo a disposizione secondo il razionale logico riportato nei precedenti paragrafi. È importante considerare che l'ecocardiografia darà sempre informazioni rilevanti: dalle semplici, ma essenziali valutazioni di dimensioni e cinetica globale alle più raffinate diagnosi e misure fisiopatologiche.

Tabella 22.1 Esame *focus-oriented* vs esame completo

	Focus-oriented	Completo
Quando?	Subito, per iniziare il trattamento	Dopo l'approccio iniziale
Durata dell'esame?	Secondi/pochi minuti	15–20 minuti
Chi lo fa?	Medico d'emergenza o intensivista	Intensivista/ cardiologo
Approccio?	TTE	TTE/TEE
Cosa si ricerca?	Volumi, cinetica, tamponamento, versamento pleurico, PEA/pseudo PEA, risposte a quesiti specifici	Valutazione eco-doppler sistematica "eco- anamnesi"
Si ripete?	Sì, per ogni dubbio	Non per esteso

PEA, *pulseless electric activity; TEE*, ecocardiografia transesofagea; *TTE*, ecocardiografia transtoracica

Acquisizione di competenze per l'intensivista

Cholley delinea per la terapia intensiva una piramide di acquisizione progressiva di competenza ecocardiografica degli intensivisti.

Alla base, più larga, gli operatori meno esperti, idealmente tutti i medici della terapia intensiva (TI), ai quali si richiede di riconoscere:
a. un cospicuo versamento pericardico;
b. il diametro della vena cava inferiore e le variazioni respiratorie;
c. un'evidente dilatazione del ventricolo destro (RV);
d. un'evidente disfunzione del ventricolo sinistro (LV).

Al centro della piramide gli operatori in training più avanzato in grado di:
a. rilevare le disfunzioni valvolari;
b. misurare la funzione quantitativa del LV (frazione d'eiezione, EF);
c. misurare la gittata e la pressione polmonare;
d. valutare la *fluid responsiveness*.

In cima alla piramide gli operatori formati, con un consistente "background" cardiologico, spesso solo uno o qualcuno per ogni centro di TI, che possono eseguire tutta la gamma di diagnosi e valutazioni ecocardiografiche ed emodinamiche.

Primo esame sistematico d'inquadramento del paziente

Un esame sistematico presuppone un'esperienza consistente e la padronanza di tutte le tecniche ecocardiografiche B-mode in 2D, Mono M-mode e Doppler continuo (CW), pulsato (PW), color (CFM) e tissutale (TDI). Durante il training formativo è preferibile, per l'intensivista, richiedere l'intervento del cardiologo ed eseguire l'esame sistematico insieme al collega esperto.

È molto utile disporre di precedenti esami ecocardiografici, se disponibili. Il confronto è utilissimo per stabilire il punto di partenza del paziente, prima dell'episodio che lo ha portato nel dipartimento d'emergenza o in terapia intensiva. Spesso i reperti che si osservano sono molto diversi rispetto a quelli precedenti, anche di pochi giorni o addirittura di poche ore.

In effetti in area critica si eseguono spesso esami "eco-stress", cioè esami eseguiti su pazienti in condizione critica o instabile a causa di alterazioni pressorie, ipovolemia o ipervolemia, ipossiemia, ipercapnia, ventilazione meccanica, alti livelli di catecolamine circolanti, alterazioni neurologiche o metaboliche, intossicazioni, oppure in fase post-operatoria, che mostrano quindi alterazioni spesso non visibili in condizioni di riposo. Si diagnosticano, in altri termini, anomalie cardiovascolari che rimanevano latenti nelle valutazioni ambulatoriali.

Prima di accendere l'apparecchio eco si raccolgono comunque tutte le informazioni cliniche disponibili, dall'anamnesi, all'esame obiettivo e ai risultati degli accertamenti di laboratorio e radiografici e non si trascura mai il fonendoscopio. L'ecocardiografia parte sempre dal paziente e deve mantenere il paziente al centro del ragionamento clinico.

Quando si prende la sonda in mano è opportuno seguire una propria routine nell'ordine di acquisizione delle immagini e delle misure, in modo da non trascurare qualche struttura.

Con l'esperienza appena si appoggia la sonda, con i primi cicli cardiaci, si tende a farsi subito un'idea del cuore del paziente, ma è in ogni caso opportuno procedere con l'esame in modo sistematico per poi ritornare e concentrarsi sulle alterazioni rilevate, riesaminando il paziente alla luce dei reperti acquisiti.

Ogni operatore tende a costruirsi una propria routine di esame per arrivare alla diagnosi clinica supportata dalle immagini eco-Doppler.

Una possibile sequenza utilizzata dall'autore, con gli elementi da non trascurare, è riportata di seguito.

- Parasternale asse lungo (PSLAX): esame d'insieme e specifico, pericardio, misure della radice aortica, diametro del tratto di efflusso (per la gittata), atrio sinistro, valvola aortica, flussi e CFM, ventricolo destro, setto e ventricolo sinistro, cinetica parietale segmentale, valvola mitrale, flussi e CFM, apparato sottovalvolare.
- PSLAX modificata per il cuore destro: tratti di afflusso ed efflusso del RV, tricuspide e valvola polmonare, flussi e CFM, eventuale versamento pericardico.
- Parasternale asse corto (PSSAX): sezioni basali, valvola aortica e mitrale, flussi e CFM, afflusso ed efflusso destri con flussi e CFM, spessori e cinetica segmentale parietale a livello sub mitralico, papillari e apicale, aree telediastolica e telesistolica del ventricolo sinistro.
- Apicale 4 camere (A4C): morfologia generale del cuore, ventricoli e atri, funzione sistolica del ventricolo destro, cinetica parietale segmentale del LV, valvole atrio-ventricolari con flussi CW, PW e CFM, misura pressione polmonare sistolica da rigurgito tricuspidalico, frazione d'eiezione (ripetuta poi in A2C), flusso transmitralico per la funzione diastolica (picchi, rapporto e morfologia E/A), TDI dell'anello laterale mitralico, rapporto E/Ea, eventuale versamento pericardico.

- Apicale 2 camere (A2C): morfologia atrio e ventricolo sinistri, valvola mitrale, frazione d'eiezione, cinetica segmentale parietale.
- Apicale 5 camere (A5C): tratto di efflusso del LV con CW, PW e CFM, valvola aortica, flusso transaortico (picco, integrale velocità tempo per la gittata).
- Apicale 3 camere (A3C): morfologia LV e tratto di efflusso, mitrale e aorta, CFM e PW, cinetica segmentale parietale.
- Sottocostale 4C: morfologia generale del cuore, dimensioni e spessori, setto interatriale, ventricolo destro, eventuali versamento pericardio o pleurico, flussi CW, PW e CFM.
- Sottocostale asse corto: valvole, cinetica RV e LV.
- Sottocostale per la vena cava: diametro e variazioni respiratorie della cava inferiore, forma e dimensioni delle vene intraepatiche, PW venoso intraepatico.
- Soprasternale: arco aortico, arteria polmonare, aorta discendente, dimensioni e CW.
- Eco dei polmoni: versamenti pleurici, pneumotorace, atelectasie e consolidamenti polmonari, edema interstiziale, fibrosi polmonare.

Il report utilizzato dall'autore per l'esame standard sistematico in terapia intensiva è riportato nella Tabella 22.2.

Storia morfo-funzionale del cuore in esame ("eco-anamnesi")

Il cuore in esame è morfologicamente e funzionalmente normale? Per un operatore esperto, a conoscenza dei dati clinici del paziente, che considera gli effetti della ventilazione meccanica e tutte le altre interferenze tipiche del trattamento d'urgenza, già una prima occhiata alle immagini 2D fornisce un'idea della situazione e suggerisce possibili immediati interventi terapeutici. Dalla prima valutazione morfo-funzionale si passa subito al Doppler e alle misure se la situazione impone subito decisioni essenziali.

È chiaro che spesso le alterazioni acute si sovrappongono ai quadri cronici, molto frequenti nei malati in terapia intensiva, caratterizzati spesso da età avanzata e co-morbidità associate.

1. L'ipocinesia diffusa del ventricolo sinistro senza rimodellamento cardiaco (cioè senza ipertrofia e/o dilatazione) suggerisce una disfunzione acuta ad esempio da sepsi, miocardite, fase post-ischemica o post-anossica (*stunned myocardium*, miocardio stordito), o causata da sostanze tossiche o farmaci o ancora da marcato aumento dell'afterload, ad esempio grave ipertensione

Tabella 22.2 Report di esame ecocardiografico

UOC Anestesia e Rianimazione – TERAPIA INTENSIVA
Ospedale Santa Maria Nuova – Azienda Sanitaria di Firenze

Ecocardiogramma

Paziente Età Peso BSA M/F Data Ore

Qualità dell'esame: Finestre Acustiche:

Operatore (codice) FC PA VM PAM (vie aeree) Altri Dati:

LV:

Area teled/teles FE **TDI**: S E A

Funz. diastolica E/A E/Ea

CUORE DX: TAPSE

Atri e Setto:

Pericardio:

V. Mitrale:

V. Aortica:

V. Tricuspide: **V. Polmonare:**

Aorta: **Polmonare:**

V.C. inferiore (diam.) **Variazioni %** **V. intraepatiche**

Volume sistolico **Gittata cardiaca:** **Indice cardiaco:**

P. polm. sist. **Diastolica** **Media**

ECO Polmonare:

Sintesi delle principali alterazioni:

Implicazioni terapeutiche:

Firma

arteriosa acuta in un paziente precedentemente in buon controllo pressorio. Se è presente rimodellamento con dilatazione è facile pensare ad una miocardiopatia dilatativa.

2. L'ipocinesia o l'acinesia di una o più pareti o parte di una parete cardiaca sono tipici dell'ischemia acuta e dell'infarto, ma possono riflettere anche alterazioni croniche. A grandi linee, anche se esistono variazioni individuali, gran parte del setto (tranne un segmento basale, rifornito dalla coronaria destra) e della parete anteriore sono in rapporto alla discendente anteriore, la parete inferiore e la parete del ventricolo destro riflettono la perfusione della coronaria destra, mentre la parete laterale e quella posteriore (tranne una piccola porzione vicino all'apice rifornita dalla coronaria destra) sono rifornite dalla circonflessa (vedi Capitolo 23). Se l'area ipo-acinetica presenta anche assottigliamento di parete e iper-riflettenza eco da cicatrice fibrosa si pensa ad un'alterazione infartuale non recente.
3. L'ipercinesia diffusa del ventricolo sinistro (Fig. 22.1), reperto frequente in terapia intensiva, visibile anche come marcata riduzione o addirittura collasso della cavità ventricolare in

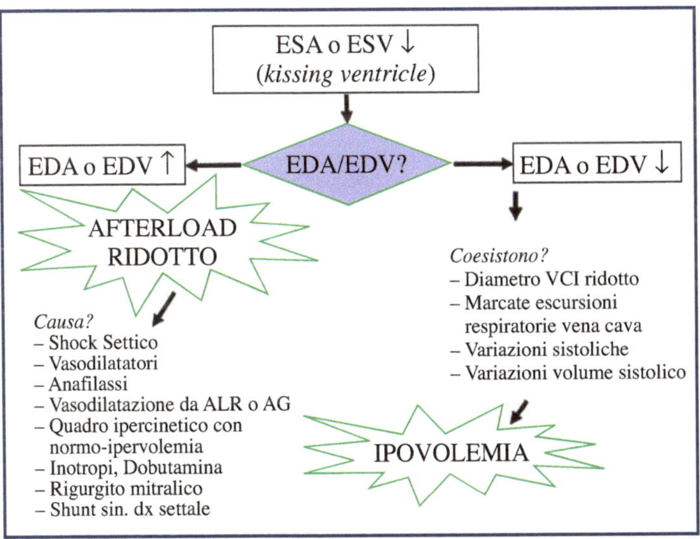

Fig. 22.1 Algortimo eco-guidato di valutazione del ventricolo sinistro ipercinetico: diagnosi differenziale fra l'ipovolemia e la riduzione acuta dell'*afterload* (post-carico). *AG*, anestesia generale; *ALR*, anestesia loco-regionale; *EDA*, area telediastolica; *EDV*, volume telediastolico; *ESA*, area telesistolica; *ESV*, volume telesistolico; *VCI*, vena cava inferiore

telesistole (*kissing ventricle*), può essere associata all'ipovolemia e si accompagna in questo caso a:

a. una riduzione anche del volume o dell'area telediastolica;
b. un ridotto diametro della cava inferiore con marcate variazioni respiratorie.

Oppure, se l'area o il volume telediastolico è normale o aumentato, l'ipercinesia può essere in rapporto ad un "facilitato" svuotamento ventricolare da basse resistenze periferiche:

- sepsi;
- anafilassi;
- vasodilatatori;
- anestesia spinale o peridurale;
- sindrome vaso-vagale;
- ipertiroidismo;
- cirrosi;
- gravidanza avanzata.

Il facilitato svuotamento può essere dovuto anche all'eiezione sistolica diretta, in parte, in camere a bassa pressione:

- insufficienza mitralica, flusso in atrio sinistro;
- *shunt* sinistro-destro tramite il setto interventricolare.

4. L'ipertrofia, sia del ventricolo destro che del sinistro, suggerisce sempre un'alterazione cronica. Si studia sempre la morfologia e funzione delle valvole. L'ipertrofia del setto nella porzione basale è tipica del soggetto iperteso, ma se molto marcata fa pensare ad una cardiomiopatia ipertrofica. Anche la stenosi aortica può essere in causa, particolarmente nel soggetto anziano. L'ipertrofia si accompagna spesso alla disfunzione diastolica e, nell'ipertrofia basale del setto, al rischio di ostruzione dinamica all'efflusso, facilitata da ipovolemia e ipercontrattilità. Ovviamente alterazioni acute si possono facilmente sovrapporre a quelle croniche pre-esistenti. Una ridotta cinetica globale in un cuore ipertrofico associata a dilatazione anche lieve e ingrandimento dell'atrio sinistro suggerisce la fase finale di cedimento sisto-diastolico.
5. La dilatazione del ventricolo sinistro fa pensare anch'essa ad un adattamento che si è realizzato nel tempo, cardiopatia dilatativa, e può realizzarsi mantenendo la forma ellittica o con un aumento del diametro laterale ventricolare che porta alla "sfericizzazione" ventricolare, quasi sempre associata a dilatazione dell'anulus e insufficienza mitralica. Mediante la clinica e gli altri elementi ecocardiografici, compreso lo studio delle val-

vole mitrale e aortica e la cinetica globale (EF) e parietale, si individuano le cause e si stabilisce la gravità.

6. La dilatazione dell'atrio sinistro è di frequente riscontro, soprattutto nel paziente anziano, e ha sempre significato sia diagnostico che prognostico. Se non coesistono valvulopatie mitraliche può essere in gioco una marcata disfunzione del ventricolo sinistro, sia sistolica che diastolica.
7. Le insufficienze valvolari acute della mitrale e dell'aortica, non si accompagnano a dilatazione ventricolare. Anche se con il CFM sembrano modeste, si associano ad elevate pressioni ventricolari e atriali e possono in realtà spiegare, nel malato in condizione critica o instabile, quadri di ridotta gittata acuta e/o edema polmonare. Il quadro clinico di base (es. ischemia o infarto) e gli altri reperti eco (es. vegetazioni nell'endocardite) avvalorano l'interpretazione diagnostica.
8. La dilatazione del ventricolo destro senza ipertrofia è in relazione al sovraccarico acuto di volume e/o pressione del cuore destro, tipico in emergenza e terapia intensiva dell'embolia polmonare o della sindrome da distress respiratorio acuto (ARDS). Il setto in questi casi si sposta verso il ventricolo sinistro appiattendolo (immagine a "D" del LV in PSSAX). Nell'embolia polmonare si può osservare anche l'ipocinesia della parte basale del ventricolo associata al mantenimento della cinetica apicale (McConnell), ma il segno non è specifico, né molto frequente.
9. La dilatazione del ventricolo destro con ipertrofia parietale è un quadro cronico più spesso causato dalla broncopneumopatia cronica ostruttiva (BPCO) o comunque dall'ipertensione polmonare. Coesiste spesso, nelle forme gravi, discinesia settale (setto paradosso).
10. L'ipocinesia del ventricolo destro senza rimodellamento si può presentare in corso di:
    - sepsi;
    - ipertensione polmonare da embolizzazione o da ventilazione meccanica;
    - infarto del ventricolo destro, associato in genere al coinvolgimento ipo-acinetico della parete inferiore del ventricolo sinistro.

    Il ventricolo destro si dilata in rapporto allo stato volemico, al grado di disfunzione contrattile e all'interdipendenza dei due ventricoli. La vena cava tende a distendersi.

Gli altri aspetti ecocardiografici associati, ad esempio le alterazioni morfologiche e Doppler valvolari, i versamenti pericardici e le dimensioni degli atri con il setto interatriale, che si gonfia verso l'atrio a minore pressione, forniscono altre indicazioni che facilitano o confermano l'orientamento diagnostico e la stima della gravità.

L'eco dei polmoni poi (edema interstiziale, fibrosi, versamenti e addensamenti), contribuisce ulteriormente all'inquadramento clinico.

Esami successivi

Nelle fasi acute d'instabilità emodinamica del paziente si ripete la valutazione ecocardiografica molto spesso, per seguire l'evoluzione clinica, ed in particolare dopo le modificazione del trattamento, ad esempio:

- dopo un bolo di fluido o il sollevamento dele gambe per stabilire la *fluid responsiveness* e ricostruire la curva Frank Starling del malato in quel momento, volume sistolico, gittata e variazioni della vena cava;
- dopo l'inizio e le variazioni nella somministrazione di farmaci attivi sull'emodinamica, funzione sistolica e diastolica;
- nello shock settico con vasoparalisi: spesso l'infusione di noradrenalina rende evidente la disfunzione sistolica del LV, ridotta frazione d'eiezione, "mascherata" precedentemente dalle resistenze periferiche ridotte;
- nello scompenso acuto, funzione sistolica e diastolica, per seguire la risposta ai vasodilatatori e alla dobutamina o al levosimendan;
- dopo l'inizio, o rilevanti modificazioni d'impostazione della ventilazione meccanica; funzione sistolica del RV, sistolica e diastolica del LV, pressione di riempimento, stima della pressione in arteria polmonare (vedi Capitolo 23);
- nelle fasi di svezzamento dal ventilatore, diastole, pressione di riempimento e pressione polmonare (vedi Capitoli 23 e 24);
- nel corso del trattamento dell'edema polmonare, funzione ventricolare e eco del polmone per la quantizzazione dell'acqua interstiziale (code di cometa, vedi Appendice 3);
- eco polmonare durante e dopo l'evacuazione di versamenti pleurici (vedi Appendice 4);
- per seguire nel tempo l'evoluzione globale del quadro cardiovascolare, ad esempio nella sepsi, nello scompenso acuto, nell'edema polmonare, nell'ARDS e nelle intossicazioni.

L'esame diventa quindi finalizzato per seguire principalmente l'evoluzione, spontanea o in base al trattamento, di alcune variabili anatomo-funzionali e fisiopatologiche, molto spesso:

1. la frazione d'eiezione;
2. il volume sistolico e l'integrale velocità-tempo (VTI);
3. le aree telediastolica e telesistolica;
4. le dimensioni e variazioni respiratorie della vena cava inferiore;
5. la gittata cardiaca, da valutare in termini di adeguatezza sempre in rapporto alla SVO_2;
6. le pressioni di riempimento ventricolare sinistre;
7. la stima della pressione polmonare occludente (E/Ea);
8. la funzione sistolica destra, ispettiva o integrata dal *tricuspid anular plane systolic excursion* (TAPSE);
9. la stima semiquantitativa dell'acqua intrapolmonare interstiziale;
10. il livello della pressione in arteria polmonare.

Durante la stabilizzazione delle condizioni del paziente l'esame, dopo il primo ecocardiogramma sistematico, viene spesso ripetuto in pratica ogni 15–30 minuti, per la durata di alcune ore per i malati instabili, realizzando quasi un monitoraggio, da mettere in relazione all'osservazione del malato e agli altri dati clinici generali ed emodinamici raccolti con le altre metodiche (SVO_2, dati del cateterismo dell'arteria polmonare e termodiluizione, PICCO, PRAM, ecc.). Si integrano così tutte le informazioni disponibili per la migliore gestione del paziente.

L'ecocardiografia, integrata dall'ecografia del torace, in realtà, fornisce molto spesso tutte le informazioni necessarie, ma è utile, per la gestione del malato critico in fase acuta, disporre della misura della gittata in continuo con un metodica non eco.

Esami rapidi per immediato inquadramento e trattamento: FAST, FATE e FEEL

Focused assessment with sonography in trauma (FAST)

Il FAST riguarda un approccio ecografico (non solo ecocardiografico), nato per il paziente traumatizzato per stabilire se sia presente o meno un'emorragia acuta addominale o un versamento o emorragia pericardica o pleurica.

È trattato nell'Appendice 5.

Focus assessed transthoracic echocardiography (FATE)

Il protocollo FATE è nato per iniziativa di intensivisti danesi per delineare. secondo un approccio abbreviato, essenziale ed in sequenza, la valutazione urgente ecografica del torace nel paziente emodinamicamente instabile. Questa applicazione nell'uso degli ultrasuoni si è resa necessaria anche perché in più del 50% degli ospedali danesi non è attiva la consulenza ecocardiografica dopo il normale orario di lavoro diurno.

Il protocollo è proposto anche per ecocardiografisti non particolarmente esperti ed enfatizza il valore dell'ecografia cardio-toracica come estensione della valutazione clinica (*see what the human eye fails to see*) per una pronta definizione diagnostica essenziale.

Si basa su:

1. Esclusione di patologia ovvia di facile identificazione.
2. Valutazione degli spessori delle pareti e dimensioni delle cavità.
3. Valutazione della contrattilità globale e regionale.
4. Imaging della pleura bilaterale.
5. Correlazione dei risultati dell'esame nel contesto clinico del paziente.

   Le finestre acustiche proposte, applicabili secondo l'elenco, o con l'ordine preferito dall'operatore in base al contesto clinico, sono:

   - la sottocostale;
   - la apicale quattro camere A4C;
   - la parasternale asse lungo PSLAX;
   - la parasternale asse corto PSSX;
   - l'eco pleuro-polmonare.

Dopo un'occhiata generale, volta alla ricerca di grossolane alterazioni morfo-funzionali, si misurano principalmente le dimensioni dei ventricoli e degli atri (giudicando il grado di riempimento vascolare, ipovolemia?), gli spessori e la contrattilità, ispettivamente (*eye-balling*) per il RV e mediante il *fractional shortening* o la frazione d'eiezione per il LV. Si valuta inoltre l'eventuale presenza di versamento pericardio e/o pleurico. La valutazione dell'afterload è possibile in modo indiretto, per esclusione (Fig. 22.2).

È consultabile in rete (vedi Letture consigliate) lo schema del protocollo originale.

È dimostrato che la valutazione ecografica così eseguita, da medici non cardiologi, risulta di sufficiente qualità per ottenere rapidamente risposte utili per il 97% dei pazienti in shock in area critica e d'emergenza.

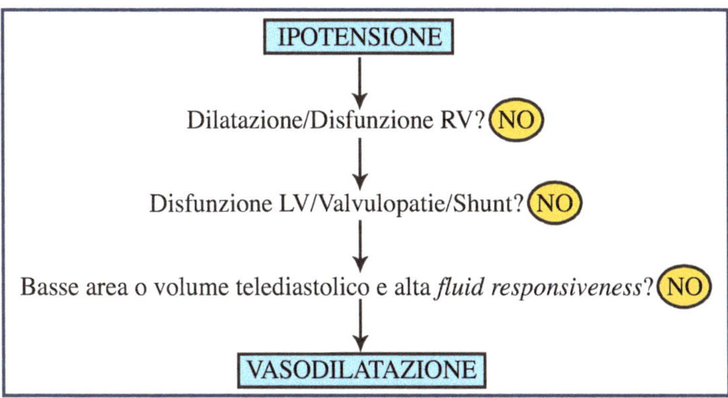

Fig. 22.2 Schema rapido di conferma di riduzione del post-carico nel paziente ipoteso. *LV*, ventricolo sinistro; *RV*, ventricolo destro

Focus echo evaluation in life support (FEEL)

Il FEEL (vedi Appendice 10) nasce dal concetto dell'incorporazione della valutazione ecocardiografica di durata molto breve durante la rianimazione d'emergenza o nelle situazioni di peri-arresto cardiaco. L'ecocardiografia non è ancora inserita nel supporto vitale avanzato in base alle linee guida attuali ILCOR del 2005, anche se è ragionevole pensare che lo sarà nel prossimo aggiornamento.

In effetti la metodica può rivelare immagini utili per stabilire:

1. L'esistenza e la causa di una dissociazione elettromeccanica in corso di arresto cardiaco PEA (*pulseless electric activity*) e distinzione fra la vera PEA e la cosiddetta falsa PEA (residuo movimento cardiaco). Ad esempio:
   a. embolia polmonare massiva;
   b. tamponamento cardiaco;
   c. grave ipovolemia;
   d. grave riduzione di contrattilità.

   La distinzione ecocardiografica fra la vera PEA (cuore immobile) e la falsa PEA (presenza di cinetica residua ventricolare) non è accademica, dato che la falsa PEA è maggiormente associata alla possibilità di una rianimazione efficace e spinge a ricercare le cause possibili e trattabili, cioè:
   - le 6 "I", ipossia, ipovolemia, ipokaliemia e ipocalcemia, ipoglicemia, ipotermia;
   - le 6 "T", tromboembolia, tamponamento, tossici e pneumotorace iperteso, trombosi coronarica (infarto), trauma.

La valutazione eco è in questo caso della durata di 10 secondi ed è inserita in una breve pausa fra le compressioni e ventilazioni (rianimazione cardiopolmonare – CPR 30 a 2) dopo 5 cicli di rianimazione cardiopolmonare. Naturalmente la preparazione dell'apparecchio eco ed il posizionamento idoneo con la sonda già in mano sono fatti dall'operatore ecocardiografista durante la CPR eseguita da altri operatori sanitari. L'interferenza con la CPR è quindi temporanea ed è comunque compensata dalle maggiori informazioni disponibili per una corretta gestione *in progress* della rianimazione.

2. La valutazione del cuore e grossi vasi nelle condizioni di periarresto e grave instabilità, riscontrando ad esempio:
   1. grave ipovolemia (*kissing ventricles*);
   2. embolia polmonare massiva (materiale trombo-embolico nel cuore o in transito e/o grave dilatazione e disfunzione del ventricolo destro);
   3. tamponamento cardiaco;
   4. scompenso acuto di pompa;
   5. bradicardia estrema con grave riduzione di contrattilità;
   6. infarto miocardico massivo;
   7. quadri da complicazioni iatrogene (pneumotorace, versamenti).

In questo caso l'esame dura un po' di più, ma rimane entro i 60 secondi.

Le proiezioni utilizzate nel FEEL sono nell'ordine:

- la sottocostale, più facilmente utilizzabile nel paziente supino, che permette anche di vedere la vena cava inferiore;
- la parasternale asse lungo e corto, PSLAX e PSSAX ,se la sottocostale non dà informazioni;
- la apicale quattro camere A4C, come ultima eventuale proiezione.

Le valutazioni sono di tipo qualitativo, *eye-balling*, a colpo d'occhio, o al massimo semiquantitative per operatori un po' più esperti.

Letture consigliate

Breitkreutz R, Walcher F, Seeger F (2007) Focused echocardiographic evaluation in resuscitation management: concept of an advanced life support-conformed algorithm. Crit Care Med 35:S150–S161

Cholley BP, Vieillard, Baron A, Mebazaa A (2005) Echocardiography in the ICU: time for widespread use! Intens Care Med 32:9–10

Jensen MB (2004) Transthoracic echocardiography for cardiopulmonary monitoring in intensive care. Eur J Anaesthesiol 21:700–707

Noble VE, Nelson B, Sutingo AN (2007) Emergency and critical care ultrasound. Cambridge Medicine, Cambridge

Protocollo FATE: http//www.fate-protocol.com. Accessed 25 August 2008

Tayal VS, Kline JA (2005) Emergency echocardiography to detect pericardial effusion in patients in PEA and near-PEA states. Resuscitation 59:315–319

L'ecodinamica, emodinamica eco-guidata

23

Punti chiave

Protocollo generale di valutazione e intervento sull'emodinamica
Ipovolemia
Fluid responsiveness
Misura del diametro del LVOT, VTI, SV e gittata cardiaca
Pressione atriale sinistra (LAP) e pressione capillare polmonare occludente (PCWP)
Uso dei farmaci attivi sull'emodinamica

Lo studio ecografico e Doppler del cuore nell'emergenza e terapia intensiva fornisce tutta una serie di informazioni emodinamiche essenziali, alcune ottenibili nella pratica clinica solo con questa metodica.

Protocollo generale di valutazione e intervento sull'emodinamica

Il protocollo generale in uso presso la terapia intensiva (TI) dell'ospedale Santa Maria Nuova di Firenze per il paziente instabile, ipoperfuso/ipoteso, è riportato nella Figura 23.1. L'ipotensione è trattata nel Capitolo 24.

Nessun indice emodinamico centrale permette di giudicare l'adeguatezza del trasporto di ossigeno ai tessuti e non esiste un livello pre-determinato di una variabile emodinamica, come l'indice cardiaco, che debba essere raggiunto e mantenuto per ottenere un flusso ematico ottimale.

Pertanto lo schema parte dalla valutazione della saturazione in ossigeno del sangue venoso misto, SVO_2, come indice di adeguata perfusione tissutale e delinea un algoritmo che prevede il riempimento volemico se si rileva con il sollevamento passivo delle gambe

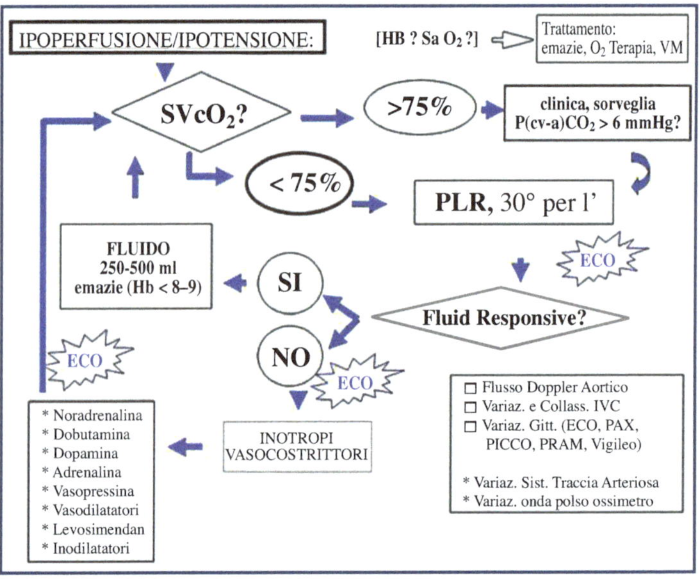

Fig. 23.1 Schema del protocollo generale d'intervento sull'emodinamica a partenza dalla saturazione venosa mista in ossigeno. *PLR*, sollevamento passivo delle gambe; *$SVcO_2$*, saturazione arteriosa del sangue in V. cava superiore; *$P(cv\text{-}a)CO_2$*, gradiente venoso centrale – arterioso di CO_2; *VM*, ventilazione meccanica

(PLR) e poi eventualmente con il bolo di fluido, un aumento del volume sistolico e una riduzione della variabilità sistolica pressoria e del diametro della vena cava inferiore nel ciclo respiratorio. L'uso del sollevamento passivo delle gambe, che comporta un'autotrasfusione paragonabile a un bolo di fluido e produce variazioni emodinamiche correlate solo all'aumento di pre-carico, permette di non somministrare fluidi non indicati, se i dati di *fluid responsiveness* (vedi oltre) dimostrano che il paziente non è in grado di aumentare la gittata con il riempimento vascolare, cioè si trova nella curva di Frank Starling a un livello al quale i boli di fluido aumentano la pressione venosa e/o nel circolo polmonare senza aumenti, o addirittura con diminuzioni, del volume sistolico.

È noto infatti che l'eccesso di fluidi può essere per varie ragioni deleterio nel paziente critico. Pertanto la decisione di infondere fluidi è cruciale (Fig. 23.2). Spesso, in assenza di una precisa valutazione ecocardiografica della *fluid responsiveness*, si somministrano quantità insufficienti di fluidi nelle prime fasi, ad esempio in corso di shock settico iniziale, mentre s'infondono in largo eccesso

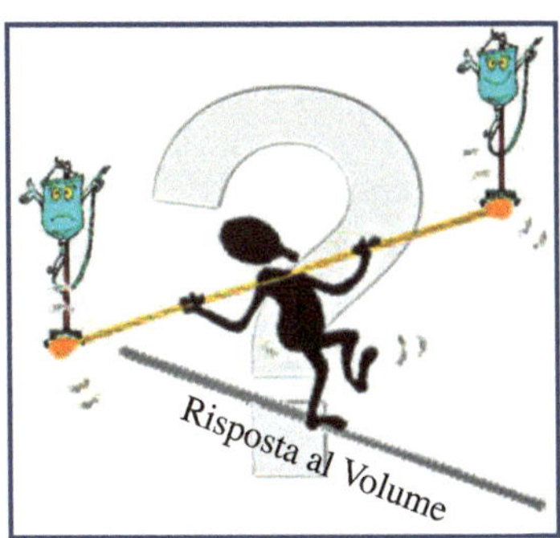

Fig. 23.2 Fluidi si o no?

fluidi indesiderabili nelle fasi successive, aumentando in modo indiscriminato il terzo spazio e l'acqua intrapolmonare.

Dopo l'eventuale utilizzo del riempimento volemico si decide, anche in base ai reperti ecocardiografici, se e come utilizzare i farmaci attivi sull'emodinamica.

La saturazione del sangue venoso misto in arteria polmonare, ma anche quella del sangue venoso centrale ($ScVO_2$), che non presuppone l'utilizzo del catetere di Swan Ganz (oggi sempre meno utilizzato), sono parametri di perfusione tissutale indicati dalla letteratura per giudicare l'adeguatezza della rianimazione cardiocircolatoria, indicata da una $ScVO_2$ uguale o maggiore del 75%.

Dati recenti evidenziano che, soprattutto nei pazienti settici già rianimati con SVO_2 maggiore del 70%–75%, può ancora sussistere un'inadeguata perfusione tissutale (lattati elevati, acidosi metabolica, disfunzioni d'organo), evidenziabile da un aumento del gradiente venoso misto-arterioso di anidride carbonica [$P(v\text{-}a)CO_2$]. In effetti, anche il [$P(v\text{-}a)CO_2$], cioè il gradiente fra la pressione parziale di CO_2 del sangue venoso centrale e quella arteriosa, è inversamente correlato con l'indice cardiaco e può essere considerato un "marker" di adeguatezza del flusso capillare e venoso per la rimozione dell'anidride carbonica prodotta. Un gradiente maggiore di 6 mmHg riflette l'inadeguata perfusione e può guidare a un'ulteriore rianimazione emodinamica.

La valutazione ecocardiografica interviene idealmente lungo tutta l'applicazione dell'algoritmo (Fig. 23.1), dal primo inquadramento del paziente alla misura, ripetuta, della risposta PLR o al bolo di fluido, al *decision making*, valutazione e rivalutazione, sull'uso di farmaci in dosi progressive (inotropi, vasocostrittori o vasodilatanti), fino alla revisione per seguire l'andamento del processo patologico e la risposta generale alla terapia.

Ipovolemia

L'ipovolemia, assoluta o relativa, è molto comune nell'emergenza e in terapia intensiva. L'ipovolemia non corretta si associa spesso all'ipotensione e all'uso di dosi crescenti di dopamina o noradrenalina, con il risultato che il paziente diventa sempre più ipoperfuso. La terapia diuretica d'altra parte, ampiamente utilizzata sia in ambienti medici che chirurgici, ma non sempre motivata per indicazioni, durata e dosaggi, provoca disidratazione e ipovolemia. L'inquadramento dell'ipotensione, mediante un algoritmo specifico, è trattato nel Capitolo 24.

Lo *stressed volume*, contrapposto al volume di riserva, *unstressed volume*, rappresenta la quantità di sangue in gioco nel ritorno venoso, dato dalla pressione sistemica media (Figg. 23.3 e 23.4) (cioè il volume che genera una pressione positiva, anche detto volemia

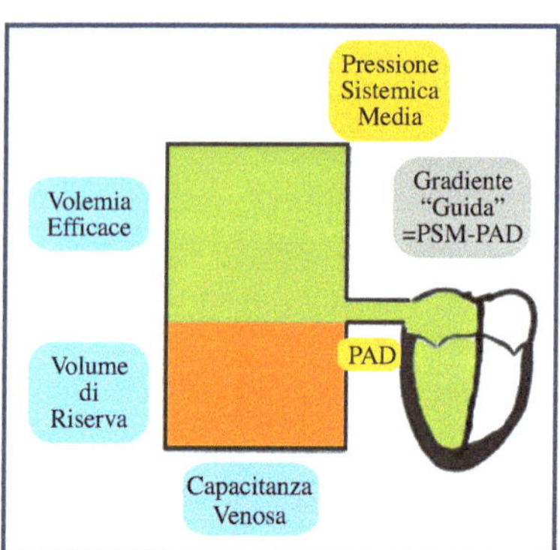

Fig. 23.3 Schema grafico sul precarico del ventricolo destro. *PAD*, pressione atriale destra; *PSM*, pressione sistemica media

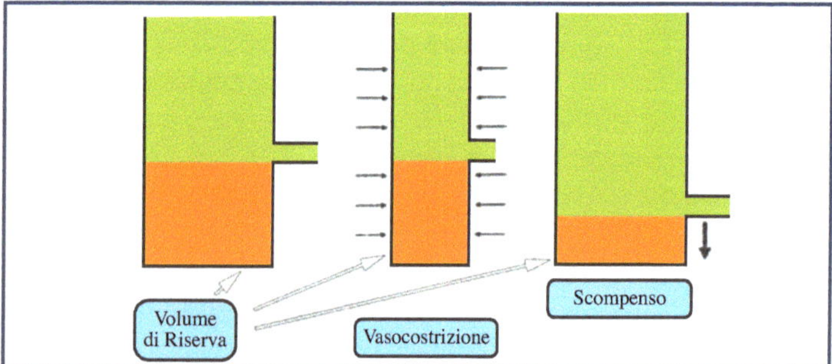

Fig. 23.4 Schema grafico del pre-carico del ventricolo destro in fisiologia e patologia

effettiva). La volemia può facilmente ridursi in assoluto, come nell'emorragia, nell'aumentata permeabilità capillare e nella diuresi forzata da diuretici, o in relativo, cioè in rapporto alla capacitanza del sistema vascolare, come nella sepsi e in generale nella vasodilatazione.

È ormai ben dimostrato quanto né la pressione venosa centrale (PVC), né la pressione capillare occludente (PCWP), possano costituire una guida per stabilire il reintegro volemico (anche se molto spesso l'inizio della ventilazione meccanica in un paziente con PVC<10 cmH_2O produce una diminuzione della gittata cardiaca).

Molti dati statici nel ciclo cardiaco ricavabili dall'ecocardiografia, come diametri, aree e volumi a fine diastole, riflettono il riempimento delle camere cardiache e del sistema venoso centrale, ma il cuore può essere dilatato per disfunzione contrattile o valvulopatie e pertanto le dimensioni non costituiscono una stima sicura del pre-carico. È bene ricordare subito che la valutazione dello stato di riempimento e la conseguente eventuale fluidoterapia sono cruciali in terapia intensiva e derivano dall'integrazione ragionata di tutte le informazioni disponibili, cliniche e strumentali. L'ecocardiografia, con i dati statici e soprattutto dinamici (vedi oltre) che fornisce, rappresenta un'arma fondamentale, insostituibile, per queste decisioni.

La somministrazione di fluidi infatti, non può essere indiscriminata. L'eccesso di fluidi può produrre peggioramento degli scambi gassosi (il controllo della pressione di riempimento migliora la prognosi nella sindrome da distress respiratorio acuto – ARDS!) e aumento delle resistenze delle vie aeree, oltre a uno stato diffuso di edema con peggioramento degli scambi tissutali. La terapia diuretica con furosemide inoltre, utilizzata per liberarsi dell'eccesso di acqua e sali, può rappresentare un fattore di rischio nella patogenesi dell'insufficienza renale acuta, secondo dati recenti.

Certamente un quadro conclamato di ipovolemia, che richiede l'immediata fluidoterapia, è facilmente riconoscibile in tutte le proiezioni, se la funzione bi-ventricolare è conservata:

- parasternale asse lungo (PSLAX), assente distanza fra il setto e la mitrale in massima apertura in 2D e M-mode, ridotti diametri ventricolari e atriali, ridotte escursioni valvolari mitralica e aortica in sistole e rallentamento della chiusura aortica in diastole;
- parasternale asse corto (PSSAX), riduzione dell'area telediastolica (EDA) del ventricolo sinistro (LV) (e telesistolica se la funzione sistolica è normale, fino al collasso sistolico, *kissing ventricle*) a livello papillare (EDA<5,5 cm^2/m^2 di superficie corporea, BSA), riduzione di ampiezza del semi-anello del

ventricolo destro (RV), scarso flusso Doppler pulsato (PW) (picco e VTI) in arteria polmonare;

- apicale 4 camere (A4C), riduzione del volume telediastolico del LV (EDV) (v.n. 56-104 e 67-155 nella donna e nell'uomo rispettivamente) e telesistolico (*kissing ventricle*), riduzione delle dimensioni delle altre cavità, area telediastolica del ventricolo destro (RVEDA) <11 cm^2, quadro ipercinetico, riduzione di ampiezza delle aperture valvolari; riduzione di ampiezza dell'onda E diastolica del flusso transmitralico;
- apicale 5 camere (A5C), scarso volume sistolico, ricavabile dal picco di velocità o dall'integrale velocità tempo (VTI) CW del flusso aortico con il diametro del tratto di efflusso del ventricolo sinistro (LVOT);
- sottocostale, riduzione di ampiezza della vena cava inferiore (IVC) con collasso o marcate variazioni respiratorie, diametro IVC<12 mm in ventilazione spontanea e <15 mm in ventilazione meccanica. Da notare però che la IVC è distesa e non collassabile nella pericardite costrittiva e nel tamponamento cardiaco, condizioni che si associano all'ipotensione.

I dati statici di aree o volumi tuttavia, anche se superiori ai dati pressori (PVC o PCWP), sono attendibili per un giudizio sul precarico solo in presenza di ipovolemia conclamata e non informano sul potenziale aumento della gittata dopo carico di fluidi. Per questo scopo sono utilizzati gli indici dinamici che permettono di costruire la curva Frank Starling del cuore del paziente (*fluid responsiveness*, vedi oltre) in ogni momento specifico del decorso clinico. La curva infatti, e quindi la positiva risposta al carico di volume, si sposta per:

- variazioni della contrattilità (dP/dT);
- variazioni della distensibilità ventricolare, ad esempio in risposta all'uso di inotropi, all'equilibrio elettrolitico o a un più favorevole apporto ematico al ventricolo sinistro in base al livello della pressione arteriosa diastolica e alla durata della diastole stessa (tachicardia, fibrillazione atriale).

Fluid responsiveness

Interazione cuore-polmone

La necessità di un intervento per ottenere un aumento di gittata, come già detto, non può che scaturire da indici periferici di perfusione tissutale che rivelano questa necessità (SVO_2, gradiente venoso centrale-arterioso di CO_2, lattati). Il cuore sano in condizioni normali, infatti, presenta spiccata *fluid responsiveness* anche se la gittata è già perfettamente adeguata alle necessità tissutali e non è pertanto da aumentare.

Il pre-carico non è *fluid responsiveness*, cioè per ogni dato di volume o tanto meno di pressione non si può stabilire quale sarà la risposta a un carico di fluido.

L'interazione cuore-polmone, cioè la risposta cardiovascolare alle variazioni pressorie intratoraciche nel ciclo respiratorio, sia in ventilazione spontanea che meccanica, permette invece di stabilire se un apporto di fluido possa o meno incrementare la gittata cardiaca. È intuitivo come l'inspirazione e l'espirazione, con le variazioni pressorie indotte all'interno del torace, si facciano sentire tanto più quanto più la pressione all'interno delle grosse vene e delle camere cardiache è bassa. Le interazioni dipendono in modo evidente dalla posizione della curva Frank Starling del cuore in esame: nella porzione ripida della curva gli effetti sono evidenti, mentre nella porzione orizzontale risultano minimi o nulli.

Il paziente *non responder* presenta in genere una delle seguenti condizioni:

- aumento della capacitanza venosa;
- sovraccarico del circolo centrale (ipervolemia);
- disfunzione diastolica ventricolare sinistra;
- disfunzione sistolica destra o sinistra.

Le variazioni emodinamiche nel ciclo respiratorio hanno espressione clinica a vari livelli, dalla semplice osservazione del paziente fino agli indici eco-derivati:

- variazione del polso nel ciclo respiratorio;
- variazione della distensione delle vene del collo;
- variazione dell'ampiezza massima pletismografica dell'onda del polso ossimetro;
- variazione del valore massimo della pressione arteriosa sistolica invasiva (*systolic variation*);
- variazione delle oscillazioni del diametro della vena cava inferiore (TTE) o superiore (TEE);
- variazione del volume sistolico (SV) o, più semplicemente, del picco di velocità o dell'ampiezza e altezza (area) dell' integrale velocità tempo dell'eiezione aortica o polmonare al Doppler, VTI, dato che il diametro del tratto di efflusso, necessario per la misura del volume sistolico, rimane costante in acuto;
- variazione della gittata cardiaca o dell'indice cardiaco.

Ventilazione meccanica

Gli effetti emodinamici della ventilazione meccanica sono riportati nella Figura 23.5.

In linea generale la ventilazione a pressione positiva esalta le variazioni emodinamiche indotte dal ciclo respiratorio a causa di pressioni intratoraciche più alte e con maggiori variazioni rispetto a quelle della ventilazione spontanea.

Molto spesso proprio l'introduzione della ventilazione meccanica fa precipitare un compenso emodinamico in risposta all'ipovolemia al limite, producendo rapidamente un quadro da bassa gittata. Se d'altra parte in ventilazione meccanica non si osserva alcuna variazione del diametro della vena cava inferiore non esiste in genere evidente *fluid responsiveness*.

Mentre nella ventilazione spontanea si osserva una diminuzione della pressione intratoracica in inspirazione, che sposta la curva Frank Starling verso sinistra (aumento dello *stroke volume* nel *responder*, nella inspirazione artificiale a pressione positiva la curva è spostata verso destra, con diminuzione dello *stroke volume* nel *responder*).

In ogni caso, anche se in modo invertito, si osserveranno modificazioni tanto più evidenti quanto più il cuore opera nella porzione ripida della curva che mette in relazione la pressione atriale destra con il ritorno venoso e la gittata (*responder*) (Fig. 23.6).

È da tener presente anche che la ventilazione meccanica peggiora la funzione del cuore destro soprattutto se alterata di base

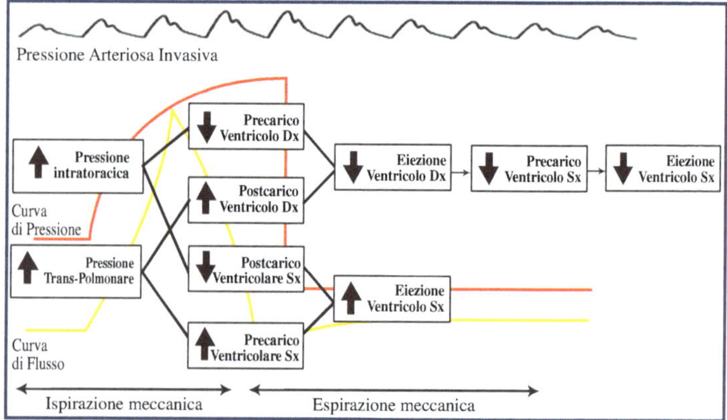

Fig. 23.5 Effetti emodinamici della ventilazione meccanica

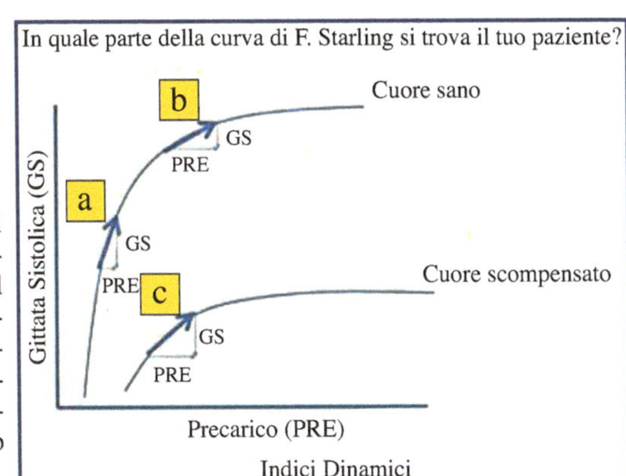

Fig. 23.6 Legge di Frank-Starling: pazienti responsivi al fluido e non responsivi. *a*, paziente responsivo; *b*, paziente non responsivo; *c*, paziente poco responsivo

per un aumento del post-carico destro, mentre migliora in genere la funzione ventricolare sinistra alterata, per un effetto sulla pressione transmurale ventricolare.

Indici di *fluid responsiveness*: cautela e limitazioni

Le variazioni emodinamiche indotte dal ciclo respiratorio, come guida alla *fluid responsiveness*, anche se validati per lo più nei pazienti settici, sono quanto di meglio abbiamo a disposizione per decidere di infondere o meno fluidi, ma devono essere considerate tre principali limitazioni:

1. Una valutazione precedente o concomitante della tolleranza al carico eventuale di fluido è sempre indicata, cioè la clinica per prima cosa, poi esame ecocardiografico:
   - funzione del cuore destro (rapporto RVEDA/LVEDA e spostamento laterale dell'anello tricuspidalico – TAPSE in A4C);
   - funzione diastolica ventricolare sinistra mediante Doppler del flusso transmitralico e tissutale (velocità di E e Ea, E/A, E/Ea).

   La scarsa tolleranza al riempimento vascolare è più frequente nei soggetti anziani, ipertesi, diabetici, obesi e in presenza di:
   a. cardiopatia dilatativa;
   b. cardiopatia restrittiva;
   c. cardiopatia ipertrofica;
   d. ischemia miocardica;
   e. stenosi mitralica.
2. In ventilazione meccanica, quasi sempre necessaria nella grave instabilità emodinamica, sia l'entità del volume corrente, che

la pressione di fine espirazione (PEEP), determinano l'entità della risposta di variazione emodinamica. Pertanto è necessario mantenere una ventilazione artificiale stabile senza sforzi respiratori spontanei. Alcuni autori sostengono che il volume corrente debba essere non inferiore a 8 ml/kg, cioè al di sopra di quello oggi raccomandato nell'ARDS (6 ml/kg di peso ideale). Si può tuttavia sostenere che la bassa compliance toraco-polmonare della maggior parte di questi malati rende evidenti le modificazioni prodotte anche da un volume corrente limitato, come quello oggi raccomandato. È essenziale che il *setting* ventilatorio, ben impostato per le specifiche necessità del paziente, rimanga stabile, senza interferenze da parte del paziente stesso (eventuale rinforzo di analgesia e/o sedazione).
3. La presenza di aritmie, come la fibrillazione atriale o l'extrasistolia frequente, rende difficile la misura (già variabile di base per l'aritmia) delle variazioni respiratorie ed è preferibile in questi casi riferirsi alle modificazioni, con misure ripetute, della gittata o dell'indice cardiaco.

Sollevamento passivo delle gambe (PLR)

Il PLR, meglio se associato all'abbassamento in orizzontale del tronco (rispetto alla normale posizione dei pazienti in TI con tronco sollevato e gambe in orizzontale), produce un'"autotrasfusione" stimabile in 300–500 ml di sangue e permette di stabilire se questo aumento di pre-carico si associ o meno a una diminuzione di variabilità delle oscillazioni del diametro della vena cava e a un aumento dell'eiezione aortica, con minori oscillazioni del picco di flusso nel ciclo respiratorio. Il test quindi permette di prevedere gli effetti di un bolo di fluido evitando l'eventuale eccesso di somministrazione di fluidi, se non indicati. È dimostrato in effetti che gli effetti prodotti dalla manovra di PLR rispecchiano poi gli effetti ottenuti subito dopo con l'infusione rapida di un bolo di fluido.

Dal punto di vista pratico, per eseguire il test:

1. Nel malato in ventilazione meccanica stabile o in respiro spontaneo, mantenuto di base con il tronco sollevato a circa 45°, si sollevano e si mantengono sollevate le gambe, direttamente o in modo meccanico, facendo basculare il letto con la spezzatura e il sollevamento della parte bassa, dove giacciono le gambe, a 45° rispetto all'orizzontale, abbassando allo stesso tempo il tronco sul piano orizzontale. In questo modo oltre all'aumentato ritorno venoso dalle gambe si associa l'effetto del ritorno venoso dall'area splancnica.

2. Si eseguono le valutazioni e le misurazioni nello spazio di tempo dai 30 secondi dopo il posizionamento a gambe sollevate per altri 60 secondi.

Indici di *fluid responsiveness*

Fra gli indici dinamici validati in letteratura per stabilire la *fluid responsiveness* (cioè variazioni emodinamiche nel ciclo respiratorio indicative di risposta positiva al carico di fluido):

- Collassabilità della vena cava inferiore >18% in TTE proiezione sottocostale per la cava (in TEE, per la vena cava superiore, non esposta alla pressione addominale >36%). L'indice di collassabilità (Δ), variazione percentuale fra il diametro inspiratorio (insp.) ed espiratorio (esp.) si ottiene mediante:

$$\Delta IVC = 100 \times (IVC\ insp. - IVC\ esp)/IVC\ insp.$$

- Variazione del picco (P) di velocità Doppler efflusso LVOT (ΔP) >12%. La variazione è data dal valore massimo (max) meno il valore minimo (min) diviso la media tra i due, in percentuale:

$$\Delta P = 100 \times (Pmax - Pmin)/(Pmax + Pmin/2).$$

- Variazione dell'integrale velocità tempo (VTI)>18% calcolata come per la variazione di picco:

$$\Delta VTI = 100 \times (VTImax - VTImin)/(VTImax + VTImin/2).$$

Sia per P che per VTI si studiano le variazioni all'interno di un ciclo ventilatorio.

La relazione tra il picco di velocità del flusso aortico e il VTI con il volume sistolico è molto stretta. Infatti l'unica variabile tra i parametri è il diametro del tratto di efflusso, che non si modifica in acuto. Da notare anche che c'è ottima correlazione fra le variazioni della collassabilità della IVC e le variazioni della gittata cardiaca nei pazienti settici ventilati.

Gli stessi indici sono ripetuti ancora dopo il sollevamento passivo delle gambe e dopo ogni eventuale bolo di fluido, che in ultima analisi, nel paziente *responder*, deve produrre un aumento della gittata cardiaca, misurata come indice cardiaco >12%–15%. Il riempimento prosegue nella fase di stabilizzazione (spesso più litri in poche ore nello shock settico) fino a che l'apporto di boli rapidi di fluido risulta in grado di migliorare la gittata, se permangono ipoperfusione, alto livello di lattati, bassa $SVcO_2$ e alto gradiente venoso centrale-arterioso di CO_2.

Misura del diametro del LVOT, VTI, SV e gittata cardiaca

La gittata cardiaca è una variabile emodinamica regolata in fisiologia in un *range* molto ampio essenzialmente da meccanismi periferici, in base alle esigenze di perfusione tissutali, energetiche o di termoregolazione. Il cuore si adegua alle esigenze periferiche tanto più quanto più è in grado di mantenere il maggior lavoro di pompa richiesto. Il tempo di riempimento capillare ed il gradiente di temperatura centrale-periferia sono un buon indice clinico immediato della gittata, se il paziente rimane in ambiente termoneutro, ma solo la misura del volume sistolico o della gittata permette di ragionare in termini precisi e di valutare la relazione di Frank-Straling nelle specifiche condizioni del momento (Fig. 23.6).

Per misurare con metodo ecocardiografico (Fig. 23.7) la gittata, data dal prodotto del volume sistolico (SV) per la frequenza cardiaca al minuto (bpm), è necessario conoscere:

1. Il diametro, e quindi il raggio, del tratto di efflusso del ventricolo sinistro (inteso in sezione come un cerchio).

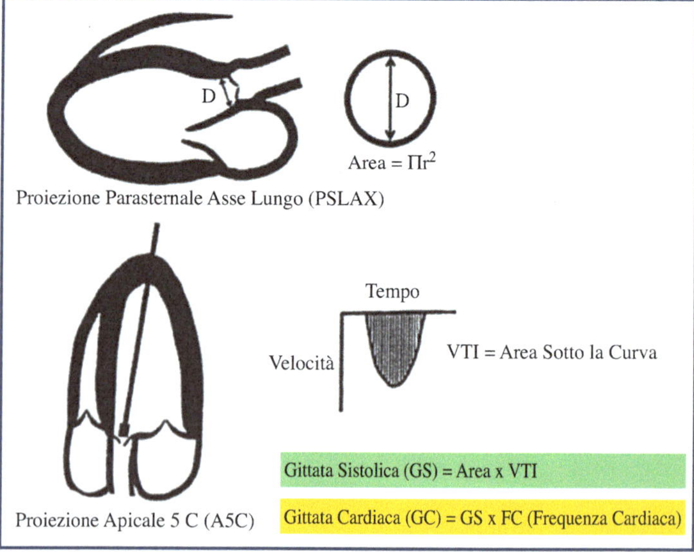

Fig. 23.7 Schema di misura della gittata cardiaca con metodica ecocardiografica

2. Con il Doppler l'integrale velocità tempo del flusso in uscita dal LV allo stesso livello dov'è misurato il diametro, LVOT, VTI.
3. La frequenza cardiaca, bpm.

Gli apparecchi ecocardiografici eseguono automaticamente il calcolo del SV partendo dalle misure riportate (flusso×area della sezione) secondo l'equazione: $SV = VTI \times \pi r^2$.

Con la frequenza cardiaca, già disponibile dalla traccia ECG dell'apparecchio si ottiene la gittata o, avendo già impostato nell'apparecchio anche la superficie corporea (BSA), l'indice cardiaco.

Il diametro, da cui l'apparecchio ricava il raggio (r), si misura in PSLAX, a livello del LVOT, subito prima dell'inserzione delle cuspidi valvolari aortiche, in meso-sistole.

Il picco di velocità del flusso al Doppler si misura istantaneamente nei moderni apparecchi. Il VTI è ottenuto invece tracciando a mano, con il *trackball*, il contorno del diagramma velocità-tempo dell'eiezione ventricolare PW nel tratto di efflusso in A5C, ricavate allo stesso livello dove è stata eseguita la misura del diametro del LVOT (Fig. 23.8). Altri autori preferiscono utilizzare il CW, più adatto in generale per il VTI, ma meno specifico per l'esatta posizione di rilevamento del flusso.

Un problema può essere la presenza di stenosi aortica, frequente nell'anziano, dato che il gradiente aumentato di pressione, e quindi la modificazione del flusso, rendono critica la posizione del rilevamento PW del VTI e di velocità elevate (meglio studiabili con il CW). In questi casi, in assenza di *shunt* fra le due sezioni del cuore, la misura Doppler di flusso può essere presa a livello dell'efflusso del ventricolo destro in PSSAX.

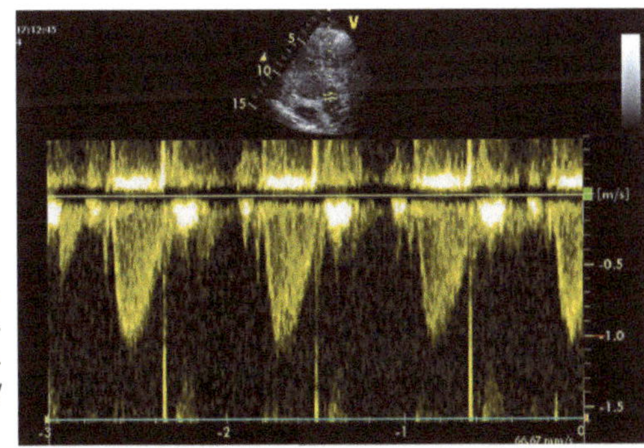

Fig. 23.8 PW del flusso nel tratto di efflusso del ventricolo sinistro; integrale velocità/tempo (VTI)

Pressione atriale sinistra (LAP) e pressione capillare polmonare occludente (PCWP)

Il rilevamento di un atrio sinistro ingrandito esprime in genere un aumento di pressione nell'atrio stesso e ha sempre valore sia diagnostico che prognostico.

Per prima cosa si studia la funzione valvolare per escludere come cause ovvie la stenosi e/o l'insufficienza della mitrale. Se la pressione di riempimento è alta si osserva un ritardo della chiusura della mitrale all'inizio della sistole. Si valuta poi la funzione diastolica con i dati ricavabili da:

- flusso transvalvolare mitralico in diastole, onde Doppler E e A;
- TDI, onde Ea (o E_1) e Aa (o A_1) della velocità del movimento tissutale all'anello laterale mitralico in diastole.

Se si verificano le due seguenti condizioni:

1. mancanza di ostruzione a livello dell'efflusso aortico;
2. presenza di un jet di rigurgito mitralico;

è possibile calcolare secondo Bernoulli la LAP partendo dalla velocità di picco del rigurgito (v) e dalla pressione arteriosa sistolica (SBP):

$$LAP=SBP(mmHg)-4v^2.$$

Il jet di rigurgito si valuta in A4C con il volume campione PW posizionato in atrio, fra le cuspidi valvolari, dopo rilevazione CFM del jet stesso. Per misurare la velocità invece si utilizza il CW.

La PCWP si stima dai dati diastolici del flusso transvalvolare mitralico integrati con quelli del TDI, con il rapporto E/Ea, che è correlato strettamente alla pressione capillare polmonare (Fig. 23.9). La rilevazione TDI della velocità tissutale diastolica (Ea) deve essere a livello dell'anello laterale mitralico. Questo rapporto è considerato:

- normale sotto 10 (per altri autori dubbio fra 8 e 10);
- anormale (alterata funzione diastolica con alta pressione di riempimento) sopra 10, e particolarmente significativo sopra 15.

La relazione fra l'aumento del valore del rapporto E/Ea e l'incremento della PCWP è molto stretta (Fig. 23.9).

Il calcolo della PCWP a partenza dal rapporto E/Ea è il seguente:

$$PCWP=1{,}24\times E/Ea+1{,}9.$$

In particolare un valore E/Ea maggiore di 15 è associato sempre a un marcato aumento della pressione atriale sinistra e della pressione capillare d'incuneamento, misurabile con il catetere di

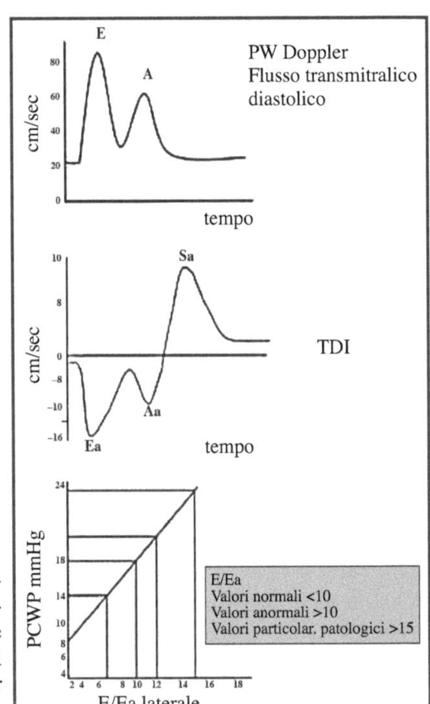

Fig. 23.9 Schema della valutazione della pressione capillare polmonare occludente (PCWP) mediante misura del rapporto E/Ea. *TDI*, Doppler tissutale

Swan-Ganz (PCWP) e a un aumento molto consistente del peptide natriuretico atriale (BNP). Un altro studio evidenzia comunque una buona relazione fra un valore E/Ea>7 e la pressione in arteria polmonare >13 mmHg, sia con l'approccio TTE che con il TEE. Se la funzione diastolica è normale è più difficile ottenere informazioni sulle pressioni di riempimento e non va dimenticato che la velocità del movimento tissutale TDI sistolico e diastolico a livello dell'anulus, laterale o settale, può essere alterata per motivi ischemici o altre anomalie di cinetica.

Uso dei farmaci attivi sull'emodinamica

Così come per la fluidoterapia, anche l'uso dei farmaci attivi sull'emodinamica può essere più razionale se si dispone dei dati ricavabili dall'ecocardiografia, integrati con la clinica e tutte le altre informazioni disponibili.

È frequente in terapia intensiva sia l'uso di un dosaggio eccessivo dei farmaci inotropi e/o vasocostrittori che il mantenimento nel tempo di una terapia emodinamica non più necessaria.

La rivalutazione del quadro emodinamico dopo l'inizio e a ogni variazione consistente dell'infusione di noradrenalina o dobutamina, permette di valutare direttamente sia gli effetti desiderati che quelli indesiderati. Se sono in gioco alte dosi di farmaci vaso-attivi e cardio-attivi è bene riconsiderare costantemente il dosaggio, per limitare gli effetti collaterali.

Un fenomeno frequente si osserva nel paziente settico ipoteso. A una prima valutazione, spesso eseguita in Dipartimento di Emergenza e Accettazione (DEA), è rilevata una ottima funzione sistolica ventricolare, con frazione d'eiezione >60%–65%. Le basse resistenze periferiche, tipiche della vasodilatazione per sepsi, fanno facilmente sovrastimare la funzione di pompa sistolica. Infatti dopo l'inizio dell'infusione di noradrenalina si osserva un brusco "peggioramento" della funzione di pompa, dovuto all'aumento (normalizzazione) del post-carico, che rende evidente una disfunzione contrattile, verosimilmente già presente precedentemente, mascherata dalla vasodilatazione, e che richiede prontamente l'utilizzo di un inotropo, come la dobutamina.

In linea generale, nel paziente già adeguatamente riempito come volemia, se gli indici di disfunzione sistolica, come l'EF, evidenziano una ridotta azione di pompa il farmaco che si prende subito in considerazione in acuto è la dobutamina. La grave disfunzione sistolica e/o diastolica in corso di sepsi o come complicanza dell'infarto acuto del miocardio, potrebbe, secondo dati recenti, avvantaggiarsi dell'uso del levosimendan, magari associato alla noradrenalina per mantenere la pressione diastolica.

L'ipovolemia impone ovviamente l'uso di fluidi in base ai concetti sopraesposti, anche se nel corso del riempimento vascolare può essere utile la dopamina o la noradrenalina alle dosi più basse, ma sufficienti, per mantenere una pressione diastolica (perfusione coronarica!) accettabile.

Le basse resistenze periferiche evidenziabili con lo studio dei volumi telediastolici e telesistolici (vedi Figura 22.2) indicano l'uso della noradrenalina a dosi sufficienti per il mantenimento della pressione arteriosa ed eventualmente, se non c'è risposta alla noradrenalina, si può prendere in considerazione la vasopressina, che non è però facilmente disponibile in Italia.

Lo scompenso acuto del ventricolo sinistro presenta congestione polmonare (linee B, code di cometa numerose e diffuse all'eco del polmone), e risente dell'uso di vasodilatatori, quali i nitroderivati, diuretici ed eventualmente inotropi. Le alterazioni di cinetica regionale tipiche dell'ischemia possono suggerire, oltre al mantenimento della pressione arteriosa diastolica, l'uso dei beta-bloccanti, dei calcio-antagonisti e dei nitroderivati, mentre la congestione polmonare (comete al polmone) con ipertensione arteriosa ed indici di disfunzione sistolica e diastolica del LV all'ecocardiogramma, impone l'uso della nitroglicerina o nitrosorbide. Lo scompenso del RV, a parte la trombolisi e le eparine nella grave embolia polmonare, può essere trattato con la noradrenalina, per sostenere la pressione sistemica e quindi la perfusione coronarica e con farmaci vasodilatatori preferenziali per il circolo polmonare, come l'ossido nitrico (oppure il sildenafil per via orale) o la prostaciclina per inalazione.

Quello che è essenziale è poter "vedere" il cuore e controllare in modo regolare, senza pregiudizi attesi, le modificazioni prodotte dalla terapia in corso, cioè in definitiva, passare "dall'immaginazione all'immagine".

Letture consigliate

Ahmed SN, Syed FM, Porembka DT (2007) Echocardiographic evaluation of hemodynamic parameters. Crit Care Med 35(Suppl):S323–S329

Arbelot C, Ferrari F, Bohuemad B et al (2008) Lung ultrasound in acute respiratory distress syndrome and acute lung injury. Curr Opin Crit Care 14:70–74

Bouhemad B, Nicolas-Robin A, Arbelot C et al (2009) Acute left ventricular dilatation and shock-induced myocardial dysfunction. Crit Care Med 37, in press

Caille V, Jabot J, Beillard G et al (2008) Hemodynamic effects of passive leg raising: an echocardiographic study in patients with shock. Intensive Care Med 34:1239–1245

Cinel I (2008) Cardiac dysfunction in septic shock. In: Vincent JL (ed) 2008 yearbook of intensive and emergency medicine. Springer-Verlag, Berlin, pp 43–54

Durairaj L, Schmidt GA (2008) Fluid therapy in resuscitated sepsis. Lessi is more. Chest 133:252–263

Gelman S (2008) Venous function and central venous pressure. A physiologic story. Anesthesiology 108:735–748

Lodato JA, Ward RP, Lang RM (2008) Echocardiographic predictors of pulmonary embolism in patients referred for helical CT. Echocardiography 25:584–590

Monnet X, Teboul JL (2007) Volume responsiveness. Curr Opin Crit Care 13:549–553

Pinsky MR (2007) Heart-lung interactions. Curr Opin Crit Care 13:528–531

Pirracchio R, Cholley B, De Hert S et al (2007) Diastolic heart failure in anaesthesia and critical care. Br J Anaesth 98:707–721

Poelaert J, Osipowska E, Verborgh Gl (2008) Diastolic dysfunction and cardiac failure in the intensive care unit. In: Vincent JL (ed) 2008 yearbook of intensive care and emergency medicine. Springer-Verlag, Berlin, pp 76–87

Singer M (2007) Catecholamine treatment for shock-equally good or bad? Lancet 370:636–637

Teboul JL, Monnet X (2008) Prediction of volume responsiveness in critically ill patients with spontaneous breathing activity. Curr Opin Crit Care 14:334–339

Vallée F, Vallet B, Mathe O et al (2008) Central venous-to-arterial carbon dioxide diffrence: an additional target for goal-directed therapy in septic shock. Intensive Care Med 34:2218–2225

Vignon P, Goarin JP (2002) Echocardiographie Doppler en reanimation, anesthesie et medicine d'urgence. Elsevier, Paris

Wouters PF, Rex S, Missant C (2008) Pharmacological support of the failing right ventricle. In: Vincent JL (ed) 2008 yearbook of intensive care and emergency medicine. Springer-Verlag, Berlin, pp 88–100

L'esame *focus-oriented* e *goal-directed*

24

Punti chiave

Generalità
Ipotensione acuta
Dolore toracico acuto
Dispnea acuta
Edema polmonare
ALI/ARDS: ventilazione meccanica *goal-directed*
Svezzamento da ventilazione meccanica
Sepsi grave e shock settico
Infarto miocardico acuto
Embolia polmonare
Ipossiemia difficile da spiegare o embolizzazione sistemica paradossa
Fibrillazione atriale
Trauma chiuso del torace
Attacco ipertensivo
Aritmie ipercinetiche ventricolari
Nuovo soffio cardiaco
Alterazioni ECG aspecifiche
Donatore cadavere
Paziente con cuore trapiantato

Generalità

L'esame ecocardiografico o l'ecografia toracica *focus-oriented* o *goal-directed* non è mai un esame poco accurato, sommario, o eseguito solo da operatori poco esperti, ma è piuttosto finalizzato e centrato su un quadro patologico o su un preciso quesito clinico. Parte in genere da un sospetto o da una diagnosi presunta e aiuta nella conferma diagnostica e nella caratterizzazione del quadro clinico, oppure fornisce elementi importanti nella diagnosi differenziale.

Questo tipo di esame è spesso inserito all'interno di un algoritmo logico e a sua volta può generare altri spunti diagnostici o di

A. Sarti, *Ecocardiografia per l'intensivista*.

maggiore definizione delle caratteristiche e della gravità del quadro patologico, che generano ulteriori accertamenti *focus-oriented*.

Seppure l'esame sia impostato per fornire rapidi spunti, utili anche per non ritardare il trattamento del paziente, è però cruciale non cercare soltanto cosa ci si aspetta di trovare, ma esaminare le immagini a mente aperta e senza pregiudizi per rilevare anche quanto possa essere inaspettato. L'esame pertanto, senza dilungarsi necessariamente in tutte le proiezioni e tutte le misurazioni, inizia comunque con una visione morfo-funzionale d'insieme, per arrivare poi rapidamente allo studio delle strutture e funzioni verosimilmente più indicative o alterate.

La rilevazione "occhio-metrica" (*eye-balling*) immediata è in genere sufficiente per seguire l'iter logico pre-definito e permette l'inizio dell'eventuale terapia urgente. L'osservazione diretta e le misurazioni rapide sono particolarmente adatte allo scopo, che in ultima analisi, è quello di ricavare il maggior numero di informazioni fondamentali in un tempo ridotto. Le velocità tissutali sistoliche e diastoliche ricavate dal Doppler tissutale (TDI), ad esempio, o l'immediata ispezione o misura M-mode dello spostamento dell'anello tricuspidalico (TAPSE), si prestano molto bene per un'immediata valutazione della funzione del ventricolo sinistro e destro, spesso cruciale per la definizione diagnostica. Un esempio di questa applicazione è riportato nella Figura 24.1, che esamina

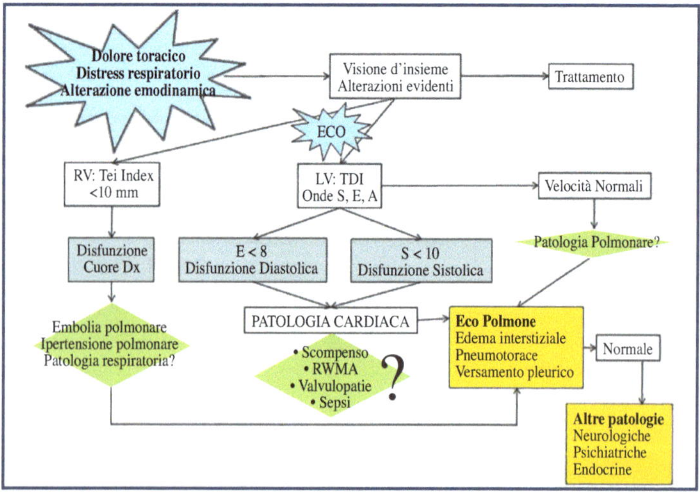

Fig. 24.1 Algoritmo di valutazione eco-guidata del paziente instabile con sintomi respiratori e cardiocircolatori. *LV*, ventricolo sinistro; *RV*, ventricolo destro; *RWMA*, anormalità di contrazione parietale regionale

la diagnosi differenziale iniziale per un paziente da inquadrare con distress respiratorio e/o alterazioni cardio-circolatorie.

Ipotensione acuta

L'ipotensione arteriosa è molto comune in emergenza e terapia intensiva e può essere espressione di tante, diverse alterazioni cardiovascolari. Se si considera che la pressione arteriosa (PA) è determinata dall'eiezione sistolica contro l'impedenza aortica (sistolica) e le resistenze periferiche (diastolica) (PA=gittata×resistenze), è ovvio che tanti fattori, dal pre-carico al post-carico e alla funzione cardiaca in senso stretto (contrattilità, frequenza e funzione diastolica) incidono nel mantenimento dell'omeostasi pressoria. L'entità dell'ipotensione deve essere rapportata agli abituali livelli pressori del paziente, se sono noti. Quello che conta non è tanto il valore di pressione, anche se un'accettabile pressione diastolica è cruciale per il flusso coronarico, quanto la perfusione e trasporto di ossigeno a livello dei tessuti.

Quindi è sempre bene ragionare in termini di:

- flusso, sia globale (gittata cardiaca), che regionale (pressione addominale, pressione toracica, pressione intracranica, edema tissutale, ecc.);
- contenuto arterioso di ossigeno, determinato dal livello ematico, e dalla percentuale di saturazione in ossigeno, dell'emoglobina.

È importante capire, quanto prima è possibile, cosa determina il calo pressorio dato che il trattamento, tanto più efficace quanto più precoce, è molto variabile e strettamente dipendente dalla diagnosi fisiopatologica.

L'ecocardiografia si rivela insostituibile al riguardo, permettendo una valutazione generale morfo-funzionale del cuore, che può dimostrare eventuali alterazioni di base non conosciute ed evidenziando facilmente:

- l'ipovolemia conclamata;
- l'eventuale *fluid responsiveness*;
- la funzione di pompa, cinetica sistolica e rilasciamento diastolico;
- l'eventuale ostruzione dinamica all'efflusso (Doppler dell'efflusso in A5C tardivo e gradiente sistolico a livello del LVOT);
- in modo indiretto anche il post-carico, che, escludendo l'ipovolemia e le altre cause, risulta ridotto se si osserva, partendo da un volume telediastolico normale o aumentato, un volume

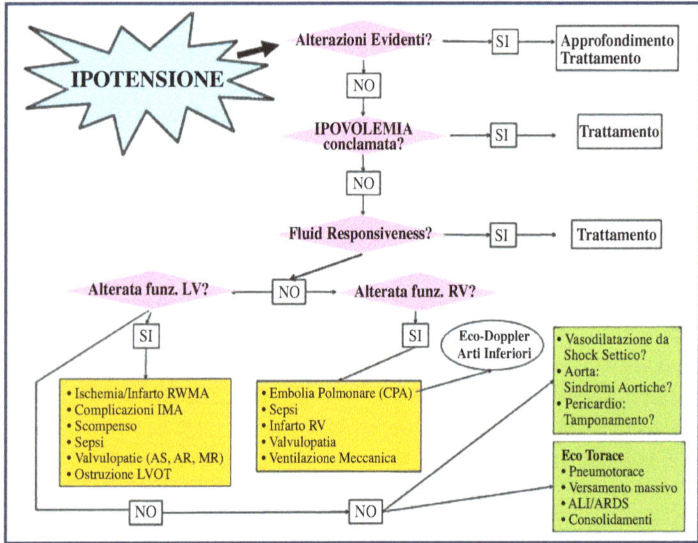

Fig. 24.2 Algoritmo eco-guidato di inquadramento e trattamento della ipotensione in emergenza e terapia intensiva. *ALI*, *acute lung injury*; *AR*, *aortic regurgitation*; *ARDS*, *adult respiratory distress syndrome*; *IMA*, infarto miocardico acuto; *LV*, ventricolo sinistro; *LVOT*, tratto di efflusso del ventricolo sinistro; *RV*, ventricolo destro; *RWMA*, anormalità di contrazione parietale regionale

telesistolico ridotto, cioè alta frazione d'eiezione (*kissing ventricle*), espressione di basse resistenze periferiche (vedi Figura 22.1).

La Figura 24.2 riporta uno schema generale d'inquadramento e trattamento dell'ipotensione basato sull'esame ecocardiografico e sull'ecografia toracica.

Dolore toracico acuto

L'ecocardiografia è utilizzata di routine nell'inquadramento del dolore toracico acuto. È noto che nelle sindromi coronariche acute l'elettrocardiogramma (ECG) può non mostrare alterazioni diagnostiche e occorre un po' di tempo per poter disporre degli esami di laboratorio. È essenziale che l'esame eco sia eseguito quanto prima è possibile durante l'episodio di dolore. In assenza di sintomi l'esame può rivelarsi meno informativo.

Le alterazioni di cinetica regionale (RWMA) sono molto spesso in rapporto all'ischemia miocardia, anche se altre patologie, ad esempio cardiomiopatie, miocarditi e contusione miocardica, possono produrre RWMA. Le RWMA non sono specifiche per l'ische-

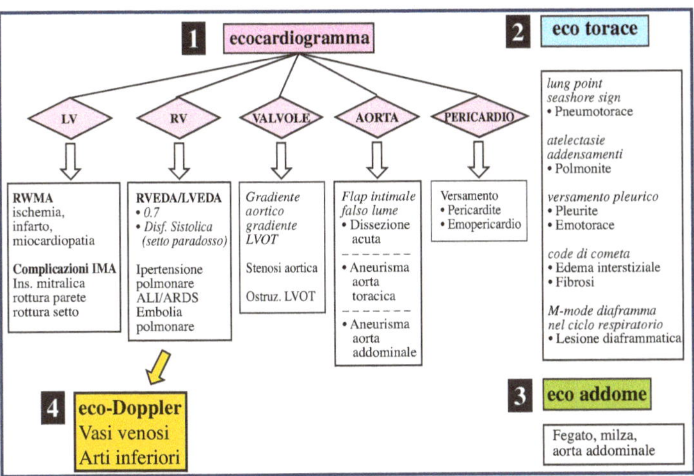

Fig. 24.3 Algoritmo eco-guidato di inquadramento del dolore toracico acuto. *LV*, ventricolo sinistro; *LVEDA*, area telediastolica del ventricolo sinistro; *LVOT*, tratto di efflusso del ventricolo sinistro; *RV*, ventricolo destro; *RVEDA*, area telediastolica del ventricolo destro; *RWMA*, anormalità di contrazione parietale regionale

mia, ma l'assenza di RWMA durante il dolore toracico acuto, in un esame che permette una buona visualizzazione nelle varie proiezioni (PSLAX, PSSAX, A4C, A2C), permette in prima analisi di escludere l'ischemia come causa del dolore toracico.

Il dolore riferito al torace infatti può essere in rapporto a varie strutture intra-toraciche e anche addominali. La valutazione ecografica dei polmoni e dell'addome superiore, in aggiunta all'ecocardiogramma, fornisce ulteriori elementi utili per la diagnosi differenziale e per una maggiore caratterizzazione della patologia in corso (Fig. 24.3).

Dispnea acuta

Nel paziente con dispnea acuta l'approccio integrato dell'ecocardiogramma con l'eco polmonare fornisce, partendo dai dati clinici generali, elementi significativi per la diagnosi differenziale. Si può procedere con:

1. Prima occhiata generale per rilevare ogni eventuale ovvia patologia.
2. Esame della funzione sistolica, che se alterata avvalora l'origine cardiogena.

3. Esame dell'atrio sinistro e della funzione diastolica del LV mediante Doppler del flusso transmitralico. Molto spesso i pazienti con funzione sistolica normale dimostrano l'alterazione del riempimento diastolico. La situazione peggiora bruscamente con il persistere della tachicardia, con l'insorgenza della fibrillazione atriale o con l'ischemia miocardia.
4. In caso di dubbio, o in presenza di fibrillazione atriale, è possibile anche studiare le velocità tissutali con il TDI: un valore di Ea<8 cm/s dimostra l'alterato rilasciamento, mentre un valore superiore impone la ricerca di altre cause.
5. Se sia la funzione sistolica che quella diastolica del LV risultano nella norma si studiano accuratamente le valvole: la stenosi mitralica o l'insufficienza mitralica aumentano le pressioni a monte del LV, come anche le alterazioni valvolari aortiche.
6. Se la funzione valvolare è normale si ricercano eventuali *shunt* intracardiaci dalle sezioni sinistre alle destre tramite il setto interventricolare o interatriale.
7. Lo studio delle sezioni destre permette di escludere quadri importanti di cuore polmonare acuto o esacerbazioni di un cuore polmonare cronico associato a broncopneumopatia cronica ostruttiva (BPCO).
8. Un sospetto di embolia polmonare è avvalorato dalla presenza di trombosi venosa all'eco-Doppler degli arti inferiori.
9. La presenza di un cospicuo versamento pericardico può essere associata alla dispnea.
10. Mediante l'eco dei polmoni infine (vedi Appendici 3 e 4) si ottengono molte informazioni sulle cause polmonari di dispnea:
    a. pneumotorace;
    b. versamento pleurico cospicuo;
    c. edema interstiziale;
    d. fibrosi polmonare;
    e. polmonite;
    f. atelectasia;
    g. iperinflazione da asma o BPCO.

Edema polmonare

L'edema polmonare riconosce tante diverse cause.

1. L'edema polmonare non cardiogeno produce sempre alterazioni, sia ecografiche che radiologiche, dei polmoni. L'edema non cardiogeno è più spesso in relazione a:

- sepsi;
- trauma;
- inalazione di materiale gastrico;
- edema da pressione negativa, ad esempio dopo rapida riespansione polmonare per drenaggio di un consistente versamento o di uno pneumotorace;
- *graft versus host* dopo trapianti;
- edema neurogeno;
- edema da sostanze tossiche.

In tutte queste patologie l'ecocardiografia, soprattutto se associata alla ecografia dei polmoni, fornisce elementi molto utili per la diagnosi.

2. L'edema polmonare cardiogeno è avvalorato dal riconoscimento ecocardiografico della disfunzione del LV, cioè da:
   - una ridotta frazione d'eiezione;
   - e/o da disfunzione diastolica e aumentate pressioni di riempimento.

   La congestione polmonare può essere determinata quindi da:
   - scompenso congestizio;
   - infarto miocardico;
   - cardiopatie restrittive;
   - patologia valvolare;
   - tachicardia persistente;
   - fibrillazione atriale;
   - aritmie ipercinetiche ventricolari persistenti;
   - bradicardia marcata;
   - crisi ipertensiva;
   - sovraccarico di fluidi.

   Se i sintomi e le alterazioni ecocardiografiche non sono presenti a riposo si possono facilmente ripresentare in condizioni di stress (ad esempio disfunzione diastolica). Per questo è importante eseguire l'esame anche prima della radiografia del torace, durante la crisi o in concomitanza con variazioni del trattamento, es. svezzamento dalla ventilazione meccanica.

ALI/ARDS: ventilazione meccanica *goal-directed*

Nell'insufficienza respiratoria acuta l'ecocardiografia non permette soltanto la valutazione emodinamica generale e gli effetti prodotti dal *setting* ventilatorio sulla funzione ventricolare sinsitra, ma può rappresentare, studiando il cuore destro, una guida per l'impostazione di una ventilazione meccanica efficace, ma sicura.

È noto come la ventilazione meccanica peggiori in genere la funzione del cuore destro, soprattutto se alterata di base, e possa causare quadri di cuore polmonare acuto. La comparsa di cuore polmonare acuto nell'ARDS in ventilazione meccanica risulta associata con la ridotta sopravvivenza dei pazienti.

Uno studio recente evidenzia come il monitoraggio ecocardiografico della funzione ventricolare destra permetta di stabilire la tolleranza emodinamica alla ventilazione, particolarmente ai vari livelli di pressione di plateau (PP) utilizzata. La PP è quella che insieme alla pressione di fine espirazione (PEEP) determina la pressione intratoracica media, l'ossigenazione prodotta e gli effetti cardiovascolari della ventilazione meccanica. È pratica comune oggi in terapia intensiva (TI) il mantenimento di una PP al di sotto di 30–35 cmH_2O, ottenuto limitando il volume corrente non oltre 6 ml/kg, con la PEEP indicata dalla posizione del primo *inflection point* della curva pressione/volume, necessaria per una buona ossigenazione del paziente. Con questo approccio ventilatorio si può ridurre sia il baro-volutrauma che il biotrauma. Questo approccio generale, però, non può essere adeguato per tutti i pazienti. La comparsa di acidosi respiratoria marcata e l'insufficiente ossigenazione costituiscono infatti problematiche pesanti, non sempre tollerabili, in corso di ventilazione "protettiva".

Un aspetto rilevante sul piano emodinamico è la tolleranza del cuore destro ai livelli di PP impostati. La mortalità, infatti, è in relazione ai livelli di PP e alla comparsa o meno di cuore polmonare acuto (CPA) per ogni livello di PP, nella prima giornata di ventilazione meccanica:

- una bassa PP, <26 cmH_2O, non produce quasi mai CPA ed è associata a bassa mortalità;
- una PP compresa fra 27 e 35 cmH_2O si associa a alta mortalià solo se compare il CPA, ma fa rientrare il paziente in una fascia a bassa mortalità senza questa evenienza;
- una PP al di sopra di 35 cmH_2O si associa a incidenza molto alta di CPA e mortalità.

La soglia, cioè l'impennata di mortalità in relazione alla PP, dipende quindi dalla comparsa o meno di cuore polmonare acuto, definito come l'associazione di 2 semplici elementi ecocardiografici di dilatazione e cinetica del ventricolo destro:

1. area telediastolica ventricolo destro (RVEDA)/area telediastolica ventricolo sinistro (LVEDA)>0,6, in A4C;
2. discinesia settale, in PSSAX.

Si delinea quindi un ruolo evidente dell'ecocardiografia, *goal-directed* sulla funzione sistolica destra, anche nell'impostazione e monitoraggio della ventilazione meccanica.

Gli aspetti ecografici del polmone in corso di ALI/ARDS sono descritti nelle Appendici 3 e 4; si evidenziano bene le zone di addensamento e le zone aerate, l'eventuale presenza di versamento e l'acqua intrapolmonare, espressa come quantità e dimensioni delle linee B, code di cometa. Gli effetti delle manovre di reclutamento sono valutabili così in tempo reale, permettendo di visualizzare, ai vari livelli, ogni modifica del trattamento ventilatorio e realizzare pertanto un reale monitoraggio dei polmoni malati, limitando l'uso di radiografie e TAC.

Un lavoro recente, nell'insufficienza respiratoria in generale, evidenzia uno specifico protocollo derivante dai segni ecografici isolati o in associazione (*the BLUE Protocol, Bedside Lung Ultrasound in Emergency*) per la diagnosi ecografica della patologia polmonare acuta, dotato di alta sensibilità e specificità.

Svezzamento da ventilazione meccanica

Gli effetti della ventilazione meccanica sono descritti nel Capitolo 23. L'interruzione progressiva della ventilazione meccanica non crea particolari problemi nel paziente in guarigione senza preesistenti alterazioni cardio-respiratorie, ma può essere molto problematica per il cardiopatico, in presenza di BPCO e nei pazienti con ridotte forze muscolari o polineuropatia.

È bene eseguire e ripetere l'ecocardiogramma proprio nelle fasi di svezzamento, quindi in condizione di stress, per studiare sia la funzione sistolica che quella diastolica di entrambi i ventricoli. In particolare si monitorizzano:

- la funzione sistolica del LV, che può risentire negativamente della riduzione di pressione intratoracica per un effetto sulla pressione transmurale;
- la funzione del RV in risposta alle modificazioni pressorie e dei gas ematici;
- la funzione diastolica e le pressioni di riempimento mediante flusso transmitralico e TDI (E/Ea);
- i livelli di pressione in arteria polmonare.

Gli elementi derivanti dall'ecocardiografia permettono:

1. Un uso ragionato della frazione inspiratoria di ossigeno (FiO_2).

2. La valutazione della tolleranza all'ipercapnia del RV, mediante la gasanalisi e l'anidride carbonica di fine espirazione ($EtCO_2$).
3. L'uso dei farmaci attivi sul circolo polmonare e sistemico (ossido nitrico, prostaciclina, noradrenalina, dobutamina), per mettere il paziente nelle migliori condizioni possibili per sostenere la ventilazione spontanea.

Sepsi grave e shock settico

La sepsi grave e lo shock settico rappresentano la maggiore causa di mortalità nei reparti di terapia intensiva. Nel corso della sepsi si producono importanti e complesse alterazioni emodinamiche, variabili in base al soggetto e alla fase di evoluzione del quadro patologico. Tutti i principali elementi della funzione cardiovascolare, dal pre-carico alla funzione cardiaca e al post-carico sono spesso coinvolti, in modo simultaneo o in fasi successive. Si osserva anche una ridotta sensibilità dei recettori beta-adrenergici alle catecolamine endogene e esogene. Il metabolismo miocardico sembra profondamente alterato e il lattato sembra costituire un substrato utilizzabile nello shock settico. Alle alterazioni cardiache si associano in genere la vasoparalisi, la disfunzione del microcircolo e l'essudazione di fluidi e proteine all'esterno dei vasi (*capillary leaking*).

Il quadro iperdinamico persistente, ad alta gittata e basse resistenze periferiche, è frequente solo se il cuore mantiene, spontaneamente o con il trattamento, una buona funzione contrattile, sia destra che sinistra, ed è adeguatamente riempito. In ogni caso, la vasoplegia evidente con ipotensione, verosimilmente in rapporto agli alti livelli di endotossina e/o citochine pro-infiammatorie (*tumor necrosis factor*, interleuchina 1, interleuchina 6 soprattutto) si associa ad una ridotta sopravvivenza nello shock settico. Una disfunzione sistolica sinistra è stata infatti dimostrata misurando la velocità tissutale, TDI, anche nei pazienti con frazione d'eiezione (EF) normale.

La disfunzione sistolica è frequente sia per il cuore destro che per quello sinistro, in associazione o isolate, e non è raro osservare anche una disfunzione diastolica del LV, pre-esistente o in relazione alla sepsi stessa, quest'ultima in genere reversibile, ma che complica notevolmente il trattamento e le possibilità di recupero.

Dati recenti dimostrano che in corso di shock settico chi sopravviverà rivela una ridotta frazione d'eiezione e un aumentato volume telediastolico, interpretabili come un adattamento. Chi non sopravviverà, in altri termini, non sembra in grado di dilatare il LV, come compenso alla riduzione del volume sistolico, verosimilmente per una disfunzione diastolica associata, che si ritiene causata, fra l'altro, dall'infiltrazione infiammatoria del miocardio. Un altro elemento predittivo positivo per la sopravvivenza è la riduzione della frequenza cardiaca in seguito al rapido riempimento volemico; l'insorgenza di fibrillazione atriale (dilatazione atriale da disfunzione diastolica?), d'altro canto, si associa a una prognosi infausta.

Lo studio ecocardiografico, eseguito quanto prima è possibile, secondo un approccio logico per step successivi di valutazione ed eventuale intervento (Fig. 24.4), fornisce elementi insostituibili per guidare la terapia e ridurre il tempo di ipotensione e ipoperfusione dei tessuti, determinante per la sopravvivenza immediata e a distanza.

Solo i criteri di *fluid responsiveness* ecocardiografici permettono il riempimento del circolo con i fluidi per ottenere un aumento della gittata, senza eccedere fino al peggioramento degli scambi gassosi e all'edema generalizzato. Oltre alla funzione sistolica infatti, anche il rilasciamento diastolico (e quindi la tolleranza al carico fluido) si misura facilmente con l'ecocardiografia mediante il flusso diastolico transmitralico e le velocità tissutali di rilasciamento con il TDI.

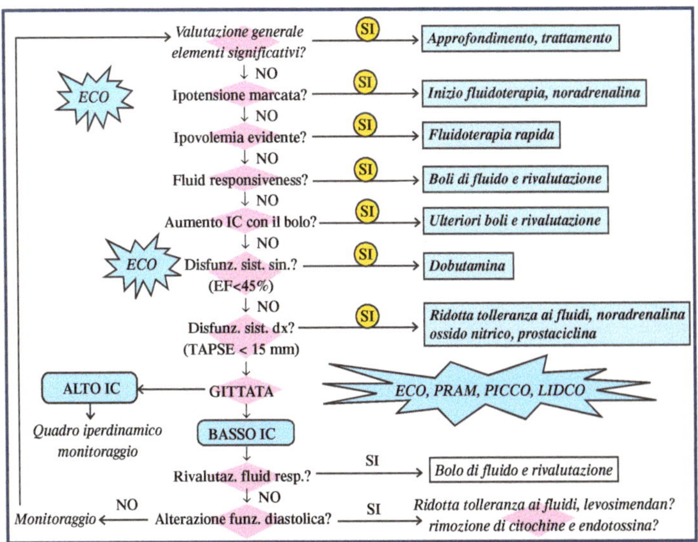

Fig. 24.4 Algoritmo di intervento immediato eco-guidato per un paziente con sepsi grave o shock settico. *EF*, frazione d'eiezione; *IC*, indice cardiaco; *TAPSE*, spostamento dell'anello tricuspidalico

Naturalmente il trattamento generale, i *bundles* specifici secondo le linee guida esistenti, è pianificato e attuato senza ritardi, lasciando all'intensivista ecocardiografista, nelle prime fasi di stabilizzazione del paziente, il compito dell'ottimizzazione dell'emodinamica.

Spesso la disfunzione contrattile del LV, mascherata dalle basse resistenze da vasoparalisi, non si evidenzia fino a che le resistenze periferiche e la pressione arteriosa non siano risalite con l'infusione di noradrenalina. La frazione d'eiezione quindi, prima aumentata o normale, scende e rende evidente la disfunzione sistolica e indica, molto spesso, la necessità di infusione di un inotropo come la dobutamina.

L'esame ecocardiografico può suggerire anche le cause primitivamente cardiache della sepsi, come le vegetazioni endocarditiche o la trombosi settica di cateteri vascolari, elettrostimolatori, o protesi valvolari.

Infarto miocardico acuto

Gli aspetti ecocardiografici della cardiopatia ischemica e dell'infarto sono trattati nel Capitolo 12. L'ecocardiografia è metodica di classe I, sia nella diagnosi e nella valutazione della funzione ventricolare, che nelle complicanze dell'infarto acuto del miocardio.

Schematizzando, in corso di infarto acuto, sia prima che dopo l'eventuale coronarografia con o senza angioplastica, si osservano nell'emergenza e in terapia intensiva sia quadri emodinamici iperdinamici che ipodinamici.

Quadro iperdinamico

Il quadro iperdinamico, caratterizzato da aumento di frequenza cardiaca e/o di pressione arteriosa con EF normale o aumentata, richiede:

1. La riconsiderazione ed il rinforzo della terapia analgesica ed ansiolitica.
2. La terapia beta-bloccante, soprattutto in presenza di alta frequenza e se l'ECG mostra ST sottolivellato persistente.
3. La terapia con calcio antagonisti e/o nitroderivati se l'ECG mostra ST sopralivellato.
4. Il monitoraggio ecocardiografico delle alterazioni regionali di cinetica e della funzione del LV.

Quadro ipodinamico

In presenza di ipotensione in corso di infarto si devono escludere per prima cosa:

1. Le reazioni vaso-vagali caratterizzate anche da bradicardia e nausea (più frequenti in corso di necrosi della parete inferiore).
2. Le complicanze, che si associano spesso alla comparsa di un nuovo soffio all'ascoltazione, a nuove alterazioni ECG e a nuove alterazioni ecocardiografiche.

La rapida diagnosi è essenziale perché è necessario rivedere la terapia e/o avviare il paziente in sala operatoria cardiochirurgica. Il controllo ecocardiografico è finalizzato alla ricerca dei segni specifici di:

1. Insufficienza mitralica, in rapporto a varie complicanze; l'eco transtoracico (TTE) o transesofageo (TEE) permette di riconoscere l'esatto meccanismo di produzione del rigurgito (vedi Capitolo 12).
2. Ostruzione dinamica a livello del LVOT, spesso in presenza di infarto apicale e ipercontrattilità basale del setto con spostamento anteriore sistolico della mitrale (SAM), tipo cardiomiopatia Tako-Tsubo.
3. Infarto del ventricolo destro, suggerito da alterazioni ECG destre, giugulari distese e polmoni "chiari" alla radiografia del torace. Si rileva ridotta cinetica e dilatazione del RV, con dilatazione della cava inferiore e ridotte variazioni respiratorie.
4. Rottura della parete libera del LV, con versamento pericardico.
5. Rottura del setto interventricolare, con flusso di *shunt* al CFM. Nel dubbio è possibile osservare un effetto di contrasto "negativo" cioè mancanza di contrasto in prossimità del setto nel RV a causa dello *shunt*, dopo l'iniezione in vena di salina agitata o altro eco-contrasto.

Se non sono rilevate le complicanze sopra riportate si procede ad un inquadramento dell'ipotensione in base alle variazioni delle aree o volumi telediastolici e telesistolici e della frazione d'eiezione, EF (Tabella 24.1), per l'ottimizzazione emodinamica.

Lo shock cardiogeno è associato ad alta mortalità. È utilizzata spesso la contropulsazione aortica. L'eco transesofageo permette di valutare bene il posizionamento del contropulsatore. Dati recenti evidenziano che il levosimendan potrebbe risultare utile nelle forme refrattarie di shock cardiogeno in corso di infarto.

Tabella 24.1 Diagnosi differenziale dell'ipotensione in corso di Infarto miocardico acuto (IMA)

LVESV o LVESA	LVEDV o LVEDA	EF	Eziologia	Trattamento
↓	↓	↑ oppure =	Ipovolemia	*Fluidi o emazie (Hb<9)*
↑	↑	↓	Disfunzione sistolica LV	*Inotropi? Contropulsatore Levosimendan*
=	=	=	Disfunzione diastolica LV?	*Scarsa tolleranza ai fluidi*
↓	=	↑	Riduzione di resistenze sistemiche	*Rivedere la terapia vasodilatante, Vasocostrittori*

↑, aumentato; ↓, diminuito; =, normale; *EF*, frazione d'eiezione; *LV*, ventricolo sinistro; *LVEDA*, area telediastolica del ventricolo sinistro; *LVEDV*, volume telediastolico del ventricolo sinistro; *LVESA*, area telesistolica del ventricolo sinistro; *LVESV*, volume telesistolico del ventricolo sinistro

Embolia polmonare

I quadri conclamati di embolia polmonare presentano chiari segni di cuore polmonare acuto all'esame ecocardiografico, ma la sintomatologia può non essere evidente e si pongono spesso dubbi diagnostici nei dipartimenti d'emergenza e in terapia intensiva. Fra i segni ecocardiografici di cuore polmonare acuto il rapporto RVEDA/LVEDA>0,6, e particolarmente 0,7 e oltre, risulta essere il più accurato per la diagnosi di embolia polmonare.

L'esame eco-Doppler combinato del cuore, dei vasi venosi degli arti inferiori e del polmone (vedi Appendici 2, 3 e 4) può aiutare grandemente nella diagnosi, particolarmente quando il trasferimento del paziente in radiologia per l'angio-TAC è impossibile, o problematico, e si devono comunque prendere decisioni rapide sul trattamento eparinico e/o trombolitico (Fig. 24.5).

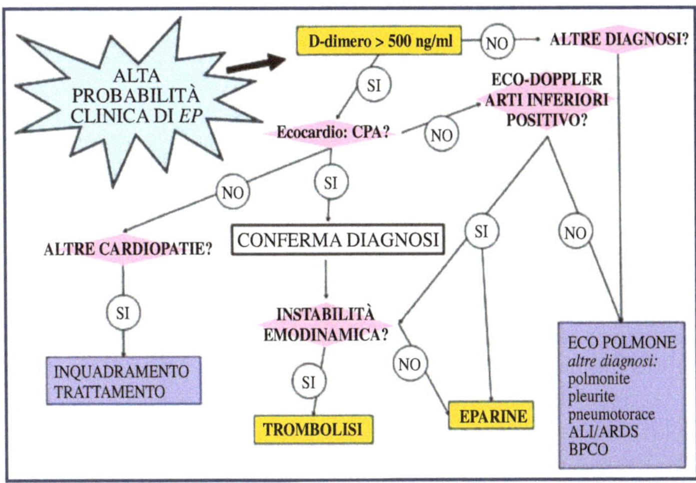

Fig. 24.5 Algoritmo eco-guidato di diagnosi e trattamento della sospetta embolia polmonare. *ALI*, *acute lung injury*; *ARDS*, *adult respiratory distress syndrome*; *BPCO*, broncopneumopatia cronica ostruttiva; *CPA*, cuore polmonare acuto; *EP*, embolia polmonare

Ipossiemia difficile da spiegare o embolizzazione sistemica paradossa

Se l'ipossiemia arteriosa, o la comparsa di fenomeni embolici sistemici (spesso cerebrali, senza apparente origine arteriosa o dalle sezioni sinistre), non sono facili da spiegare, l'ecocardiografia può permettere la dimostrazione di *shunt* destro-sinistro, intracardiaco o a livello polmonare.

Perché si verifichi il passaggio intracardiaco di sangue poco ossigenato o materiale trombotico dalle sezioni destre a quelle sinistre si devono verificare due circostanze:

1. Un passaggio stabile o potenziale fra i setti, atriale o ventricolare.
2. Un aumento delle pressioni destre tale da superare il regime pressorio vigente nel versante sinistro.

Lasciando da parte le malformazioni congenite la circostanza più frequente in condizioni di emergenza e in terapia intensiva è lo *shunt* attraverso il forame ovale pervio. L'embolia polmonare e le altre cause d'ipertensione polmonare possono creare i presupposti dello *shunt* destro-sinistro mediante aumento delle pressioni atriali destre.

Il test per la dimostrazione della pervietà e del passaggio destro-sinistro è descritto nel Capitolo 21.

Se lo *shunt* da destra a sinistra avviene a livello del circolo polmonare pre-capillare il contrasto non appare subito da destra a sinistra, ma avviene con un ritardo di alcuni battiti, in relazione alla gittata. Non vanno dimenticate le fistole artero-venose polmonari (malattia di Rendu-Osler) come causa di ipossiemia da *shunt* intrapolmonare. Una causa importante e più frequente di *shunt* polmonare nel malato critico è rappresentata dalle epatopatie croniche evolute in cirrosi, nel corso delle quali si possono facilmente formare malformazioni artero-venose polmonari responsabili dello *shunt*.

Il contrasto mediante soluzione salina agitata in questo caso, visualizzato dapprima in atrio e ventricolo destri, aumenta progressivamente nell'atrio e ventricolo sinistri nel corso dei battiti cardiaci, fino a opacizzare più le sezioni sinistre delle destre.

Nel paziente epatopatico quindi la presenza di desaturazione arteriosa non associata a evidente patologia intrinseca del polmone, o sproporzionata, deve far pensare a questa evenienza. In alcune circostanze si rende necessaria la chiusura, per via percutanea, di queste malformazioni.

Fibrillazione atriale

È un'aritmia di frequente riscontro nel paziente instabile o critico, nel periodo peri-operatorio o in concomitanza con un evento ischemico cerebrale. L'alta frequenza ventricolare e la durata ridotta del tempo diastolico spesso rappresentano l'elemento scatenante di scompenso o di ischemia di una cardiopatia con compenso al limite.

L'ecocardiografia risulta molto utile nell'identificazione delle cause e nella stratificazione del rischio trombo-embolico. In studi di prevenzione del rischio embolico cerebrale si è visto che la disfunzione sistolica associata a un ingrandimento dell'atrio sinistro oltre i 2 cm/m^2, rappresenta il maggiore fattore di rischio.

Le alterazioni cardiache più spesso in causa, associate a ingrandimento dell'atrio sinistro più o meno evidente, sono:

- disfunzione sistolica-diastolica dell'anziano;
- forme restrittive con disfunzione diastolica;
- valvulopatie mitraliche;
- cardiomiopatie dilatative o ipertrofiche.

La disfunzione sistolica può precedere l'insorgenza dell'aritmia o può anche rappresentare una conseguenza della permanenza di una fibrillazione atriale con elevata frequenza ventricolare (tachicardia-*induced cardiomyopathy*).

Anche se il flusso transmitralico non mostra più l'onda A in diastole, l'esame ecocardiografico permette comunque la valutazione delle pressioni di riempimento mediante le velocità di rilasciamento tissutale (TDI) a livello dell'anulus laterale mitralico (rapporto E/Ea). È così possibile conoscere gli eventuali effetti sulla pressione venosa e sulla possibile congestione polmonare.

Trauma chiuso del torace

L'eco FAST è descritto nell'Appendice 5. All'interno del torace sono racchiuse le due "pompe vitali" dell'organismo, il cuore con i grossi vasi ed i polmoni. Il trauma trasmette energia all'interno in relazione alle forze cinetiche in gioco e all'elasticità della parete toracica. Non sorprende quindi che, soprattutto nei giovani, si possano osservare estese e gravi lesioni interne senza chiara evidenza di lesioni superficiali cutanee e di parete.

Attualmente l'angio-TAC e l'ecocardiografia transesofagea (TEE) sono le tecniche di riferimento per la diagnostica vascolare del trauma toracico. La preferenza per l'una o per l'altra dipende dai protocolli specifici dell'ospedale, che risentono dalla disponibilità o meno, 24 ore su 24, di esecuzione della TEE da parte di operatori con sufficiente esperienza. La TEE offre la possibilità di studiare tutta l'aorta toracica lungo la sua estensione con grande definizione e ha il vantaggio di permettere anche un monitoraggio perioperatorio delle lesioni aortiche maggiori che richiedono l'intervento del chirurgo.

I quadri più frequenti nei quali l'ecocardiografia, TTE e soprattutto TEE gioca un ruolo di primo piano nel trauma toracico sono:

- la contusione miocardica, che presenta alterazioni regionali o globali di cinetica particolarmente a carico del ventricolo destro, più esposto al trauma, e aumento degli enzimi cardiaci;
- le lesioni aortiche, prevalenti a livello dell'istmo, ma presenti nei vari tratti, che richiedono la chirurgia cardiotoracica in base a criteri ecocardiografici di entità ed evoluzione delle lesioni;
- le rotture traumatiche della parete e del setto interventricolare;
- le lesioni valvolari e dei papillari, che impongono spesso il ricorso al cardiochirurgo.

L'esame eco del polmone poi (Appendici 3 e 4) permette la diagnostica traumatica acuta con notevole sensibilità e specificità e le eventuali procedure nei confronti di:

- pneumotorace;
- emotorace;
- contusione polmonare.

Attacco ipertensivo

L'ipertensione arteriosa è presente come elemento emodinamico di base in una gran parte dei pazienti che si presentano in un dipartimento d'emergenza o in terapia intensiva. Il paziente iperteso tende spesso a un quadro iperdinamico, che nasconde però un'ipovolemia, più o meno marcata, in relazione anche al trattamento antipertensivo in atto.

L'ipertrofia del LV, facilmente diagnosticabile con gli ultrasuoni, più spesso prevalente a livello del setto, può creare i presupposti per una ostruzione dinamica all'efflusso, realizzando quella che è chiamata "cardiomiopatia ipertensiva ostruttiva".

La terapia diuretica e lo stato di ipercontrattilità causato dallo stress e dall'increzione di catecolamine nel corso di una patologia acuta, possono facilmente precipitare l'ostruzione, così come la terapia vasodilatante. In corso di ostruzione dinamica compare molto spesso un soffio sistolico espulsivo, ascoltabile particolarmente lungo la margino-sternale sinistra.

Il passaggio quindi da una forma iperdinamica, tipica dell'attacco ipertensivo, ad una ipodinamica con ipotensione in seguito alla terapia d'urgenza, può essere in relazione anche a questo meccanismo patogenetico. Gli inotropi sono in questo caso controindicati. Al contrario, l'uso del beta-blocco è fondamentale per migliorare il flusso in aorta.

L'ecocardiografia è utile nell'ipertensione anche per:

- diagnosticare una coartazione aortica misconosciuta;
- monitorare la funzione sistolica del LV in relazione agli interventi terapeutici;
- valutare la funzione diastolica, spesso già alterata di base nell'ipertensione di vecchia data, ma che può subire un evidente e transitorio peggioramento in corso di brusco rialzo pressorio.

Aritmie ipercinetiche ventricolari

Nella ricerca delle cause di aritmie ventricolari l'ecocardiografia può rivelarsi utile rivelando più spesso:

- RWMA tipiche dell'ischemia, ma presenti anche nelle miocarditi e nelle cardiomiopatie;
- disfunzione del LV, sia sistolica che diastolica;
- valvulopatie, in particolare la stenosi aortica;
- cardiomiopatie;
- ostruzione dinamica all'efflusso del LV
- le alterazioni tipiche della displasia aritmogena del RV (dilatazione e/o displasia miocardica).

Se d'altra parte non si rilevano alterazioni morfo-funzionali all'esame ecocardiografico è possibile in genere rassicurare il paziente riguardo all'extrasistolia.

Nuovo soffio cardiaco

La comparsa di un soffio cardiaco, non noto o non rilevato precedentemente, costituisce un'indicazione chiara alla valutazione ecocardiografica. Le malformazioni cardiovascolari sono in genere già diagnosticate nel paziente adulto, ma le sorprese non sono rarissime.

La clinica guida nel sospetto diagnostico. In particolare si studia accuratamente:

- la funzione delle valvole cardiache;
- la presenza di eventuali *shunt* intracardiaci;
- l'ostruzione dinamica a livello del LVOT.

Il prolasso della mitrale è una diagnosi che, soprattutto in passato, è stata spesso abusata. L'ecocardiografia è la migliore metodica per la diagnosi e la caratterizzazione dell'alterazione valvolare.

La stenosi aortica, con un soffio eiettivo che spesso si irradia in alto ai vasi del collo, spiega molti dei soffi sistolici cardiaci riscontrati nei pazienti anziani e può realizzarsi su una valvola bicuspide o precedentemente normale. Più raramente l'ostruzione può essere a livello sotto o sopravalvolare.

La comparsa di un soffio sistolico espulsivo deve far sospettare anche la possibile ostruzione dinamica a livello del tratto di efflusso: questa condizione potenziale è più frequente di quanto si pensi e, anche se latente in condizioni basali, è precipitata spesso in presenza di ipercontrattilità e/o riduzione del volume del ventricolo sinistro da ipovolemia, anche se non si rileva ipertrofia del setto basale. La curva Doppler dell'eiezione presenta in questo caso un picco tardivo ed è possibile osservare il gradiente intraventricolare a vari livelli nel LVOT nel corso della sistole.

L'insufficienza aortica, anche se minima non è mai normale e può presentarsi acutamente come complicanza dell'endocardite o in associazione alla dissezione aortica acuta.

L'insufficienza mitralica acuta compare più spesso in corso di endocardite o come complicazione dell'infarto e dell'ischemia.

Alterazioni ECG aspecifiche

La maggior parte delle alterazioni elettrocardiografiche non sono specifiche e possono riflettere patologie non primitivamente cardiache, come ad esempio alterazioni elettrolitiche.

Con l'ecocardiografia si valuta soprattutto:

- RWMA;
- alterazioni morfologiche cardiache di cavità e spessori;
- disfunzioni globali di funzione dei ventricoli;
- alterazioni di dimensione e funzione del RV, frequenti nell'embolia polmonare;
- valvulopatie;
- presenza di eventuali masse intracardiache;
- versamenti pericardici.

Anche lo stress acuto può produrre alterazioni ECG transitorie, particolarmente l'*apical ballooning* in risposta al brusco rialzo di catecolamine. Alterazioni ECG, ed anche ecocardiografiche di cinetica, sono associate con la patologia neurologica, in particolare con l'emorragia subaracnoidea.

Donatore cadavere

L'ecocardiogramma è fondamentale per valutare il cuore del potenziale donatore cadavere ed è richiesto sempre da parte del cardiochirurgo prima di considerare l'organo per l'eventuale trapianto. Normalizzati pre-carico e post-carico, la EF è il parametro più comunemente utilizzato per valutare la funzione dell'organo.

L'ecocardiografia comunque è già utilizzata per l'ottimizzazione emodinamica del donatore in funzione della migliore conservazione degli organi trapiantabili. Con le stesse tecniche descritte, fino all'apertura chirurgica del torace, si riempie il circolo con i criteri di *fluid responsiveness* per ottenere una buona pressione di perfusione con il minimo impiego di inotropi e/o vasocostrittori.

Le alterazioni neurologiche che hanno causato la morte encefalica possono causare evidenti, anche se spesso transitorie, alterazioni di cinetica segmentale o globale nel cuore del donatore potenziale. Pertanto nel dubbio diagnostico l'esame deve essere ripetuto nel tempo.

Paziente con cuore trapiantato

Gli atri appaiono in genere ingranditi nel cuore trapiantato, dato che parte del tessuto atriale del ricevente è mantenuto per la sutura del cuore del donatore. Il tessuto atriale del ricevente conserva anche una propria contrattilità.

Anche gli spessori delle pareti aumentano in genere nel cuore trapiantato. La valvola tricuspide può risentire delle ripetute biopsie miocardiche. La funzione diastolica del'organo risente ovviamente dell'età del donatore. Il rigetto dell'organo si studia in modo attendibile con il TDI, che evidenzia riduzioni di velocità tissutali sia sistoliche che diastoliche.

Letture consigliate

Arbelot C, Ferrari F, Bouhemad B et al (2008) Lung ultrasound in acute respiratory distress syndrome and acute lung injury. Curr Opin Crit Care 14:70–74

Balachundar S (2007) Echocardiography for management of hypotension in the intensive care unit. Crit Care Med 35(Suppl):S401–S407

Bouhemad B, Nicolas-Robin A, Arbelot C et al (2008) Isolated and reversible impairment of ventricular relaxation in patients with septic shock. Crit Care Med 36:766–774

Bouhemad B, Nicolas-Robin A, Arbelot C et al (2009) Acute left ventricular dilatation and shock-induced myocardial dysfunction. Crit Care Med 37: in press

Chockalingam A, Dorairajan S, Bhalla M et al (2009) Unexplained hypotension: the spectrum of dynamic left ventricular outflow tract obstruction in critical care settings. Crit Care Med 37: in press

Cinel I, Nanada R, Dellinger RP (2008) Cardiac dysfunction in septic shock. In: Vincent JL (ed) 2008 yearbook of intensive and emergency medicine. Springer-Verlag, Berlin, pp 43–54

Fuhrmann JT, Schmeisser A, Schulze MR et al (2008) Levosimendan is superior to enoximone in refractory cardiogenic shock complicating acute myocardial infarction. Crit Care Med 36:2257–2266

Jardin F, Vieillard-Baron A (2007) Is there a safe plateau pressare in ARDS? The right heart only knows. Intensive Care Med 33:444–447

Jardin F, Vieillard-Baron A (2009) Acute cor pulmonale. Curr Opin Crit Care 15: in press

Lichtenstein D, Mezière GA (2008) Relevance of lung ultrasound in the diagnosis of acute respiratory failure: The BLUE protocol. Chest 134:117–125

Mansencal N, Vieillard-Baron A. Beauchet A et al (2008) Triage patients with suspected pulmonary embolism in the emergency department using a portable ultrasound device. Echocardiography 25:451–456

Michalopulou H (2007) Identification of contractility abnormalities in intensive care unit patients with sepsis using tissue Doppler imaging. Critical Care 11(Suppl 2): P281

Noble V, Nelson B, Sutingco AN (2007) Manual of emergency and critical care ultrasound. Cambridge Medicine, Cambridge

Pirracchio R, Cholley B, De Hert S et al (2007) Diastolic heart failure in anaesthesia and critical care. Br J Anaesth 98:707–721

Poelaert J, Osipowska E, Verborgh C (2008) Diastolic dysfunction and cardiac failure in the intensive care unit. In: Vincent JL (ed) 2008 yearbook of intensive and emergency medicine. Springer-Verlag, Berlin, pp 76–87

Rodriguez-Rosin R, Krowka MJ (2008) Hepatopulmonary syndrome – A liver-induced lung vascular disorder. N Engl J Med 358:2378–2387

Tapson VF (2008) Acute pulmonary embolism. N Engl J Med 358:1037–1052

Vignon P, Boncoeur MP, Rambaud G et al (2001) Comparison of multiplane transesophageal echocardiography and contast-enhanced helical CT in the diagnosis of blunt traumatic cardiovascular injures. Anesthesiology 94:615–622

Tabelle dei valori normali e patologici

25

Punti chiave

Dimensioni ventricolo sinistro
Funzione ventricolare sinistra
Dimensioni ventricolo destro, arteria polmonare, atrio sinistro e atrio destro
Dimensioni valvolari e aortiche
Valori Doppler di flusso normali
Normali velocità Doppler valvolari e perivalvolari
Indici Doppler di normale funzione diastolica del ventricolo sinistro

Sono illustrati di seguito alcuni riferimenti di valori normali e gradi progressivi di alterazione di dimensioni e spessori delle strutture cardiache, tratti dalle pubblicazioni riportate alla fine del capitolo.

Seguono i riferimenti dei valori normali e delle alterazioni delle velocità Doppler dei flussi ai vari livelli, e delle velocità del movimento miocardico tissutale (TDI).

Per l'interpretazione delle anormalità è necessario fare riferimento ai rispettivi capitoli delle prime tre parti del volume nei quali sono riportati anche alcune formule e alterazioni dei valori normali e patologici non illustrati in questo capitolo.

A. Sarti, *Ecocardiografia per l'intensivista*.

Dimensioni ventricolo sinistro

	Donna				Uomo			
	Normale	Aumento lieve	Aumento moderato	Aumento rilevante	Normale	Aumento lieve	Aumento moderato	Aumento rilevante
<LV diametro d (cm)	3,9–5,3	5,4–5,7	5,8–6,1	≥6,2	4,2–5,9	6–6,3	6,4–6,8	≥6,9
LVd/BSA (cm/m^2)	2,4–3,2	3,3–3,4	3,5–3,7	≥3,8	2,2–3,1	3,2–3,4	3,5–3,6	≥3,7
LVd volume (ml)	56–104	105–117	118–130	≥131	67–155	156–178	179–201	≥201
LVd volume/BSA (ml/m^2)	35–75	76–86	87–96	≥97	35–75	76–86	87–96	≥97
LVs volume (ml)	19–49	50–59	60–69	≥70	22–58	59–70	71–82	≥83
LVs volume/BSA (ml/m^2)	12–30	31–36	37–42	≥43	12–30	31–36	37–42	≥43
Setto d (cm)	0,6–0,9	1,0–1,2	1,3–1,5	≥1,6	0,6–1	1,1–1,3	1,4–1,6	≥1,7
Parete posteriore d (cm)	0,6–0,9	1,0–1,2	1,3–1,5	≥1,6	0,6–1	1,1–1,3	1,4–1,6	≥1,7

LV, ventricolo sinistro; *BSA*, superficie corporea m^2, *d*, telediastolico; *s*, telesistolico

Funzione ventricolare sinistra

	Donna				Uomo			
	Normale	Riduzione lieve	Riduzione moderato	Riduzione rilevante	Normale	Riduzione lieve	Riduzione moderato	Riduzione rilevante
Frazione di accorciamento (%)	27–45	22–26	17–21	≤16	25–43	20–24	15–19	≤14
Frazione di eiezione (%)	≥55	45–54	30–44	<30	≥55	45–54	30–44	<30

Longitudinal shortening (mm): spostamento M-mode dell'anulus laterale mitralico. Valore normale (Vn)>13 mm; ≤13 mm=disfunzione sistolica

Frazione dell'area di accorciamento (%)=(LVEDA-LVESA/LVEDA)×100. Vn≥45%
LVEDA Vn=5,5 cm^2/m^2 (di superficie corporea, BSA)
LVEDA, area telediastolica del ventricolo sinistro; *LVESA*, area telesistolica del ventricolo sinistro

Frazione di accorciamento (%)=[(LVIDd-LVIDs)/LVIDd]×100
LVIDd, diametro interno telediastolico del VS; *LVIDs*, diametro telesistolico

Frazione di eiezione (%) (volume sistolico/volume telediastolico)×100=[(volume telediastolico-volume telesistolico)/volume telediastolico]×100

Formula biplana di Simpson: volume VS (ml)=Σ[π(ai×bi)L/4n]
ai e *bi*, diametri del cilindro da due visioni ortogonali (cm); *L/n*, altezza del disco; *n*, numero dei dischi

Dimensioni ventricolo destro, arteria polmonare, atrio sinistro e atrio destro

	Donna				Uomo			
Ventricolo destro e arteria polmonare	**Normale**	**Aumento lieve**	**Aumento moderato**	**Aumento rilevante**	**Normale**	**Aumento lieve**	**Aumento moderato**	**Aumento rilevante**
RV diametro basale (cm)	2,0–2,8	2,9–3,3	3,4–3,8	≥3,9	2,0–2,8	2,9–3,3	3,4–3,8	≥3,9
RV diametro a metà lunghezza (cm)	2,7–3,3	3,4–3,7	3,8–4,1	≥4,2	2,7–3,3	3,4–3,7	3,8–4,1	≥4,2
Base-apice (cm)	7,1–7,9	8,0–8,5	8,6–9,1	≥9,2	7,1–7,9	8,0–8,5	8,6–9,1	≥9,2
RV tratto di efflusso (cm)	1,7–2,3	2,4–2,7	2,8–3,1	≥3,0	1,7–2,3	2,4–2,7	2,8–3,1	≥3,0
Sopra-aortico (cm)	2,5–2,9	3,0–3,2	3,3–3,5	≥3,6	2,5–2,9	3,0–3,2	3,3–3,5	≥3,6
PA diametro (cm)	1,5–2,1	2,2–2,5	2,6–2,9	≥3,0	1,5–2,1	2,2–2,5	2,6–2,9	≥3,0
RV area telediastolica (cm^2)	11–28	29–32	33–37	≥38	11–28	29–32	33–37	≥38
RV area telesistolica (cm^2)	7,5–16	17–19	20–22	≥23	7,5–16	17–19	20–22	≥23
Fractional area change (%)	32–60	25–31	18–24	≤17	32–60	25–31	18–24	≥17

PA, arteria polmonare; *RV*, ventricolo destro

(*cont.* ↓)

(*cont.*)

Altri	Donna				Uomo			
	Normale	Aumento lieve	Aumento moderato	Aumento rilevante	Normale	Aumento lieve	Aumento moderato	Aumento rilevante
LA diametro in PSLAX (cm)	2,7–3,8	3,9–4,2	4,3–4,6	≥4,7	3,0–4,0	4,1–4,6	4,7–5,2	≥5,2
LA diametro/BSA (cm/m^2)	1,5–2,3	2,4–2,6	2,7–2,9	≥3,0	1,5–2,3	2,4–2,6	2,7–2,9	≥3,0
LA volume (ml)	22–52	53–62	63–72	≥73	18–58	59–68	69–78	≥79
LA volume/BSA (ml/m^2)	16–28	29–33	34–39	≥40	16–28	29–33	34–39	≥40
RA diametro (cm)	2,9–4,5	4,6–4,9	5,0–5,4	≥5,5	2,9–4,5	4,6–4,9	5,0–5,4	≥5,5
RA diametro/BSA (cm/m^2)	1,7–2,5	2,6–2,8	2,9–3,1	≥3,2	1,7–2,5	2,6–2,8	2,9–3,1	≥3,2

BSA, superficie corporea m^2; *LA*, atrio sinistro; *PSLAX*, parasternale asse lungo; *RA*, atrio destro

Dimensioni valvolari e aortiche

	Normale	Riduzione lieve	Riduzione moderata	Riduzione rilevante
Anulus aortico (diametro cm)	2,3–2,9			
Anulus mitralico (diametro cm)	2,0–3,8			
Anulus polmonare (diametro cm)	1,8–2,2			
Anulus tricuspidale (diametro cm)	1,3–2,8			
Area valvolare aortica (cm^2)	3,0–4,0	2,5–1,5	1,5–1,0	<1,0
Area valvolare mitralica (cm^2)	4,0–6,0	2,0–1,6	1,5–1,1	≤1,0
Area valvolare polmonare (cm^2)	3,0–5,0	2,0–1,0	0,5–1,0	<0,5
Area valvolare tricuspidale (cm^2)	4,0–6,0	2,0–1,6	1,5–1,1	≤1,0
Dimensioni (diametro) aortiche				
Seno di Valsalva (cm)	3,1–3,7			
Aorta ascendente (cm)	<3,7			
Aorta ascendente (cm/m^2)	1,4–2,1			
Aorta discendente (cm/m^2)	1,0–1,6			

NB: Il normale range per il diametro della radice aortica può essere stimato attraverso la seguente formula:

<19 anni dimensioni radice aortica in cm=1,02+(0,98×BSA) (range±0,18)

20–39 anni dimensioni radice aortica in cm=0,97+(1,12×BSA) (range±0,24)

>40 anni dimensioni radice aortica in cm=1,92+(0,74×BSA) (range±0.40)

BSA, superficie corporea m^2

Valori Doppler di flusso normali

Valvole semilunari	Normale	Aumento lieve	Aumento moderato	Aumento rilevante
Picco di velocità valvola aortica (m/s)	<2,0	2,0–2,9	3,0–3,9	≥4,0
Picco di velocità valvola polmonare (m/s)	0,6–0,9	1,0–3,5	3,6–4,4	≥4,5
LVOT picco di velocità (m/s)	0,7–1,1			
RVOT picco di velocità (m/s)	0,6–0,9			
Valvole atrio-ventricolari: mitrale	**Normale**	**Aumento lieve**		
Valvola mitrale	<50 anni	>50 anni		
Picco di velocità onda E (cm/s)	58–86	48–86		
Picco di velocità onda A (cm/s)	30–50	45–73		
E/A	1,3–2,5	0,9–1,4		
Tempo di decelerazione (ms)	159–199	174–246		
Valvole atrio-ventricolari: tricuspide	**Normale**	**Aumento lieve**		
Valvola tricuspide	<50 anni	>50 anni		
Picco di velocità onda E (cm/s)	34–68	33–49		
Picco di velocità onda A (cm/s)	19–35	25–41		
E/A	1,5–2,5	0,9–1,7		
Tempo di decelerazione (ms)	166–210	175–221		

A, onda Doppler da sistole atriale; *E*, onda Doppler di riempimento rapido; *LVOT*, tratto di efflusso del ventricolo sinistro; *RVOT*, tratto di efflusso del ventricolo destro

Normali velocità Doppler valvolari e perivalvolari

Valvola o sede	Velocità di picco (m/s)	Range (m/s)
AV	1,3	0,1–1,7
LVOT	0,9	0,7–1,1
MV	0,9	0,6–1,3
PV/arteria polmonare	0,75	0,6–0,9
TV	0,5	0,3–0,7

AV, valvola aortica; *LVOT*, tratto di efflusso del ventricolo sinistro; *MV*, valvola mitrale; *PV*, valvola polmonare; *TV*, valvola tricuspide

Indici Doppler di normale funzione diastolica del ventricolo sinistro

Rapporto E/A	1,32±0,42
Tempo di decelerazione	150–200 (m/s)
Ea o El o Em	10,3±2,0 (cm/s)
Aa o Al o Am	5,8±1,6 (cm/s)
Ea/Aa	2,1±0,9

A, onda Doppler da sistole atriale; *Aa* o *Al* o *Am*, onda TDI di distensione corrispondente alla sistole atriale, velocità telediastolica; *E*, onda Doppler di riempimento rapido; *Ea* o *El* o *Em*, onda TDI di rilasciamento, velocità protodiastolica

Letture consigliate

ASE (2005) ASE Committee Recommendations for chamber quantification: a report from the American Society of Echocardiography's guidelines and standards committee and the chamber quantification writing group, developed in conjunction with the European Association of Echocardiography, a branch of the European Society of Cardiology. J Am Soc Echocardiogr 18:1440–1463

Feigenbaum H, Armstrong WF, Ryan T (2005) Feigenbaum's echocardiography. Lippincott Williams & Wilkins, Philadelphia

Oh JK, Steward JB, Tajik AJ (2007) The echo manual, Lippincott Williams & Wilkins, Philadelphia

Ryding A (2008) Essential echocardiography. Churchill Livingstone Elsevier, Edinburgh

Parte IV
Appendici
Altre applicazioni degli ultrasuoni per diagnosi e procedure in terapia intensiva

... nel principio del suo male, è facile a curare
e difficile a conoscere, ma, nel progresso del tempo,
non l'avendo in principio conosciuta né medicata,
diventa facile a conoscere e difficile a curare [...] perché,
conoscendo discosto (il che non è dato se non a uno prudente)
è mali che nascono in quello, si guariscono presto;
ma quando, per non li avere conosciuti, si lasciano crescere
in modo che ognuno li conosce, non vi è più rimedio.
Niccolò Machiavelli, "Il Principe"

L'incannulamento ecografico dei vasi centrali

A1

A. Franco

Nell'ambito delle procedure di ecografia interventistica sta assumendo un ruolo sempre più importante l'incannulamento di vasi centrali.

Tale procedura, anche se effettuata da operatori esperti, purtroppo è sempre stata gravata da una certa incidenza di complicanze, prime tra tutte lo pneumotorace e la puntura arteriosa: era quindi necessario cercare un'alternativa più sicura alla metodica *blind*, così l'applicazione dell'ecografia è stato un naturale avanzamento.

Si distingue la tecnica "ecoassistita" da quella "ecoguidata": nella prima ci si limita a una ricognizione ecografica della regione in cui successivamente si effettuerà la puntura venosa, mentre nell'altro caso si osserva momento per momento l'avanzamento dell'ago e la penetrazione nel vaso prescelto. È ovvio che per minimizzare le complicanze e ottenere il risultato migliore bisogna utilizzare la tecnica ecoguidata. È altresì vero che il semplice fatto di avere un ecografo in mano può ingenerare, nei principianti, un falso senso di sicurezza: bisogna essere molto cauti nel percorrere la curva di apprendimento prima di essere padroni della tecnica. D'altro canto per ciò che riguarda l'ecografia applicata al cateterismo venoso non esistono ancora linee guida di riferimento dettate da alcuna società scientifica internazionale, ma solo pareri di esperti e generici consigli sull'uso dell'ecografo.

La scelta del vaso centrale ricade tradizionalmente tra la vena giugulare interna (VGI) (Fig. A1.1) o la vena succlavia (VSu) (Fig. A1.2) di entrambi i lati. Le vene femorali, cui si ricorre con una certa frequenza, non sono considerate dei veri vasi centrali perché oltre a essere generalmente gravate da un tasso inaccettabile di infezioni, non permettono la rilevazione della pressione venosa centrale, né il prelievo di sangue venoso misto.

Dopo aver spiegato al malato cosa si sta per fare, e aver ottenuto il suo consenso, bisogna effettuare preliminarmente uno studio ecografico delle diverse possibilità che ci si presentano: non infrequentemente si possono trovare vasi trombizzati, trasposti, mal-

A. Sarti, *Ecocardiografia per l'intensivista*.

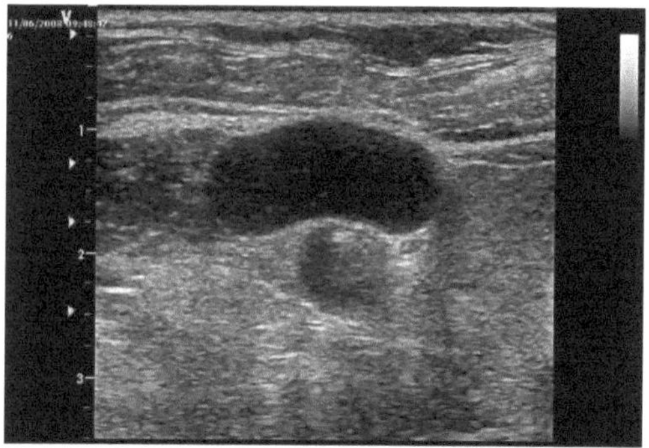

Fig. A1.1 Vena giugulare interna (*VGI*) sovrapposta all'arteria carotide

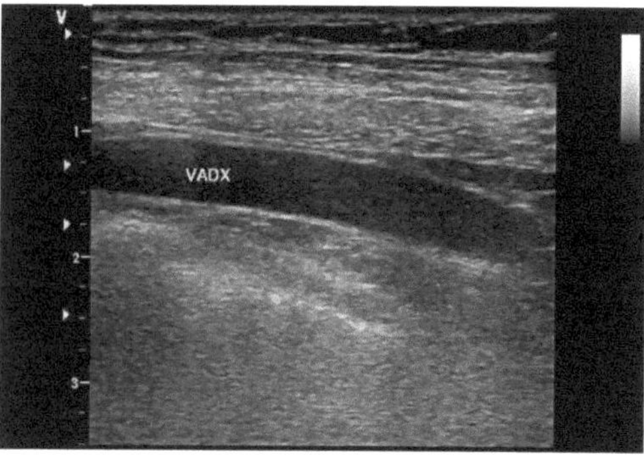

Fig. A1.2 Vena ascellare destra (*VADX*) in asse lungo e più in basso la linea pleurica

posizionati, ipoplasici, se non addirittura agenesici. È proprio in questi casi che l'ecografia dimostra tutti i propri vantaggi, non facendoci neanche iniziare una procedura in una sede in cui non potrebbe andare a buon fine.

La sonda di scelta per questo scopo è quella lineare, da tessuti molli, non troppo lunga, meglio 2–5 cm, da utilizzare a una frequenza di 7,5–13 MHz, perché le strutture che vogliamo esaminare si trovano a una profondità non molto elevata, 1–2 cm per la VGI fino ai 3–4 cm per la VSu.

È fondamentale la disposizione ergonomica dell'operatore, della sonda e dello schermo rispetto al paziente (Tabella A1.1). La sonda, per facilitare l'incannulamento del vaso, andrà manovrata con la mano non dominante e posizionata con il segno di riferimento, che solitamente si trova sulla parte sinistra dello schermo, dalla stessa parte dell'operatore, in modo da vedere sullo schermo l'ago che si muove nella direzione naturale e non dover fare strani contorsionismi mentali.

Tabella A1.1 Come posizionare sonda e schermo rispetto al paziente per un operatore destrimane: il mancino dovrà invertire lo schema

Vena	Posizione operatore	Posizione schermo	Nota
VGI dx	Dietro la testa a dx	A sin del paziente	*La sonda deve sempre essere orientata con il riferimento dallo stesso lato del riferimento dello schermo*
VGI sin	Dietro la testa a sin	A dx del paziente	
VSu dx	Al lato dx del paziente	Accanto alla testa a sin	
VSu sin	Al lato sin del paziente	Accanto alla testa a dx	

VGI, vena giugulare interna; *VSu*, vena succlavia; *dx*, destra; *sin*, sinistra

La manovra da effettuare per distinguere una vena da un'altra struttura è quella di comprimerla con la sonda: una vena scomparirà alla pressione, un'arteria evidenzierà la propria pulsazione, un'altra struttura resterà immodificata.

Un aspetto da non trascurare è quello della sterilità: secondo le linee guida dei CDC di Atlanta, l'operatore deve effettuare un lavaggio chirurgico delle mani e usare i massimi presidi di barriera (cappellino, mascherina, veste e guanti). Il campo operatorio, dopo disinfezione con clorexidina 2% in alcol isopropilico (attualmente non disponibile in Italia in tale formulazione), va delimitato con telini sterili. L'ecografo va ricoperto da una guaina sterile, che potrà essere anche solo un guanto, con gel all'interno e all'esterno. Ovviamente il gel esterno dovrà essere sterile; può essere sostituito dalla vaselina sterile utilizzata normalmente per i cateteri uretrali. È importante eliminare dall'interno della guaina le bollicine d'aria intrappolate tra sonda e gel.

Il risultato da ottenere sullo schermo per l'incannulamento venoso centrale è la visione dell'ago che attraversa le varie strutture e penetra nella vena prescelta (Fig. A1.3). Ciò si realizza allineando l'ago con la sonda secondo l'asse lungo (sarà visualizzato come una linea solitamente iperecogena), mentre il vaso potrà anche essere visualizzato come un cerchio ipoecogeno preso secondo l'asse trasversale (asse corto). È anche possibile effettuare la puntura secondo gli assi trasversali di vena e ago (asse corto–asse corto) ma è sconsigliato in presenza di strutture da evitare assolutamente, come la pleura o l'arteria carotide, perchè il fascio ultrasonoro copre una piccola zona di tessuti e in asse corto ci fa vedere l'ago come un puntino e il vaso come un cerchietto.

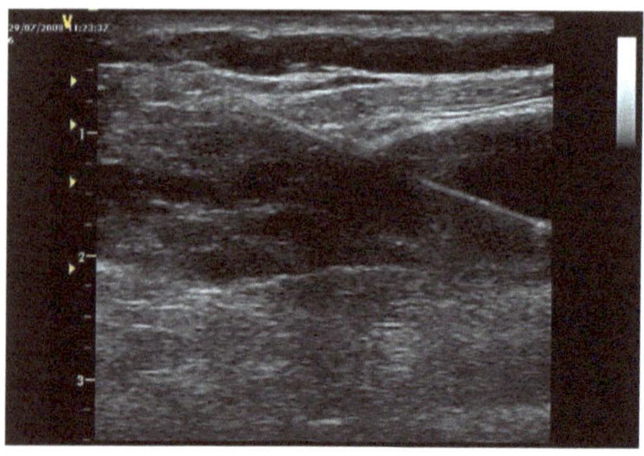

Fig. A1.3 Ago in vena con segno della "tenda"

Questa modalità di visione, asse corto–asse corto è quella che di cui ci si avvale nell'incannulamento venoso periferico (anche di PICC o di Midline) in cui è più utile guardare una zona più ampia in maniera trasversale.

La difficoltà maggiore per i principianti è mantenere l'ago all'interno del fascio di ultrasuoni, che all'origine è di solo 1 mm, allargandosi poi a cono. Quindi una piccola inclinazione o basculamento della sonda fa perdere la visione ottimale dell'ago che avanza.

A giudizio della maggior parte degli autori la vena di scelta per il posizionamento di un catetere venoso centrale (CVC) è la VGI destra, per la superficialità, di solito 1 cm, per le maggiori dimensioni, per la continuità rettilinea con la vena cava superiore (VCS).

Chi inizia a utilizzare l'ecografo per gli incannulamenti venosi dovrà attuare nella propria mente una rivoluzione "copernicana": niente più punti di repere ossei, ma strutture muscolari, poca immaginazione e quanta più possibile visione diretta. Il migliore approccio alla VGI da utilizzare in associazione all'ecografia sfrutta la tecnica descritta da Jernigan e modificata da Pittiruti, una via bassa, quasi tangente la clavicola, resa sicura dalla visione diretta, che permette un'ottimale modalità di medicazione e di gestione successiva, con un comfort per il paziente paragonabile a quello della VSu.

Il paziente è supino con il viso rivolto dalla parte opposta rispetto al lato scelto. Si punge pertanto dietro il capo clavicolare dello sternocleidomastoideo con una direzione inferiore a 90° rispetto al vaso, si passa con l'ago sotto questo muscolo per reperire la VGI nello spazio tra i due capi sternale e clavicolare. Sullo schermo dell'ecografo si vedrà l'ago che attraversa i vari piani per giungere al bersaglio prescelto, poi introfletterà la parete intimale della vena (segno della tenda) per perforarla successivamente. Una volta ottenuto il ritorno di sangue venoso nella siringa connessa con l'ago, per favorire l'inserimento della guida metallica, cautamente sotto visione ecografica si sposterà l'ago verso l'asse principale della vena. A questo punto la procedura è identica rispetto alla tradizionale, con inserzione del filo guida, poi del dilatatore, poi del catetere. Nella nostra casistica utilizzando questa tecnica abbiamo praticamente azzerato il rischio di pneumotorace, permane qualche caso di puntura arteriosa, annullabile con il perfezionamento della visione diretta dell'avanzamento dell'ago, ad esempio usando aghi più ecoriflettenti, o lasciando dell'aria nell'ago che passa, per aumentare il contrasto ecografico con i tessuti circostanti. La maggiore difficoltà si incontra quando il lume del vaso è solo virtuale perché il paziente non è adeguatamente riempito, o quando il vaso risente in maniera eccessiva dei movimenti respiratori del paziente: in questi casi si comprende quanto sia rischioso fare queste manovre alla cieca.

Anche nell'incannulamento della VSu, che rimane la preferita da molti anestesisti rianimatori, l'ecografia può migliorare la prestazione. Non è possibile visualizzarla nella parte retroclaveare proprio per la presenza dell'osso che fa da schermo agli ultrasuoni (US). Ma nella parte prossimale, nella zona infraclavicolare, là dove si chiama vena ascellare (VA), è relativamente superficiale (intorno ai 2–2,5 cm) e facilmente incannulabile ecograficamente, meglio se in modalità asse lungo-asse lungo. La VA rimane comunque una seconda scelta nei confronti della VGI per le dimensioni inferiori, per la maggiore profondità e per la relativa vicinanza della cupola pleurica.

Un'altra possibilità da non dimenticare è l'inserimento periferico di cannule nei vasi centrali (PICC). L'anatomia ecografica delle vene del braccio sopra la piega del gomito prevede nella configurazione classica la presenza centrale dell'arteria brachiale con le due vene brachiali satelliti nell'aspetto a "Mickey Mouse" (Fig. A1.4),

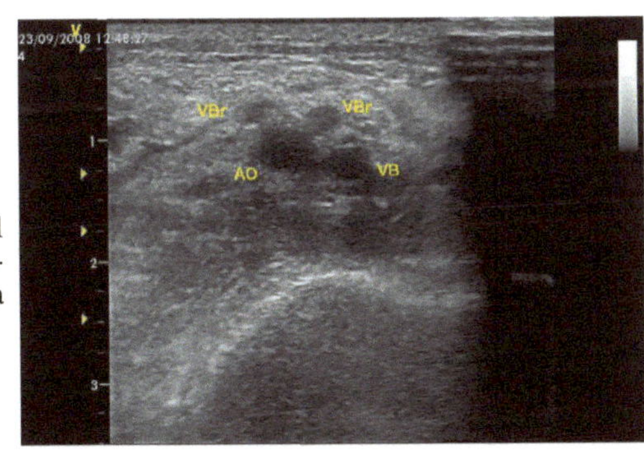

Fig. A1.4 Le vene del braccio e l'arteria omerale con l'aspetto a "Mickey Mouse". *AO*, arteria omerale; *VB*, vena basilica; *VBr*, vena brachiale

poi alcuni centimetri medialmente ritroviamo la vena basilica (VB), mentre lateralmente è localizzata la vena cefalica (VC). Solitamente la situazione più favorevole è quella della VB, per le maggiori dimensioni e per la continuazione diretta senza valvole nella vena ascellare, oltre che per l'assenza di strutture potenzialmente a rischio nelle vicinanze. La seconda scelta ricade su una vena brachiale, mentre la VC rimane la terza scelta per la situazione anatomica più complessa soprattutto allo sbocco in VA. I kit più avanzati attualmente in commercio prevedono la puntura della vena con un microintroduttore, sulla cui guida va inserito un introduttore-dilatatore costruito secondo il sistema *peel away* in cui verrà definitivamente introdotto il catetere opportunamente tagliato alla misura corrispondente alla distanza che va dal punto di introduzione fino alla clavicola e da lì fino al terzo spazio intercostale destro.

Letture consigliate

Biasucci DG, Lagreca A, Pittiruti M et al (2007) Ecografia interventistica. In: Testa A (ed) Ecografia clinica in urgenza. Verduci Editore, Roma, pp 391–413

Centers for Disease Control and Prevention (2002) Guidelines for the prevention of intravascular catheter related infections. MMWR 51:RR10

Chapman GA, Johnson D, Bodenham AR (2006) Visualisation of needle position using ultrasonography. Anaesthesia 61:148–158

Fry WR, Clagen GC, O'Rourke PT (1999) Ultrasound guided central venous access. Arch Surg 134:738–741

Karakitsos D, Labropoulos N, De Groot E et al (2006) Real-time ultrasound-guided catheterisation of the internal jugular vein. Crit Care 10:R162

Maecken T, Grau T (2007) Ultrasound imaging in vascular access. Crit Care Med 35:178–185

McGee DC, Gould MK (2003) Preventing complication of central venous catheterization. N Engl J Med 348:1123–1133

Modeliar SS, Severe MA, de Cagny B et al (2008) Ultrasound evaluation of central veins in the intensive care unit. Int Care Med 34:333–338

National Institute for Clinical Excellence (2002) Guidance on the use of ultrasound locating devices for central venous catheters. NICE technology appraisal, No. 49, London

Parienti JJ, Thirion M, Magarbane B et al (2008) Femoral vs jugular venous catheterisation and risk of nosocomia events in adults requiring acute renal replacement therapy. JAMA 299:2413–2422

Pittiruti M, Malerba M, Carriero C et al (2000) Which is the easiest and safest technique for central venous access? A retrospective survey of more than 5,400 cases. J Vasc Access 1:100–107

Sharma A, Bodenham AR, Mallick A (2004) Ultrasound-guided infraclavicular axillary vein cannulation for central venous access. Br J Anaesth 93:188–192

Wigmore TJ, Smythe JF, Hacking MB et al (2007) Effect of implementation of NICE guidelines for ultrasound guidance. Br J Anaesth 99:662–665

Diagnosi ultrasonografica di trombosi venosa profonda degli arti

A2

G. Landini, S. Cipani, M. Falciani

Da molti anni ormai gli ultrasuoni (ecografia B-mode, duplex, ecocolor-Doppler) rappresentano la metodica strumentale correntemente utilizzata per la diagnosi di trombosi venosa profonda (TVP).

L'esame non invasivo, pratico ed economico, diffusamente reperibile e facilmente ripetibile consente uno studio morfologico e funzionale completo e dettagliato del circolo venoso con caratterizzazione del flusso in condizioni statiche e dinamiche. All'esame bidimensionale la vena normale mostra parete sottile, lume anecogeno, diametro superiore a quello dell'arteria contigua di una volta e mezzo. In posizione supina si può esplorare facilmente con sonda lineare (7,5 MHz) il circolo venoso profondo prossimale dell'arto inferiore (femoro-popliteo). Mediamente più difficoltoso risulta lo studio sottopopliteo che è facilitato se effettuato a paziente seduto con gambe penzoloni e utilizzando il color-Doppler per una migliore identificazione dei vasi. Nei casi indicati l'esame potrà essere esteso anche a vene iliache e cava utilizzando sonda convex (2,5–5 MHz). In ortostatismo è facilmente esplorabile il circolo superficiale. Nelle mani di operatori allenati l'esame completo dell'arto inferiore richiede meno di 15 minuti. Con le stesse caratteristiche e con sonda lineare (7,5 MHz) possono essere studiate le vene dell'arto superiore e del collo per la diagnosi di TVP in tali sedi.

Mediante scansioni longitudinali in B-mode possono essere rilevate le caratteristiche anatomiche del circolo venoso, nonché, in caso di presenza di trombosi, l'estensione di essa. In trasversale si valuta la comprimibilità del vaso (CUS), facendo una leggera pressione con la sonda: la mancata comprimibilità della vena è il criterio principale per la diagnosi di TVP (Fig. A2.1). Utilizzando il Doppler poi si può verificare la presenza di flusso e valutare le continenze valvolari. Color e power consentono una più facile identificazione oltre che dei vasi anche delle caratteristiche dei flussi e pertanto facilitano l'effettuazione di un'indagine ultrasonorografica dettagliata dalla cava alle vene sottopoplitee (Fig. A2.2). In presenza di TVP la vena oltre che incomprimibile risulta dilatata

A. Sarti, *Ecocardiografia per l'intensivista*.

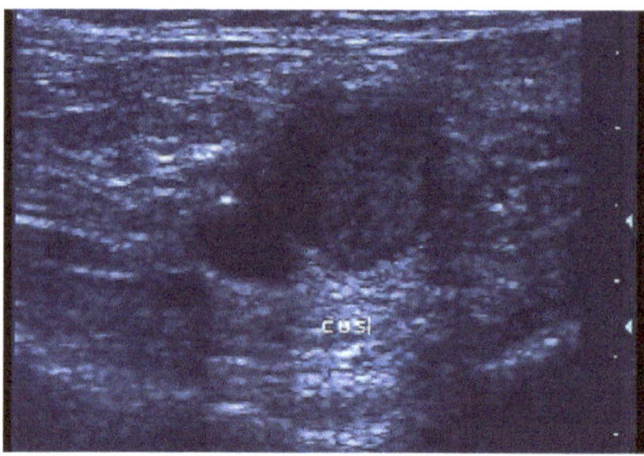

Fig. A2.1 Scansione trasversale. Non comprimibilità con *CUS* (compressive ultrasound)

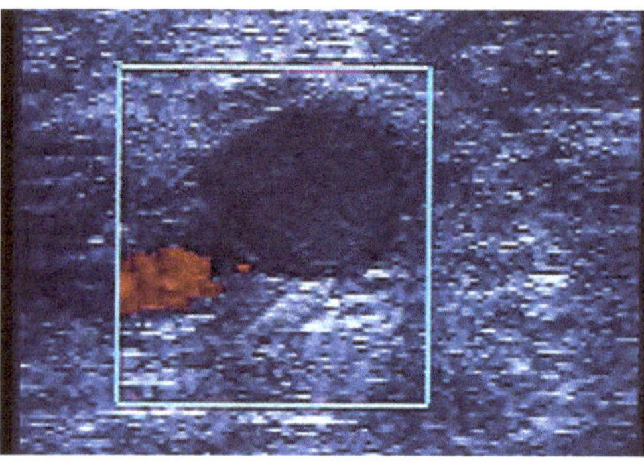

Fig. A2.2 Scansione trasversale: diametro venoso aumentato (superiore a quello dell'arteria, *colore rosso*). Trombosi endoluminale

con diametro più che doppio dell'arteria adiacente, con presenza di materiale ecogeno endoluminale. Il segnale Doppler risulta assente, l'attivazione di color e power confermano l'assenza di flusso nella vena trombizzata.

In fase iperacuta il lume può risultare totalmente anecogeno, ma la incomprimibilità documenta la presenza di materiale trombotico all'interno. In fase acuta e sub-acuta il materiale trombotico di solito è centrale a volte mobile: trombo flottante. Nelle fasi croniche invece il flusso è centrale e il residuo trombotico è adeso alle pareti che risultano ispessite.

La incomprimibilità della vena è il criterio diagnostico maggiormente validato con studi flebografici con sensibilità e specificità rispettivamente del 97% e 94% in pazienti sintomatici in caso di TVP prossimali. I valori sono più bassi in caso di TVP distali e nei pazienti asintomatici. Tali dati sono confermati anche da studi di management che richiedono il monitoraggio dei pazienti per stabilire la sicurezza della scelta terapeutica conseguente ai risultati dell'esame ultrasonorografico.

L'esame eco-color Doppler (ECO) è ormai stato standardizzato ed è stato dimostrato che è sicuro non sottoporre a terapia anticoagulante i pazienti con sospettata TVP e studio completo ECD negativo. Il successo di tale metodica dipende dalla standardizzazione del metodo e dal training degli operatori. Nel sospetto di trombosi iliaco-cavali l'esame dovrà essere esteso a questi distretti, che risultano di difficile comprimibilità per la loro posizione anatomica, pertanto sarà la visualizzazione diretta del trombo o il mancato riempimento col color che permetteranno di porre la diagnosi.

La diagnosi strumentale di TVP può essere effettuata anche con altre metodiche di imaging (TC e RNM) con elevata specificità e sensibilità, estremamente più costose e non destinate all'uso corrente *bedside* che la metodica ECD ha come caratteristica saliente.

Letture consigliate

Elias A, Mallard L, Elias M et al (2003) A single complete ultrasound investigation of the venous network for the diagnostic management of patients with a clinically suspected first episode of deep venous thrombosis of the lower limbs. Thromb Haemost 89:221–227

Schellong S, Schwarz T, Halbritter H et al (2003) Complete compression ultrasonography of the leg veins as asingle test for the diagnosis of deep vein thrombosis. A prospective clinical outcome study. Thromb Haemost 89:228–234

Schwarz T, Schmidt BA, Schellong SM (2002) Complete compression ultrasound for clinically suspected deep vein thrombosis: feasibility and inter-observer agreement. Clin Appl Thromb Haemost 8:45–49

Zierler BK (2004) Ultrasonography and diagnosis of venous thromboembolism. Circulation 109(12 Suppl 1):9–14

Le comete ultrasoniche polmonari: un nuovo segno ecografico di acqua extravascolare polmonare

A3

G. Soldati, L. Gargani, E. Picano

Punti chiave

Le comete ultrasoniche polmonari
Metodologia di esame
Il significato clinico
Prospettive

Le comete ultrasoniche polmonari

Recentemente è stata proposta e applicata una metodica diagnostica basata sull'ecografia del torace, che consente una rapida diagnosi e quantificazione dell'acqua extravascolare polmonare. All'ecografia del torace, il segno indicativo di acqua extravascolare polmonare, è rappresentato dalle cosiddette "comete ultrasoniche polmonari" (o ULC, dall'inglese *ultrasound lung comets*). L'approccio ultrasonico può apparire contro-intuitivo, essendo noto a tutti che, come afferma anche l'edizione 2008 dell'Harrison, testo di riferimento di medicina interna, «poiché l'aria dissipa rapidamente l'energia ultrasonora, l'ecografia non è utile per la valutazione del parenchima polmonare». È vero infatti che, in condizioni normali, l'aria nei polmoni rappresenta una cortina impenetrabile per le onde ultrasoniche. È però altrettanto vero che la situazione cambia completamente nel polmone in cui la presenza di acqua a livello dell'interstizio polmonare e negli alveoli aumenti lo spessore dei setti (normalmente al di sotto della risoluzione del fascio ultrasonoro) o modifichi le proprietà fisiche del polmone, creando salti di impedenza acustica, che generano le comete ultrasoniche polmonari. In termini biofisici, ciò che si verifica sono le multiple riflessioni sulle interfacce aria-acqua dei

A. Sarti, *Ecocardiografia per l'intensivista*.

setti interlobulari subpleurici imbibiti o delle strutture acinari ispessite, che poi genera il segnale (la testa della cometa) e dei riverberi artefattuali . La loro presenza, sede e numero consente la rilevazione, localizzazione e quantificazione dell'acqua extravascolare polmonare nell'edema polmonare sia cardiogeno che lesionale. Agli ultrasuoni, il polmone normale è "nero", quello patologico (con acqua interstiziale) è a strisce "bianco-nere" (dove le strisce bianche sono le comete), e quello con patologia avanzata (con acqua anche a livello alveolare) è "bianco" (Figura A3.1, pannelli in basso).

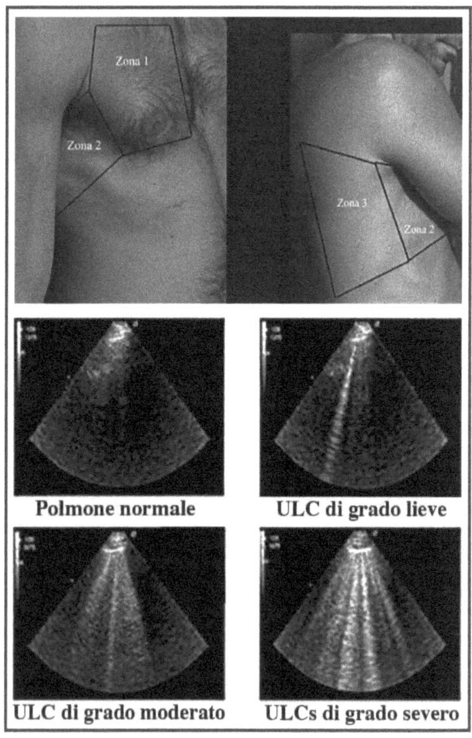

Fig. A3.1 Come appaiono le comete ultrasoniche polmonari (*ULC*). *In mezzo a sinistra*, il quadro polmonare normale (polmone "nero", o con tenui artefatti orizzontali); poi, il polmone "bianco-nero" umido, con comete (lievi o moderate); *in basso a destra*, il polmone "bianco", con comete severe. Si noti come le comete si "stacchino" dalla linea pleurica (linea orizzontale iperecogena, vicino al trasduttore, data dalla fusione dei foglietti pleurici viscerale e parietale). La diagnosi di gravità delle comete si basa oggi sul numero totale di comete trovate nei vari spazi esplorati

Metodologia di esame

Le comete polmonari possono essere ricercate con qualunque tipo di sonda (cardiaca, lineare, convex), con ogni tipo di frequenza (da 2 a 10 MHz), e con varie tipologie di macchina (dal portatile da 15000 euro all'ecografo super-accessoriato da 300000 euro). Viene fatta una scansione del torace secondo lo schema illustrato in Figura A3.1 (in alto) anche se, in caso di urgenza, la scansione potrà essere più sommaria, limitata a un minor numero di spazi. La scansione può essere fatta anche sul dorso e non risente del decubito clino o ortostatico. Per l'ecografia toracica non sussistono inoltre problemi di finestra acustica, che rendono a volte problematica l'ecografia cardiaca. Durante la scansione toracica ci si può poi imbattere nel versamento pleurico, che contribuisce ad arricchire l'informazione diagnostica nei pazienti cardiopatici. Nella refertazione le comete vengono considerate "assenti" se inferiori a 5 nel totale degli spazi valutati (poiché qualche cometa si osserva fisiologicamente, soprattutto negli spazi intercostali più bassi, dovute a microatelectasie fisiologiche), "lievi" tra 5 e 15, "moderate" tra 16 e 30, e "gravi" quando >30 (Figura A3.1, in basso).

Il significato clinico

L'importanza del riconoscimento dell'acqua extravascolare polmonare, sia nei pazienti cardiologici che in terapia intensiva, ha giustificato i grandi sforzi della diagnostica in questo specifico settore. Sono state proposte molte metodiche sia invasive, come il cateterismo e diluizione di doppio indicatore o la misura dell'impedenza toracica con elettrocateteri, che non invasive, come la scintigrafia, la PET (*positron emission tomography*), la risonanza magnetica o la TC (tomografia computerizzata). Nessuna di queste metodiche si è però affermata per problemi di invasività, complessità e costo, spesso associata ad alto carico radiante, come nel caso di scintigrafia, PET e TC con equivalenti di dose fino a 800 radiografie del torace per esame. Nella pratica clinica il medico utilizza soprattutto la semplice radiografia del torace, che però è relativamente poco accurata, soggetta a sostanziale variabilità di lettura inter- e intra-osservatore, ionizzante, e dipendente dalla disponibilità dell'apparato radiologico, tanto che nelle ultime linee guida dell'*American Heart*

Association/American College of Cardiology, si afferma che la radiografia del torace «non è raccomandata per la gestione clinica del paziente con scompenso cardiaco».

Le comete polmonari sono direttamente correlate all'accumulo di acqua extravascolare polmonare. Dal punto di vista emodinamico, aumentano all'aumentare dei segni di congestione polmonare alla radiografia del torace. Il numero di comete è correlato con i valori di acqua extravascolare polmonare misurata invasivamente (Figura A3.2, pannello in alto a destra), e con la pressione di incuneamento dei capillari polmonari misurata sia invasivamente, che indirettamente con tecnica ecocardiografica. Dal punto di vista clinico, il numero di comete aumenta all'aumentare della gravità della dispnea (Figura A3.2, pannello in alto a sinistra) e hanno un chiaro significato prognostico. All'ecocardiografia, l'aumento delle comete è legato alla riduzione della frazione di eiezione e, per ogni dato livello di disfunzione sistolica, è soprattutto legato alla gravità della disfunzione diastolica (Figura A3.2, pannello in basso a destra). Sono anche cor-

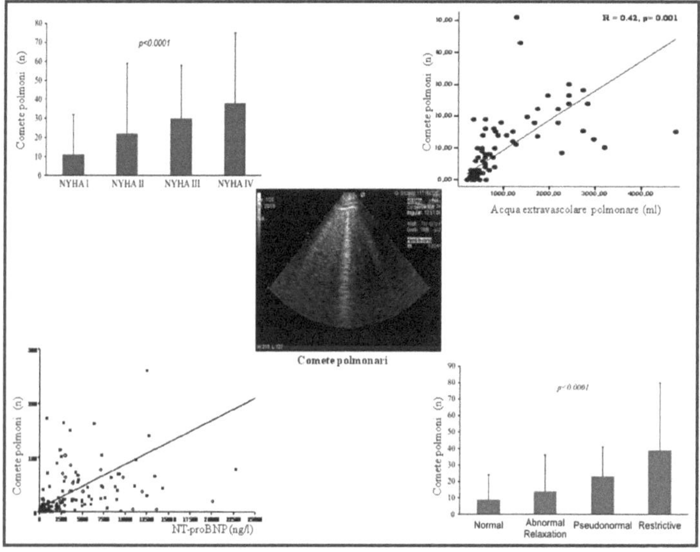

Fig. A3.2 I correlati clinici, emodinamici, ecocardiografici e biochimici delle comete, che aumentano con l'aumentare della gravità della dispnea (pannello in alto a sinistra) dell'acqua polmonare valutata invasivamente (pannello in alto a destra), con l'aumentare della gravità della disfunzione diastolica a riposo (in basso a destra) e con l'aumento dei peptidi natriuretici cardiaci

relate al livello di peptidi natriuretici cardiaci (Figura A3.2, pannello in basso a sinistra), e mostrano un'abilità nel predire l'origine cardiaca della dispnea paragonabile a quella degli stessi peptidi. Possono aumentare rapidamente nel giro di pochi minuti, ad esempio durante stress fisico, con un significato di disfunzione della membrana alveolo-capillare, concettualmente simile alla captazione polmonare di radionuclide durante una scintigrafia cardiaca da stress; o rapidamente diminuire, ad esempio a seguito a terapia diuretica, il cui uso potrebbero anche teoricamente pilotare, in pazienti in cui può essere spesso difficile titolare la dose del diuretico, ottimizzando i benefici senza incappare nei temuti effetti collaterali.

Anche nell'ARDS (*adult respiratory distress syndrome*) sono presenti comete polmonari particolarmente addensate (polmone bianco), dove rappresentano un segno molto precoce di alterazione della membrana alveolo-capillare, come dimostrato da esperienze cliniche preliminari e, sperimentalmente, nel modello animale, dove le comete polmonari compaiono pochi minuti dopo l'induzione di ARDS, e più precocemente rispetto alle alterazioni emogasanalitiche. Con la progressione del danno inoltre, è possibile visualizzare un ulteriore segno ecografico, ovvero la comparsa di addensamenti polmonari subpleurici, che possono essere anche misurati nei loro diametri maggiori. All'ecografia del torace, la perdita del contenuto aereo si traduce quindi, nel passaggio da un'immagine di polmone nero a un'immagine con comete polmonari in numero progressivamente maggiore, fino alla comparsa di addensamenti polmonari, che corrisponde alla pressochè totale perdita di aria all'interno del parenchima polmonare, che assume l'aspetto ecografico tipico del fegato; si visualizza cioè l'"epatizzazione" del parenchima polmonare, descritta anche dall'anatomia patologica (Fig. A3.3). Caratteristica dell'ARDS è anche la tipica disomogeneità, che si esprime con la contemporanea presenza nella stessa immagine di aree con e senza comete polmonari. Tale disomogeneità del danno polmonare sembrerebbe costituire addirittura un segno patognomonico di ARDS, che consentirebbe di distinguerlo dall'edema polmonare cardiogeno.

Sempre nell'ambito dell'edema polmonare non cardiogeno, le comete polmonari sono state individuate anche in contesti del tutto diversi, come nell'edema polmonare da altitudine e in quello degli apneisti, che presentano un aumento del numero di comete dopo l'immersione, con normalizzazione del quadro e ritorno ai valori normali il giorno successivo all'immersione.

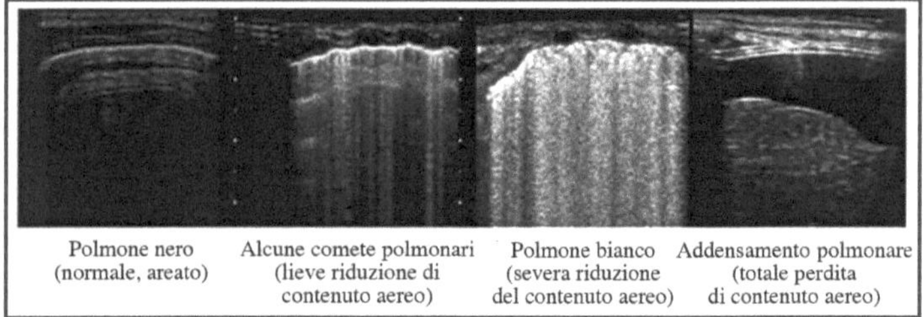

Fig. A3.3 Tipici pattern di ecografia del torace, corrispondenti alla progressiva perdita del contenuto aereo

Prospettive

Per le comete polmonari si intravedono campi di applicazione in vari e importanti contesti clinici, dove la patologia della membrana alveolo-capillare è accertata, ma è rimasta finora relativamente emarginata dall'inquadramento diagnostico. La fibrosi polmonare dell'interstizio, che genera comete polmonari, è un "rumore" diagnostico che interferisce con la diagnosi di acqua polmonare nello scompenso, ma può rappresentare il vero "segnale" in alcune malattie, come la sclerodermia, dove la fibrosi polmonare è molto importante sia da un punto di vista diagnostico che prognostico.

Anche al pronto soccorso le comete possono fornire informazioni utili, dalla diagnostica differenziale della dispnea (cardiogena o non cardiogena), all'integrazione dei dati dell'ecografia toracica per la diagnosi di versamento pleurico, pneumotorace, embolia polmonare, sindrome alveolo-interstiziale.

La semplicità della tecnica "verde" (non-ionizzante, senza rischi per l'operatore e per il paziente, senza impatto ambientale) e "leggera" (portatile, a basso costo) ne faranno verosimilmente un compagno indispensabile per l'esternalizzazione delle cure, fuori dall'ospedale e a casa del paziente, nel segno di una scelta di sostenibilità culturale, logistica, economica e biologica.

Letture consigliate

Agricola E, Bove T, Oppizzi M et al (2005) "Ultrasound comet-tail images": a marker of pulmonary edema: a comparative study with wedge pressure and extravascular lung water. Chest 127:1690–1695

Agricola E, Picano E, Oppizzi et al (2006) Assessment of stress-induced pulmonary interstitial edema by chest ultrasound during exercise echocardiography and its correlation with left ventricular function. J Am Soc Echocardiogr 19:457–463

Bedetti G, Gargani L, Corbisiero A et al (2006) Evaluation of ultrasound lung comets by hand-held echocardiography. Cardiovasc Ultrasound 4:34–39

Copetti R, Soldati G (2006) Ecografia toracica. Edizioni Medico Scientifiche, Torino

Copetti R, Soldati G, Copetti P (2008) Chest sonography: a useful tool to differentiate acute cardiogenic pulmonary edema from acute respiratory distress syndrome. Cardiovasc Ultrasound 6:16–20

Fagenholz PJ, Gutman JA, Murray AF et al (2007) Chest ultrasonography for the diagnosis and monitoring of high-altitude pulmonary edema. Chest 131:1013–1018

Frassi F, Gargani L, Gligorova S et al (2007) Clinical and echocardiographic determinants of ultrasound lung comets. Eur J Echocardiogr 8:474–479

Frassi F, Gargani L, Tesorio et al (2007) Prognostic value of extravascular lung water assessed with ultrasound lung comets by chest sonography in patients with dyspnea and/or chest pain. J Card Fail 13:830–835

Frassi F, Pingitore A, Cialoni D, Picano E (2009) Chest Sonography detects Lung Water Accumulation in healthy elite Apnea Divers. JASE In press

Gargani L, Frassi F, Agrusta M et al (2006) Furosemide comet-stress test for differential diagnosis of cardiogenic versus pneumogenic dyspnoea. Eur Heart J (Abstract Suppl, October issue)

Gargani L, Frassi F, Soldati G et al (2008) Ultrasound lung comets for the differential diagnosis of acute cardiogenic dyspnoea: a comparison with natriuretic peptides. Eur J Heart Fail 10:70–77

Gargani L, Lionetti V, Di Cristofano C et al (2007) Early detection of acute lung injury uncoupled to hypoxemia in pigs using ultrasound lung comets. Crit Care Med 35:2769–2774

Jambrik Z, Monti S, Coppola V et al (2004) Usefulness of ultrasound lung comets as a nonradiologic sign of extravascular lung water. Am J Cardiol 93:1265–1270

Lange NR, Schuster DP (1999) The measurement of lung water. Crit Care 3:R19–R24

Lichtenstein D, Meziere G, Biderman P et al (1997) The comet-tail artifact. An ultrasound sign of alveolar-interstitial syndrome. Am J Respir Crit Care Med 156:1640–1646

Picano E (2004) Sustainability of medical imaging. BMJ 328:578–580

Picano E, Frassi F, Agricola E et al (2006) Ultrasound lung comets: a clinically useful sign of extravascular lung water. J Am Soc Echocardiogr 19:356–363

Piccoli M, Trambaiolo P, Salustri A et al (2005) Bedside diagnosis and follow-up of patients with pleural effusion by a hand-carried ultrasound device early after cardiac surgery. Chest 128:3413–3420

Soldati G, Testa A, Pignataro G et al (2006) The ultrasonographic deep sulcus sign in traumatic pneumothorax. Ultrasound Med Biol 32:1157–1163

Soldati G, Testa A, Silva FR et al (2006) Chest ultrasonography in lung contusion. Chest 130:533–538

Swedberg K, Cleland J, Dargie H et al (2005) Guidelines for the diagnosis and treatment of chronic heart failure: executive summary (update 2005): The task force for the diagnosis and treatment of chronic heart failure of the European Society of Cardiology. Eur Heart J 26:1115–1140

Thompson RC, Cullom SJ (2006) Issues regarding radiation dosage of cardiac nuclear and radiography procedures. J Nucl Cardiol 13:19–23

Altri aspetti di ecografia toracica nel malato critico

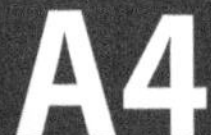

S. Cipani, C. Farnesi, F. Marini, A. Sarti

Punti chiave

Aree di investigazione polmonare
Linea pleurica e linee A
Comete ultrasoniche polmonari (linee B)
Addensamento polmonare
Versamento pleurico
Studio della mobilità diaframmatica

In emergenza molti quadri clinici sono caratterizzati da condizioni di insufficienza respiratoria acuta. Una rapida diagnosi può ridurre morbilità e mortalità; spesso l'esame clinico e l'impiego della radiologia tradizionale possono ritardare la corretta gestione di tali pazienti, compromettendo il loro *outcome*.

Tradizionalmente gli ultrasuoni hanno dimostrato la loro utilità nello studio di organi pieni. L'approccio ultrasonico può apparire contro-intuitivo poiché l'aria presente all'interno del parenchima polmonare dissipa rapidamente l'energia ultrasonora e ciò rende inefficace l'utilizzo degli ultrasuoni. Tale affermazione è vera in condizioni normali dove l'aria alveolare rappresenta una cortina impenetrabile per le onde meccaniche, ma è altrettanto vero che la condizione cambia nel polmone patologico.

Ecco quindi che l'eco del polmone *bedside* risulta una preziosa metodica (rapida, non invasiva) nella gestione del paziente critico.

A. Sarti, *Ecocardiografia per l'intensivista*.

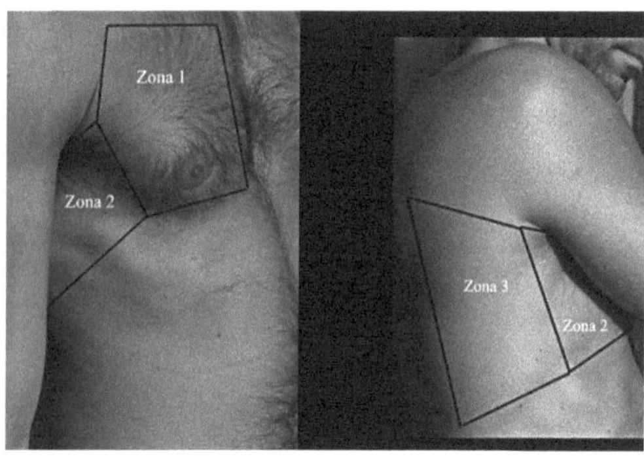

Fig. A4.1 Aree per l'ecografia polmonare

Aree di investigazione polmonare

Zona 1 esplora la parete anteriore con paziente semiseduto, *Zona 2* la parete laterale, *Zona 3* la porzione posterolaterale. Ogni zona si divide in una porzione superiore e una inferiore per un totale di 6 aree di investigazione (Fig. A4.1).

Linea pleurica e linee A

La linea pleurica (Fig. A4.2a) è localizzata 0,5 cm sotto la linea costale nell'adulto. La sua lunghezza tra le coste è circa 2 cm. La costa superiore, la linea pleurica e la costa inferiore costituiscono un pattern caratteristico detto "segno del pipistrello". Le linee orizzontali che originano dalla linea pleurica, separate da intervalli regolari con uguale distanza tra cute e linea pleurica sono chiamate linee A. Sono generalmente larghe e con lunghezza variabile (Fig. A4.2b).

Comete ultrasoniche polmonari (linee B) (Fig. A4.3)

Le comete ultrasoniche polmonari sono un semplice segno ecografico di imbibizione o di ispessimento dell'interstizio polmonare. Possono quindi originare sia in presenza di edema polmonare interstiziale, che in presenza di fibrosi polmonare (vedi anche Appendice 3).

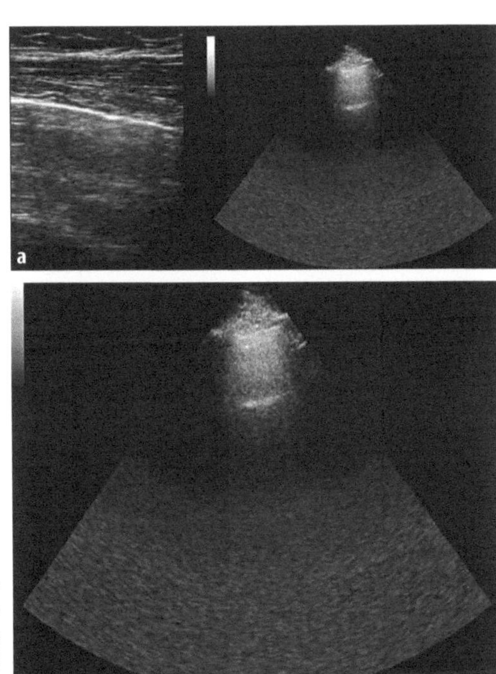

Fig. A4.2 **a** Linea pleurica. **b** Aspetto ecografico del polmone normale; evidenza di linea A

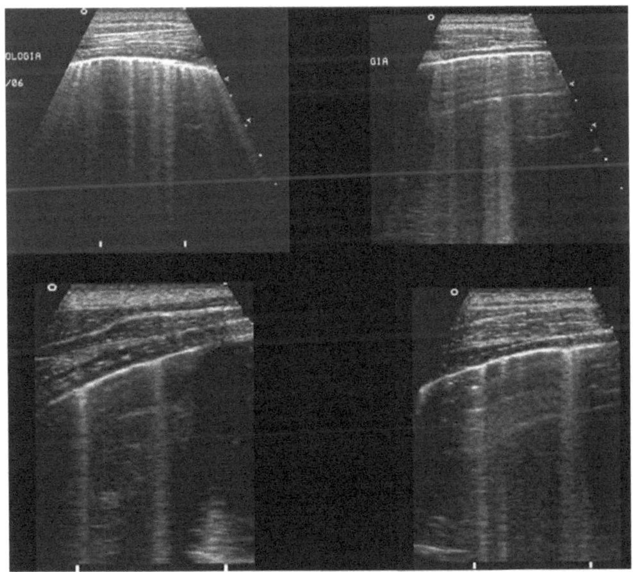

Fig. A4.3 Comete (linee B)

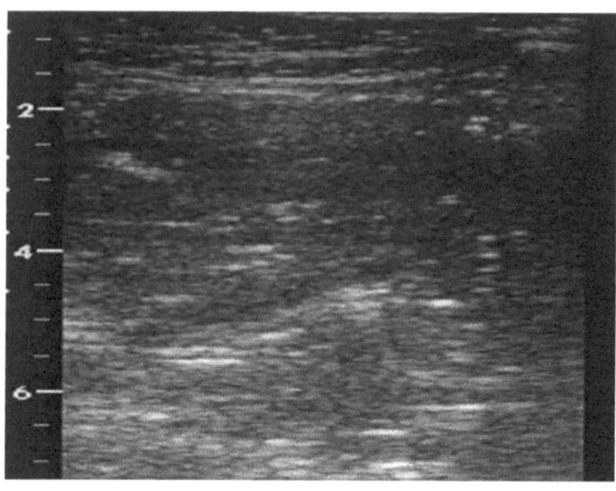

Fig. A4.4 Addensamento polmonare

Addensamento polmonare

L'addensamento del parenchima polmonare crea una finestra acustica che ne consente una completa visualizzazione ecografica (Fig. A4.4). L'addensamento assume un'ecogenicità parenchimatosa, simile a quella del fegato o della milza. All'interno dell'addensamento possono essere visibili i bronchi e i bronchioli aerati, che possono generare il broncogramma aereo o la presenza di spots iperecogeni espressione di aria intrappolata nelle vie aeree più periferiche. L'entrata dell'aria nella parte dell'albero bronchiale dell'addensamento, produce un rinforzo inspiratorio di queste immagini iperecogene.

Versamento pleurico

All'indagine ecografica il versamento pleurico appare come una raccolta anecogena, di semplice identificazione nelle zone declivi (Fig. A4.5). Tuttavia la perfetta anecogenità è osservabile soltanto nei trasudati non corpuscolati, in quanto la presenza di fibrina, di cellule o detriti in sospensione produce degli echi. Il versamento crea una finestra acustica che consente un'ottima visualizzazione del parenchima polmonare sottostante, che può risultare sia areato che addensato (Fig. A4.5), in quanto compresso dal versamento stesso.

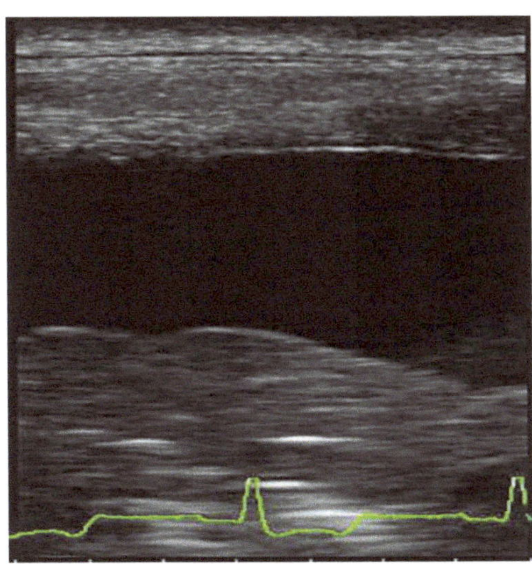

Fig. A4.5 Versamento pleurico e polmone addensato sottostante

Studio della mobilità diaframmatica

L'insufficienza diaframmatica è di comune osservazione in corso di distrofia muscolare, patologie toraciche e addominali; anche patologie del sistema nervoso e lesioni del nervo frenico possono determinare un'inadeguata funzione diaframmatica. Ecco che riuscire a valutarla è di estrema importanza in ambito clinico.

Tra le metodiche utilizzate, oltre alla fluoroscopia, l'indagine ultrasonografica M-mode sta acquisendo sempre maggior rilievo. Nel recente passato questa metodica non era ben codificata, ma attuali studi hanno proposto e validato un protocollo di esame.

Funzionalmente il diaframma è suddiviso in: emidiaframma destro e sinistro investigabili rispettivamente attraverso le finestre acustiche sottocostali di fegato e milza. La sonda cardiaca (*phased-array*) viene posizionata sotto il margine costale destro tra la linea emiclaveare e ascellare anteriore per l'emidiaframma destro. Mentre per lo studio del sinistro la sonda può essere posizionata a livello intercostale basso o sottocostale tra la linea emiclaveare ed ascellare anteriore sinistra. In entrambi i casi la sonda deve essere sempre angolata cranialmente affinché il fascio ultrasonoro incida perpendicolarmente la parte posteriore del diaframma.

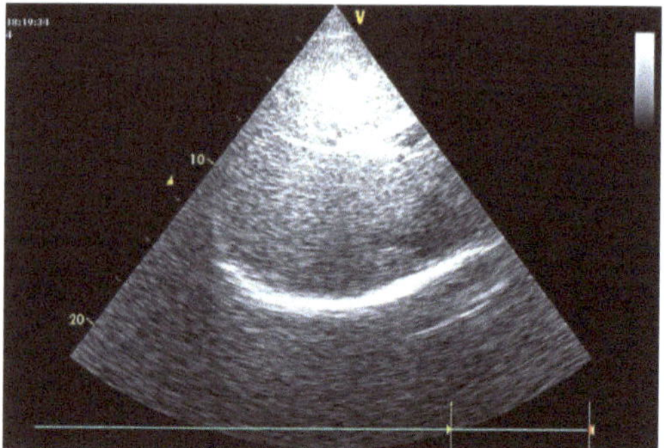

Fig. A4.6 Immagine 2D sottocostale a livello emiclaveare. Evidenza dell'emidiaframma destro al di sotto del parenchima epatico

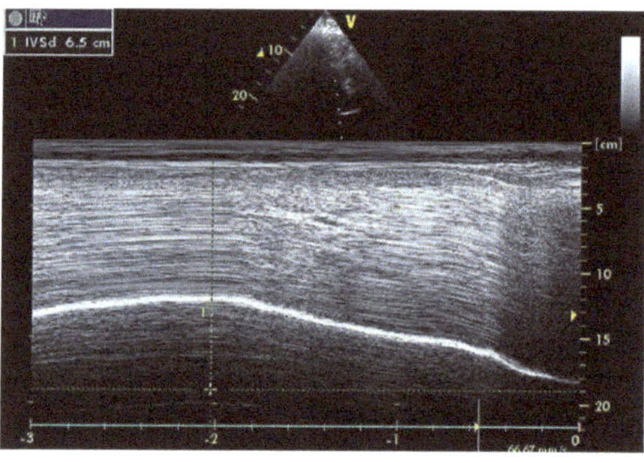

Fig. A4.7 Sottocostale a livello emiclaveare. M-mode lungo il movimento d'escursione diaframmatica durante respiro profondo in un soggetto sano

Ecograficamente la finestra acustica epatica permette un'agevole studio dell'emidiaframma destro (Fig. A4.6) con conseguente valutazione del movimento diaframmatico durante la respirazione spontanea a riposo, volontaria rumorosa (*sniffing*) e profonda forzata (Fig. A4.7). In alcuni pazienti durante inspirazione profonda, l'immagine ecografica può essere mascherata dal movimento del parenchima polmonare, impedendo così le misurazioni dell'escursione diaframmatica. Tale problematica può essere ovviata posizionando la sonda più caudalmente conservando sempre la perpendicolarità dell'angolo di sezione.

La visualizzazione dell'emidiaframma sinistro è resa più difficoltosa da una finestra acustica più piccola (regione splenica). Ciò può rendere talvolta inutile lo spostamento caudale della sonda nel tentativo di visualizzare l'emidiaframma sinistro in inspirazione profonda.

In corso di respirazione spontanea normale il limite inferiore di escursione diaframmatica è 1 cm nell'uomo e 0,9 cm nella donna. Estrema importanza la riveste il limite inferiore dell'escursione diaframmatica durante respirazione rumorosa volontaria (*sniffing*, annusare, fiutare, tirare su con il naso); infatti valori <1,8 nell'uomo e <1,6 nella donna permettono di porre diagnosi di paralisi diaframmatica destra. Per il lato sinistro i valori sono <1,9 nell'uomo e <1,7 nella donna.

Uno studio recente evidenzia l'utilità della valutazione bidimensionale della motilità diaframmatica per diagnosticare precocemente la paralisi diaframmatica dopo cardiochirurgia.

Letture consigliate

Agricola E, Bove T, Oppizzi M et al (2005) Ultrasound comet-tail images: a marker of pulmonary edema. Chest 127:1690–1695

Bouhemad B, Zhang M, Lu Q et al (2007) Clinical review: bedside lung ultrasound in critical care practice. Crit Care 11:205

Boussuges A, Gole Y, Blanc P (2009) Diaphragmatic motion studied by M-mode ultrasonography. Methods, reproducibility, and normal values. Chest 135:391–400

Lerolle N, Guérot E, Dimassi S et al (2009) Ultrasonographic diagnostic criterion for severe diaphragmatic dysfunction after cardiac surgery. Chest 135:401–407

Lichtenstein DA, Merzière GA (2008) Relevance of lung ultrasound in the diagnosis of acute respiratory failure. Blue Protocol Chest 134:117–125

Eco FAST nel dipartimento emergenza urgenza

A5

A. Lagi, F. Marini, S. Cipani

Punti chiave

Significato
Indicazioni
Sonde e posizione
Scansioni

È consolidata la nozione che la metodica definita come eco FAST (*focused assessment (abdominal) with sonography in trauma*) sia affidabile, perché dotata di elevata sensibilità e specificità, anche se affidata a mani non radiologiche, ma a medici di pronto soccorso che abbiano seguito un training finalizzato. Questo passaggio di competenze esprime la diffusione della metodica ultrasonografica, di cui si sente estremo bisogno, che in questo modo diventa, per necessità, patrimonio della specialità che la utilizza e non solo specificità di una disciplina, la radiologia. La diffusione della sonografia nei differenti settori di intervento dell'ospedale accelera i tempi di valutazione, responsabilizza l'operatore, risparmia tempo e risorse.

La eco FAST svolge un ruolo fondamentale nella individuazione e nella definizione dei versamenti addominali liberi. La metodica si integra e si completa, selezionando una popolazione a maggior necessità diagnostica, con le tecniche di imaging più complesse, sofisticate e costose come la tomografia computerizzata (TC) multislice.

Essa non ha sensibilità e specificità adeguate per la definizione delle lesioni parenchimatose, a meno che non sia utilizzata insieme al mezzo di contrasto. Una tale indicazione si pone nei bambini in cui si desideri limitare la irradiazione corporea. Nell'adulto infatti la TC scan vs eco FAST per la ricerca di lesioni parenchimatose dimostra sensibilità e specificità superiori: 97% e 95% vs 92% e 95%.

A. Sarti, *Ecocardiografia per l'intensivista.*

In soggetti selezionati, come quelli che associano il trauma addominale alla instabilità emodinamica (ipotensione e/o tachicardia), la possibilità di identificare rapidamente un emoperitoneo rappresenta la situazione tipica in cui l'eco FAST trova la sua principale indicazione. Esso permette di identificare anche piccole quantità di sangue nel recesso di Morrison (quadrante superiore destro), in quello spleno renale (quadrante superiore sinistro) o nello scavo di Douglas (pelvi). La individuazione di liquido con caratteristiche tali da individuarlo come sangue riduce il tempo di diagnosi e permette di indirizzare il paziente alla laparotomia senza ulteriori tempi diagnostici come il lavaggio peritoneale o la TC dell'addome. La sensibilità varia a seconda della selezione della casistica fra 69% e 100%, la specificità è sempre 100%.

Significato

- Risponde a una domanda: c'è liquido in cavità addominale? E in cavità toracica? E nel pericardio?
- Si esegue rapidamente (3–5 minuti).
- Richiede un training breve.

Indicazioni

- Riconoscimento di versamento libero post traumatico in cavità addominale, eventualmente nel torace o nel pericardio.
- Valutazione quantitativa del versamento.
- Definizione della priorità chirurgica fra i distretti toracico e addominale, soprattutto in condizioni di instabilità.
- Determina la necessità di ricorso ad altre metodiche diagnostiche.

Sonde e posizione

Si impiega una sonda convex a frequenza 3,5 MHz o a frequenza variabile 2–5 MHz.

Il paziente va posto in posizione supina.

Il paziente non necessita di alcuna preparazione, condizione implicita nel concetto di ecografia d'urgenza.

Scansioni (Fig. A5.1)

Prima scansione

Intercostale, sottocostale ascellare destra (Fig. A5.2).

Obiettivo è visualizzare lo spazio di Morrison dove si raccoglie inizialmente il versamento libero endoperitoneale presente in addome superiore sia che defluisca da destra che da sinistra. Lo spazio di Morrison è compreso tra la fascia di Gerota del rene e la capsula glissoniana del fegato, generalmente privo di liquido. Poiché questo spazio è il compartimento più posteriore dell'addome

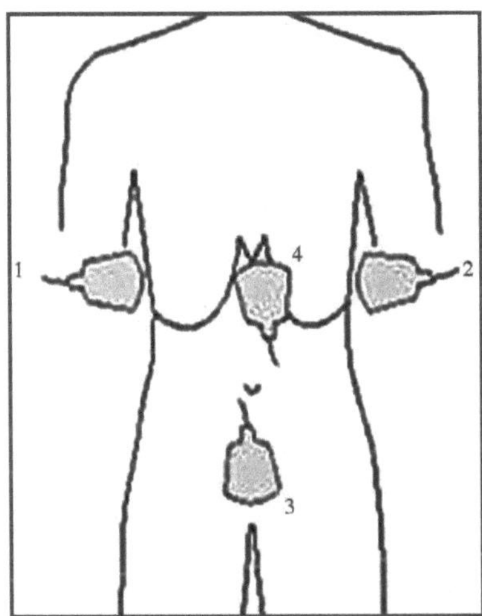

Fig. A5.1 Posizione della sonda per le scansioni eco FAST

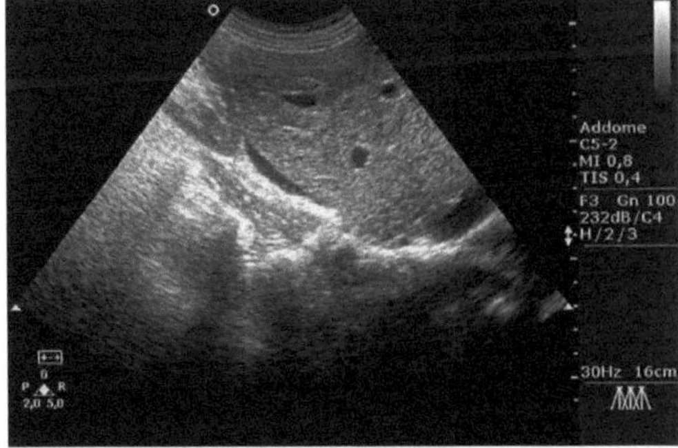

Fig. A5.2 Sottile falda di raccolta fluida nella tasca di Morrison

se il paziente è in posizione supina, il sangue tende ad accumularsi in questo spazio creando una striscia anecogena facilmente identificabile.

Posizionare la sonda in posizione retta nel 8°–9° spazio intercostale sulla linea ascellare media o anteriore e in sottocostale destra in posizione obliqua con il marker della sonda verso la testa del paziente.

Basculando la sonda in senso cranio-caudale si evidenzia il seno costo-frenico destro, il fegato e la colecisti, la vena cava inferiore, il rene e il surrene destri.

Seconda scansione

Sottoxifoidea, parasternale sinistra (Fig. A5.3).

Obiettivo è visualizzare lo spazio pericardico. Con queste proiezioni si visualizza il pericardio, le cavità cardiache e si valuta la mobilità del miocardio. Si posiziona la sonda in sede mediana, sottoxifoidea con inclinazione a 45° orientandola verso la spalla sinistra del paziente fino a ottenere a fuoco il cuore con il marker della sonda alla destra del paziente, dalla parasternale, con il paziente disteso sul fianco sinistro e con la mano sinistra sotto la testa, tenendo la sonda a 90°.

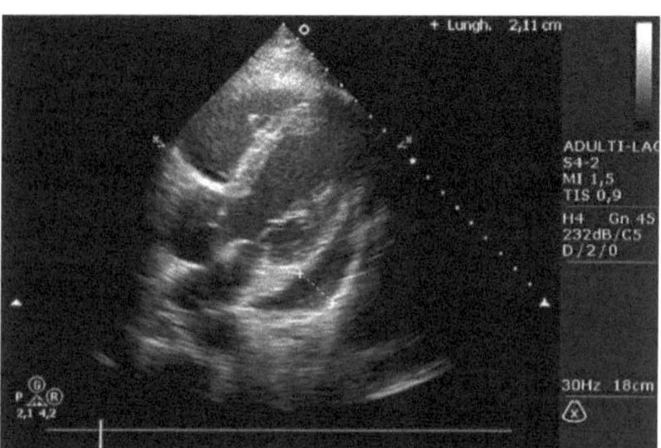

Fig. A5.3 Versamento pericardico

Terza scansione

Intercostale, sottocostale ascellare sinistra.

Obiettivo è visualizzare la milza, lo spazio perisplenico e il rene sinistro (recesso spleno-renale), e il seno costo-frenico sinistro. La milza è più piccola del fegato così il rene sinistro è posizionato più posteriormente e superiormente del destro. Il sangue apparirà come una striscia anecogena tra milza e rene.

La sonda viene posizionata nel 6°–9°spazio intercostale, sull'ascellare media e posteriore. La posizione della sonda è obliqua per sfruttare lo spazio intercostale e quel tanto che basta per mettere a fuoco le varie strutture. Gli stessi concetti valgono per la posizione sottocostale

Quarta scansione

Ipogastrio.

Obiettivo è localizzare un sanguinamento intraperitoneale nello spazio tra retto e utero (cavo del Douglas) o nel suo omologo nel maschio, lo spazio retto-vescicale. In particolare la zona raccoglie il liquido che defluisce dalle logge laterali. Il sangue libero intraperitoneale è anecogeno con margini delimitati dal confine peritoneale.

Questa scansione evidenzia la vescica, che è l'organo di riferimento, e il cavo del Douglas. La limitazione per questa scansione è data dalla necessità di avere una vescica distesa, così che in caso di necessità deve essere riempita con almeno 350 ml di soluzione fisiologica attraverso un catetere uretrale. Si esegue ponendo la sonda in sede ipogastrica, prima in posizione trasversale e successivamente in longitudinale.

Quinta scansione

Epigastrio.

Si esegue con la sonda posizionata in sede epigastrica sia in posizione trasversale che longitudinale. Permette di visualizzare l'aorta addominale. È considerata facoltativa e non indispensabile. La sua esecuzione non deve rendere critici i tempi dell'esame.

Aspetti ecografici dei recessi peritoneali

Il versamento ematico recente si presenta come una falda anecogena con minima quota corpuscolata che subisce fenomeni di turbinio di echi fitti e uniformi definiti "a pioggia". Il versamento ematico non recente si distingue a causa della sua organizzazione: le emazie si stratificano nella parte più declive del recesso per cui l'immagine ecografia alterna una componente ecogena (le emazia stratificate) a una anecogena (il versamento privo di emazie) creando un livello liquido-solido.

La definizione ecografica dei recessi peritoneali deve valutare i seguenti aspetti:

- liberi si/no;
- numero e tipo dei recessi sede di versamento;
- quantità del versamento:
- minimo (100–200 ml) quando è presente sottile falda anecogena periviscerale;
- moderato (250–500 ml) con interessamento di due o più recessi;
- massivo (>500 ml) in cui tutti i quadranti sono sede di falda fluida anecogena con conseguente galleggiamento di anse e compressione o dislocazione di organi addominali.

Letture consigliate

ACEP Clinical Policies Committee and Clinical Policies Subcommittee on Acute Blunt Abdominal Trauma (2004) Clinical policy: critical issues in the evaluation of adult patients presenting to the emergency department with acute blunt abdominal trauma. Ann Ermerg Med 43:278–290

Società Italiana di Ultrasonologia in Medicina e Biologia (2005) Documento SIUMB per le Linee Guida in Ecografia. SIUMB Editore

Tso P, Rodriguez A, Cooper C et al (1992) Sonography in blunt abdominal trauma: a preliminary progress report. J Trauma 33:39–43

Ecografia ed eco-color Doppler del rene nella insufficienza renale

A6

A. Masi, M. Olmastroni, F. Nori Bufalini

Punti chiave

Generalità
Insufficienza renale

Generalità

L'ecografia rappresenta oggigiorno l'indagine di prima istanza nello studio morfologico e flussimetrico del rene, consentendo di riservare a situazioni "mirate" il ricorso a indagini più complesse e invasive.

L'esame ecografico del rene viene generalmente eseguito con sonde di tipo convex, con frequenza compresa tra 3 e 5 MHz, con piani di scansione longitudinali, coronali e trasversali.

Nelle scansioni longitudinali il rene presenta un aspetto elissoidale, in quelle coronali l'elissoide renale si caratterizza per un aspetto convesso del profilo esterno, nelle scansioni trasversali il rene ha aspetto rotondeggiante. Il rene dell'adulto ha un diametro longitudinale compreso fra 9 e 12 cm, il parenchima renale ha ecostruttura di intensità medio-bassa, modicamente inferiore a quella del fegato; nel bambino e nell'adulto è possibile la differenziazione tra corticale e midollare in relazione alla maggiore ecogenicità corticale (Fig. A6.1a).

Nell'anziano è rilevabile una riduzione di spessore del parenchima a cui si associa un incremento della ecogenicità con perdita della visibilità della giunzione cortico-midollare (Fig. A6.1b).

Il seno renale è caratterizzato dalla presenza di echi a elevata intensità per la presenza di tessuto fibroadiposo e per le *interfacies* generate dalle diverse componenti strutturali, quali calici e vasi;

A. Sarti, *Ecocardiografia per l'intensivista*.

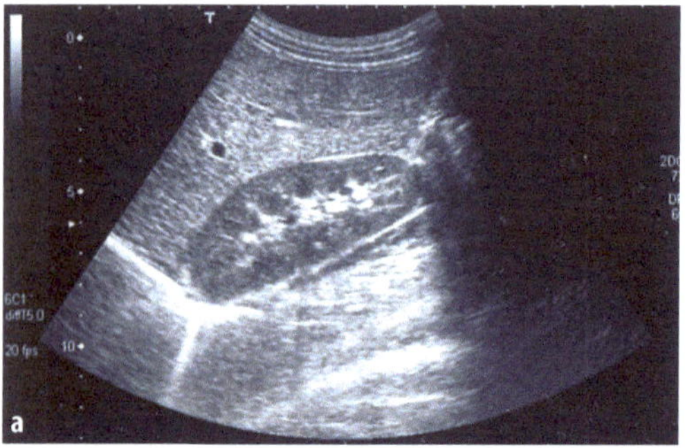

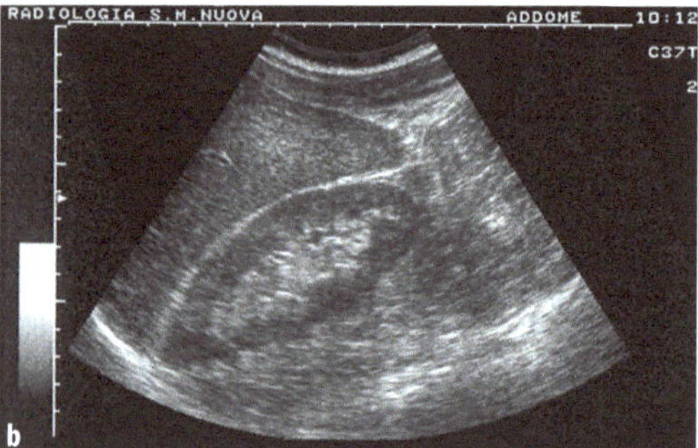

Fig. A6.1 Aspetto ecostrutturale normale in scansione longitudinale anteriore del rene destro. **a** Giovane adulto: visibilità della giunzione cortico-midollare. **b** Paziente anziano: aspetto modestamente iperecogeno, omogeneo del parenchima renale

nel bambino il tessuto adiposo è scarso e il seno renale è sottile, nell'anziano è generalmente aumentato di spessore per la presenza di lipomatosi.

In un paziente con normale idratazione i calici non sono identificabili; questi diventano apprezzabili in caso di iperidratazione, di sovradistensione vescicale o a seguito di una situazione patologica (congenita, flogistica, ostruttiva o da reflusso). L'uretere se non dilatato può essere riconosciuto solo a livello pelvico basso, utilizzando come finestra acustica la distensione vescicale; il meato ureterale si presenta come una limitata rilevatezza della parete vescicale posteriore, che si continua a monte con la tipica struttura canalicolare. La pervietà del meato con l'apprezzabilità del fenomeno dell'*ureteral* jet è ben studiata con l'indagine color Doppler.

Oggigiorno la grande diffusione delle apparecchiature color Doppler e le esperienze acquisite hanno determinato non solo un ruolo importante della metodica nello studio dei pazienti con ipertensione e più generalmente nella valutazione delle nefropatie vascolari, ma hanno anche spinto a considerare l'indagine color Doppler come un completamento dell'esame ecografico di base.

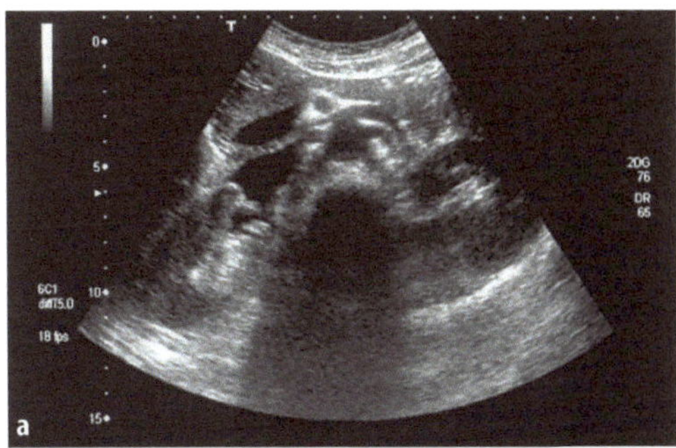

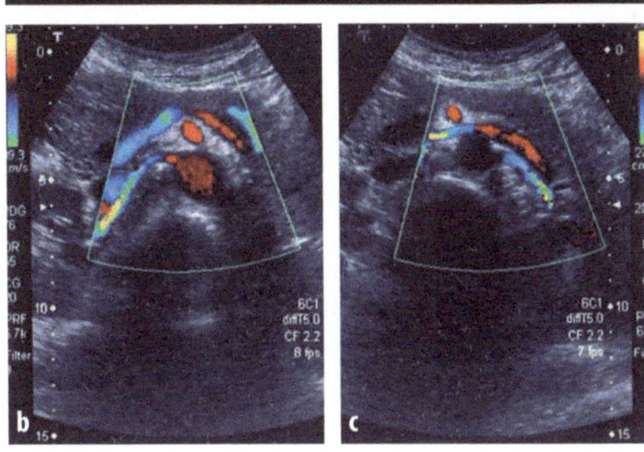

Fig. A6.2 Emergenza delle arterie renali. **a** Scansione mesogastrica trasversale: dalle pareti antero-laterali dell'aorta risultano ben identificabili l'emergenza delle arterie renali destra e sinistra. **b** e **c** Color Doppler del tratto prossimale dell'arteria renale destra e sinistra

Lo studio delle arterie renali principali si basa su un approccio iniziale con scansioni trasversali in sede addominale superiore; con queste si identifica l'emergenza delle arterie renali: entrambe prendono origine dalle pareti aortiche antero-laterali (Fig. A6.2), l'arteria renale destra nel suo decorso incrocia posteriormente la vena cava inferiore (Fig. A6.3). Successivamente devono essere eseguite scansioni oblique sottocostali (invitando talora il paziente a sollevare il fianco del lato in studio) per seguire il tratto intermedio dell'arteria che, da entrambi i lati, è situato posteriormente alla vena renale omolaterale (Fig. A6.4).

Non sempre può essere possibile identificare l'emergenza e il tratto intermedio delle arterie renali in relazione a obesità o meteorimo dei pazienti; a destra l'utilizzazione della finestra epatica rappresenta un aiuto nella visione dell'arteria.

Lo studio dei vasi ilari (rami anteriore e posteriore e suddivisioni segmentarie) e delle arterie renali intraparenchimali viene eseguito utilizzando prevalentemente scansioni longitudinali-coronali a paziente in decubito obliquo; talora possono essere utilizzate anche scansioni trasversali. Con le moderne apparecchiature risultano

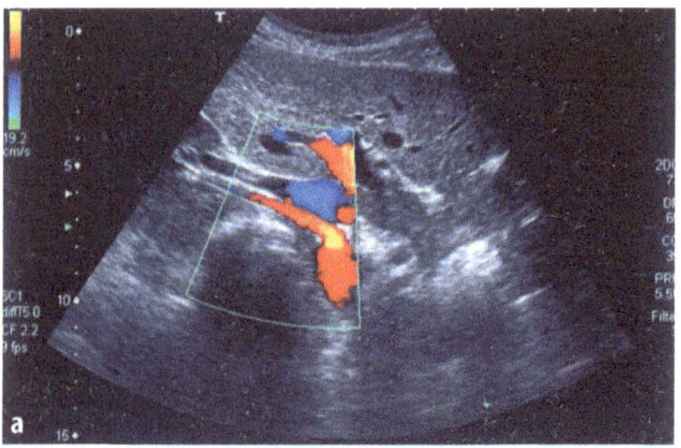

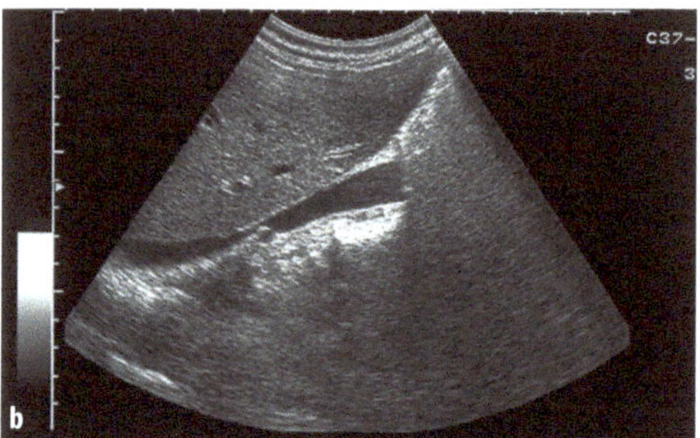

Fig. A6.3 Sede retrocavale dell'arteria renale destra. **a** Color Doppler (scansione trasversale-obliqua sottocostale). **b** Tipico aspetto in scansione longitudinale

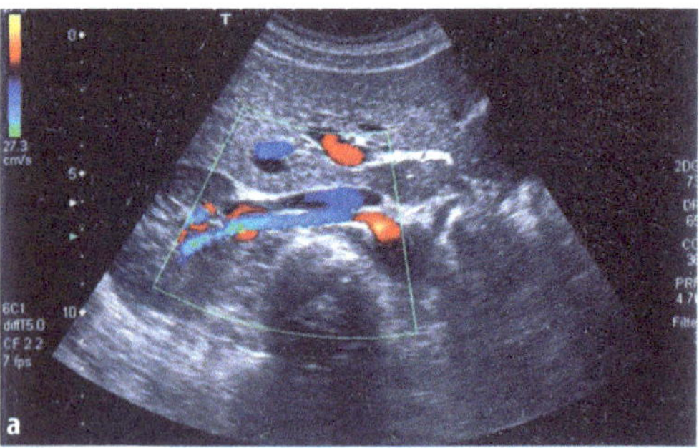

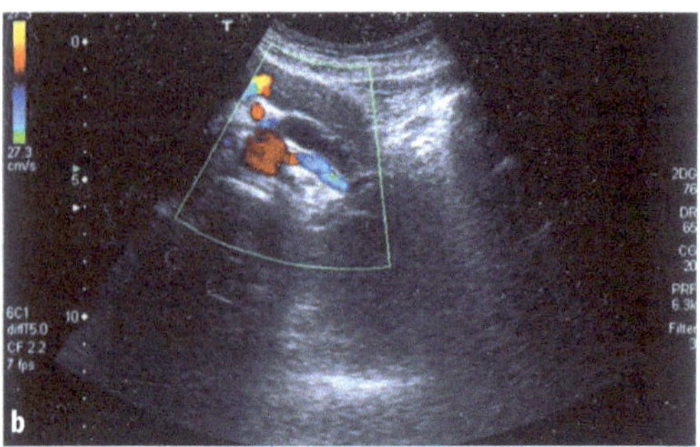

Fig. A6.4 Posizione posteriore e parallela delle arterie renali nei confronti delle vene corrispondenti (**a** e **b**)

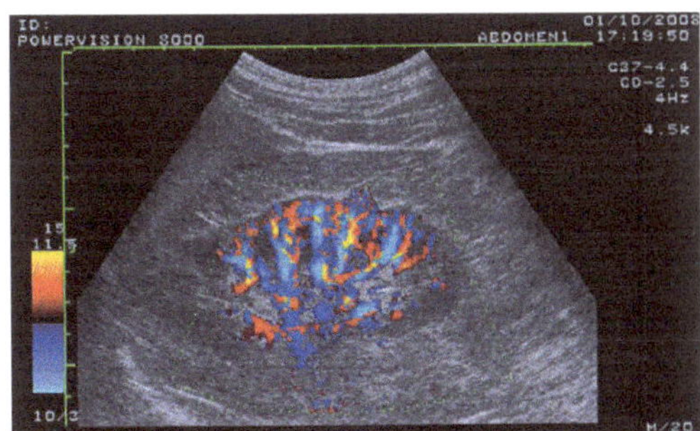

Fig. A6.5 Immagine perfusionale con power Doppler

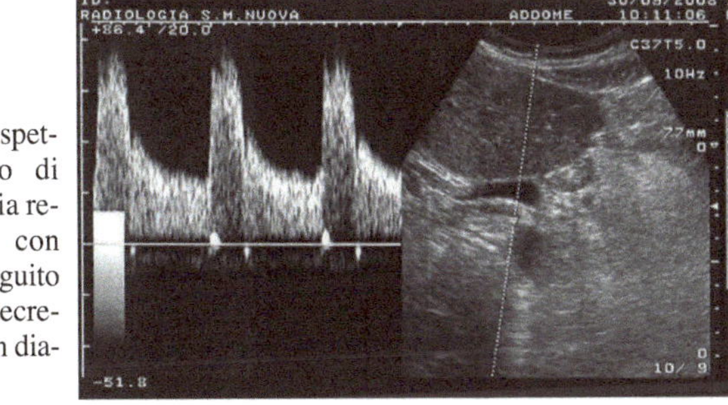

Fig. A6.6 Tipico aspetto dello spettro di flusso nella arteria renale principale con picco sistolico seguito da un graduale decremento di flusso in diastole

evidenziabili i vasi arteriosi interlobari, arciformi e interlobulari (Fig. A6.5).

La valutazione dello spettro di flusso delle arterie renali principali evidenzia un aspetto tipico degli organi parenchimatosi con un picco sistolico (che deve avere un valore di velocità non superiore a 100–150 cm/s) e una componente diastolica ben rappresentata (Fig. A6.6). La presenza di una stenosi non emodinamicamente significativa incrementa la velocità sia sistolica che diastolica nella zona stenotica mentre a valle non si identificano alterazioni della morfologia dello spettro. Una stenosi emodinamicamente significativa determina invece distalmente la presenza di un flusso con picco sistolico *tardus-parvus*.

In caso di ostruzione completa da embolia o trombosi dell'arteria renale l'indagine color Doppler può evidenziare l'assenza di segnale di flusso a livello delle arterie renali intraparenchimali e dei vasi ilari. Analogamente l'ostruzione di un vaso ilare o di un vaso arterioso segmentario può essere ipotizzata per la mancanza di flusso campionabile nei vasi interlobari di determinati segmenti.

Deve essere ricordato che il sistema arterioso del rene è vulnerabile in quanto di tipo terminale, privo di anastomosi.

Nelle arterie renali intraparenchimali l'indice di resistenza arterioso (IR), espressione del rapporto tra la differenza della velocità di picco sistolico e velocità telediastolica con la velocità di picco sistolico, non deve essese superiore a 0,70 (Fig. A6.7); nei pazienti anziani la presenza di alterazioni aterosclerotiche determina un incremento delle resistenze a livello dei vasi intraparenchimali; per tale motivo la tolleranza dell'IR può arrivare fino al valore di 0,80. La valutazione dell'IR è per solito eseguita sulle arterie interlobari.

Le vene renali principali, tributarie della vena cava inferiore, sono facilmente identificabili: sono localizzate davanti ai vasi arteriosi corrispondenti, si caratterizzano per un flusso continuo con oscillazioni fasiche da respirazione o da attività cardiaca (Fig. A6.8).

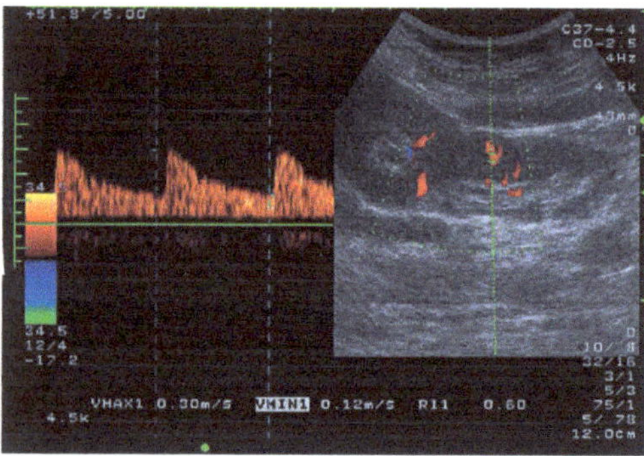

Fig. A6.7 Normale spettro di flusso campionato all'interno di una arteria interlobare

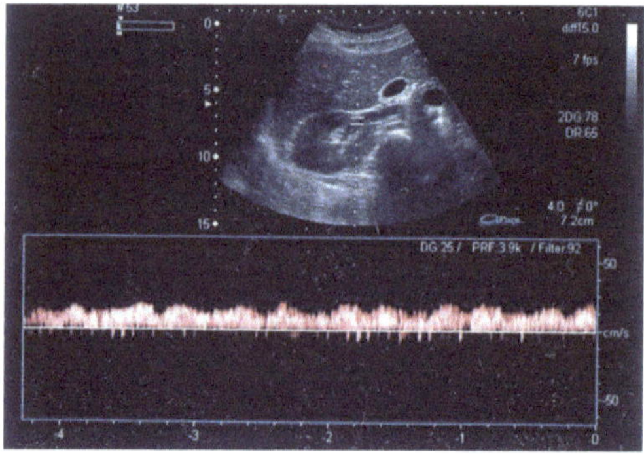

Fig. A6.8 Flusso venoso, registrato nella vena renale destra, di aspetto polifasico

La normale pervietà venosa può essere alterata dalla presenza di una trombosi neoplastica (parziale o totale) da tumore renale o da una trombosi complicante nefropatie acute o croniche.

Insufficienza renale

L'insufficienza renale acuta (IRA) è caratterizzata da una rapida riduzione della velocità di filtrazione glomerulare con ritenzione secondaria di scorie (iperazotemia, ipercreatininemia, alterazione del bilancio eletrolitico, acidosi) per cause organiche o funzionali.

Il quadro può essere secondario a ipotensione da scompenso cardiaco, da ipovolemia emorragica o da perdita di liquidi (IRA prerenale), a ostruzione acuta delle vie urinarie da varia causa (IRA postrenale) o può complicare un'ampia serie di malattie del parenchima renale (IRA renale), quali necrosi tubulare acuta, glomerulonefriti, pielonefriti acute e altre nefropatie parenchimali.

La diagnosi differenziale tra le diverse cause di IRA è basata principalmente sull'anamnesi, sui dati clinici e di laboratorio.

L'ecografia integrata dallo studio color Doppler è in genere l'unico esame di diagnostica per immagini richiesto in questi pazienti, spesso ricoverati in reparti di terapia intensiva, in quanto consente di acquisire in modo rapido e non invasivo elementi di carattere anatomico, morfologico e funzionale che possono indirizzare verso un corretto iter diagnostico e aiutare a definire una adeguata strategia terapeutica medica e/o chirurgica; in particolare deve essere sottolineata la elevata sensibilità della metodica nel rilievo di dilatazione delle vie escretrici. Le variazioni morfologiche che si verificano nei reni dei pazienti con IRA non sono specifiche.

Nella maggior parte dei casi, con IRA renale l'ecogenicità e lo spessore parenchimale risultano nella norma. Talvolta i reni possono essere aumentati di dimensioni e presentare un incremento del contrasto ecogenico tra corticale e midollare, con apprezzabilità della giunzione cortico-midollare anche in pazienti anziani.

Nelle necrosi tubulari acute l'indagine color Doppler evidenzia una ipoperfusione parenchimale: i vasi sono di difficile apprezzabilità e l'IR è incrementato per una riduzione, fino alla possibile assenza o inversione, della componente diastolica; tale situazione è determinata dalle alte resistenze vascolari secondarie alla vasocostrizione delle piccole arterie intraparenchimali. Il flusso e conseguentemente anche l'IR tendono a rientrare nei limiti contemporaneamente alla ripresa della funzionalità renale. L'IR è in genere

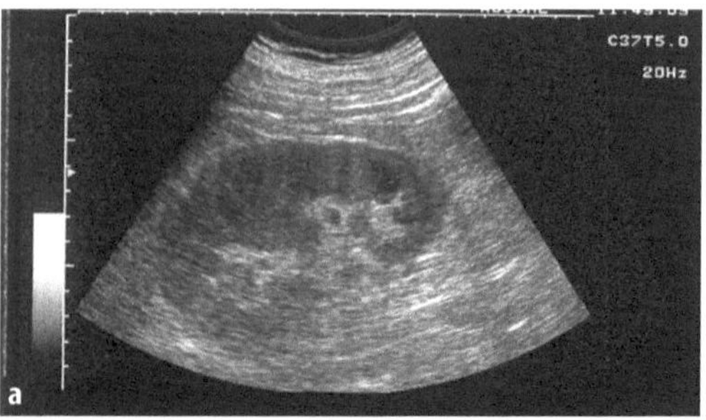

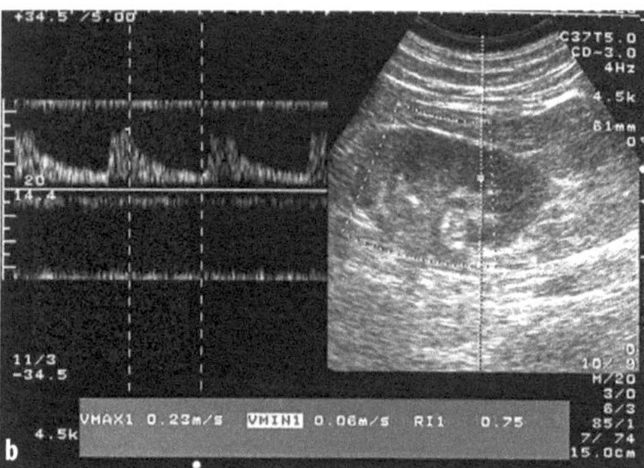

Fig. A6.9 Nefrite interstiziale acuta. **a** Aspetto ecografico sostanzialmente normale. **b** Al Doppler si rileva una riduzione della componente diatolica del flusso con IR di 0,75

aumentato nei processi patologici che interessano il compartimento tubulo-interstiziale (Fig. A6.9), mentre risulta normale nelle patologie a prevalente localizzazione glomerulare.

Nella pratica clinica l'esecuzione e l'interpretazione dell'indagine color Doppler nei pazienti anziani o non collaboranti è spesso difficoltosa con registrazione di spettri di flusso in condizioni tecnicamente non soddisfacenti.

Nei casi di IRA pre-renale l'aspetto ecografico dei reni è normale e non vi sono alterazioni di flusso intrinseche ai vasi renali. In tali casi non si apprezzano per solito significative modificazioni dell'IR a eccezione di gravi casi di shock ipovolemico in cui la componente diastolica si abbassa fino ad appiattirsi completamente (incremento dell'IR). La correzione della situazione di ipovolemia o di deficit di gettata cardiaca è quasi sempre in grado di risolvere lo stato di insufficienza renale e di normalizzare, qualora fosse alterato, l'IR.

L'IRA post-renale è sostenuta da situazioni ostruttive calcolose bilaterali o da alterazioni neoplastiche infiltranti gli ureteri o da fibrosi retroperitoneale. L'indagine ecografica rappresenta una me-

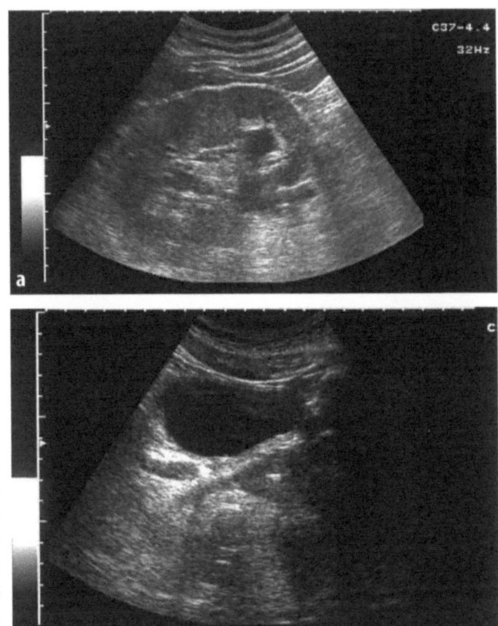

Fig. A6.10 Dilatazione delle vie escretrici da calcolo localizzato nell'uretere terminale. La dilatazione delle cavità caliceali può essere classificata di grado secondo

todica di elevata sensibilità nella diagnosi di dilatazione delle vie escretrici urinarie; possono frequentemente essere identificati il livello e la causa di ostruzione. Infine devono essere sempre valutati lo spessore del parenchima renale e il grado di dilatazione della via escretrice (Fig. A6.10). La presenza di un processo ostruttivo produce un incremento dell'IR per riduzione della componente diastolica.

L'insufficienza renale cronica (IRC) è solitamente dovuta a malattie renali ad andamento cronico che possono decorrere per lungo tempo in forma latente e che, col progressivo aggravamento, arrivano a determinare la comparsa di un quadro clinico di manifesta insufficienza d'organo.

L'insufficienza renale cronica conclamata è caratterizzata da astenia, anoressia, poliuria, ipertensione arteriosa, iperazotemia, ipercreatininemia, iperuricemia, iperkalemia, acidosi metabolica.

Pressocché tutte le malattie renali croniche, acquisite o congenite, possono portare all'IRC, ma più frequentemente la glomerulonefrite, la pielonefrite cronica e la nefrosclerosi arteriolare.

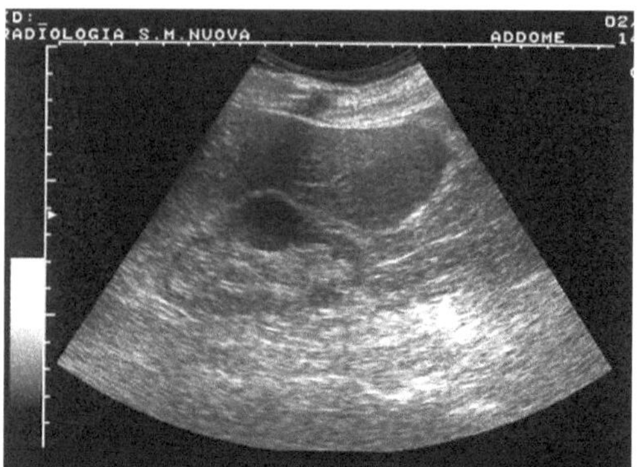

Fig. A6.11 Nefropatia cronica. Il rene ha dimensioni ridotte; lo spessore parenchimale è notevolmente assottigliato: in tale situazione è pressoché impossibile campionare uno spettro di flusso intraparenchimale. In sede medio renale sulla corticale anteriore è identificabile una formazione cistica

I segni ecografici di nefropatia spesso non sono sufficienti a discriminare le singole patologie a eccezione di alcuni casi particolari. Nelle malattie policistiche renali del giovane e dell'adulto, ad esempio, i reni progressivamente aumentano di dimensioni fino a rappresentarsi come masse che occupano gran parte della cavità addominale con presenza di molteplici formazioni cistiche, alcune delle quali possono presentare contenuto corpuscolato per fenomeni emorragici o infettivi; talora possono ritrovarsi formazioni cistiche in sede epatica, pancreatica e anche splenica. La nefrocalcinosi (deposizione di sali di calcio generalmente nella midollare, ma anche nell'interstizio, nelle pareti vasali e tubulari) si caratterizza per un aspetto iperecogeno delle piramidi a cui si può accompagnare anche un cono d'ombra posteriormente.

I reni presentano dimensioni per lo più ridotte (Fig. A6.11) anche se in un numero elevato di casi possono essere normali. La morfologia può essere conservata.

Una morfologia irregolare con zone di maggior retrazione parenchimale è tipica delle pielonefriti croniche.

L'ecogenicità parenchimale è aumentata nella maggior parte dei casi, di intensità superiore rispetto a quella del parenchima epatico. Frequentemente non è evidenziabile la giunzione cortico-midollare.

All'esame color Doppler i vasi intraparenchimali sono spesso rarefatti, sottili, di difficile individuazione ed è pertanto facilmente intuibile la complessità del campionamento del segnale Doppler. L'IR risulta incrementato nelle patologie a localizzazione vasculo-interstiziale (>0,70); nelle nefropatie glomerulari l'IR supera il valore di 0,70 soltanto nelle fasi avanzate (Fig. A6.12).

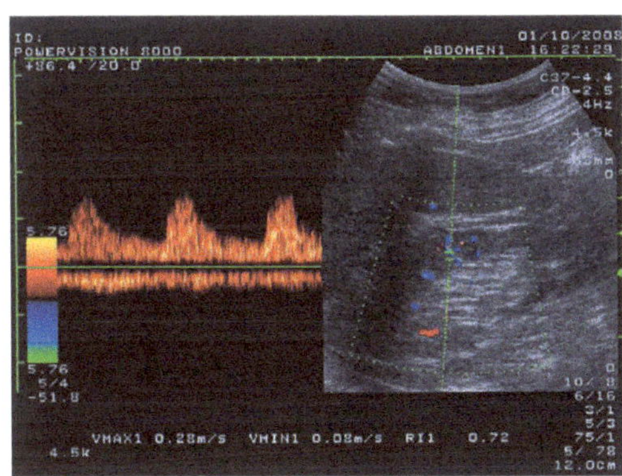

Fig. A6.12 Nefropatia cronica glomerulare con riduzione della componente diastolica e incremento dell'IR

Letture consigliate

Barozzi L, Pavlica P, Santoro A (1999) Ecografia e color Doppler in nefrologia. Ed. Poletto, Milano

Barozzi L, Valentino M, Santoro A et al (2007) Renal ultrasonography in critically ill patients. Critical Care Med 35:198–205

Bazzocchi M (2002) Ecografia (2ª ed), vol 2°. Ed. Idelson-Gnocchi, Napoli

Bertolotto M, Quaia E, Rimondini A et al (2001) Stato attuale dell'eco-color Doppler nella insufficienza renale acuta. Radiol Med 102:340–347

Rabbia C, Matricardi L (2005) Eco-color Doppler vascolare (3ª ed). Ed. Minerva Medica, Torino

Ecografia della regione anteriore del collo per la tracheostomia percutanea

A7

M. Barattini, P. Pieraccioni, S. Cipani

La maggior parte dei pazienti ricoverati in terapia intensiva che necessitano di intubazione tracheale prolungata, sia per deficit respiratori che per malattie neurologiche, viene sottoposta, con un *timing* variabile, a una tracheotomia. Da alcuni anni gli intensivisti hanno rinunciato alla tracheotomia chirurgica per rivolgersi alle tecniche percutanee che vengono effettuate al letto del paziente; nel 1985 Ciaglia ha introdotto la tecnica dilatativa che, con tutte le sue varianti, è attualmente la più diffusa. Tranne la tracheotomia translaringea secondo Fantoni, tutte le tracheotomie percutanee utilizzano la tecnica di Seldinger con approccio anteriore guidato da repere anatomici, cartilagine cricoide e giugulo, eventualmente sotto controllo broncoscopico. La tecnica è semplice; dopo aver sedato il paziente e aver eseguito una anestesia locale si introduce un ago tra il primo e il secondo o il secondo e il terzo anello tracheale, si fa scorrere dentro l'ago un mandrino fino a raggiungere la trachea e, dopo aver sfilato l'ago, si fanno scorrere sul mandrino dilatatori di vari tipi a seconda della tecnica, fino a creare un tramite adeguato per il passaggio di una cannula tracheostomica.

In letteratura sono indicate quali controindicazioni, assolute e relative, alla tracheotomia percutanea particolarità anatomiche quali obesità, collo corto, difficile identificazione dei repere anatomici, presenza di struma. L'adozione della ecografia per lo studio del collo e delle trachea (Fig. A7.1), prima e durante la manovra, appare quindi di grande interesse per valutare con attenzione le strutture del collo e superare eventuali difficoltà. Considerando che i più gravi incidenti intraoperatori sono di tipo emorragico, solitamente per punture accidentali di vasi anomali quali ad esempio una arteria tiroidea accessoria, l'ecografia evidenzia con sicurezza le strutture vascolari e permette di evitarle. Bisogna inoltre considerare che per la corretta esecuzione della metodica è necessario riuscire a ritirare il tubo tracheale al di sopra del punto di

A. Sarti, *Ecocardiografia per l'intensivista*.

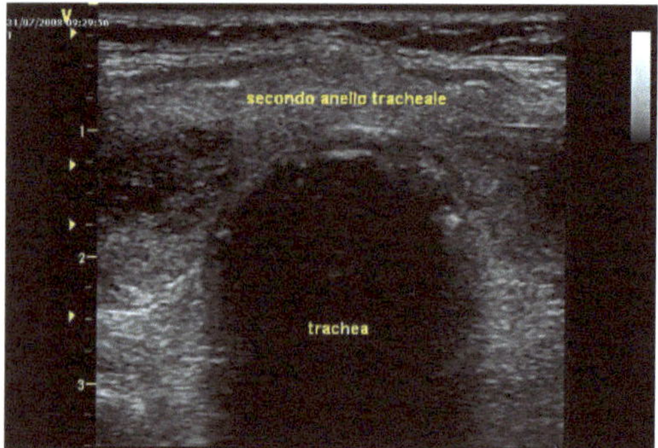

Fig. A7.1 Ecografia della regione anteriore del collo: sezione della trachea trasversale; si evidenzia il 2° anello tracheale

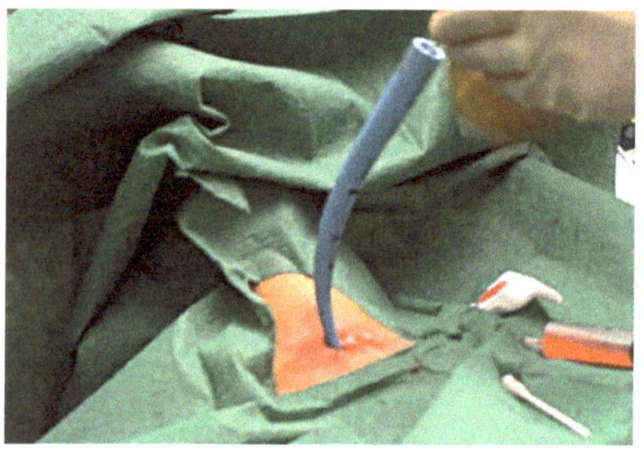

Fig. A7.2 Foto della preparazione del tramite tracheostomico con dilatatore

inserzione dell'ago, in modo da evitare che sia di ostacolo alla la manovra (Fig. A7.2), cosa che si esegue con facilità sotto guida ecografica.

Tutte queste considerazioni ci spingono a raccomandare l'uso dell'ecografo durante il confezionamento di tracheotomia percutanea per dilatazione.

Letture consigliate

King D (2003) Preventing bleeding complications in percutaneous dilational tracheostomy. Another use for portable ultrasound in intensive care. Br J Anaesth 90:517–520

Sustic A (2007) Role of ultrasound in the airway management of critically ill patients. Crit Care Med 35(Suppl):S173–S177

Il Doppler transcranico in terapia intensiva

A8

S. Cencetti, E. Meucci, D. Cultrera

Punti chiave

Trauma cranico severo
Vasospasmo
Morte cerebrale

Il Doppler transcranico (TCD) rappresenta una metodica validata, non invasiva, riproducibile, economica e agevolmente eseguibile al letto del malato per lo studio di indici indiretti della emodinamica cerebrale, anche se gravata dalla limitazione di non rappresentare il *gold standard* per alcuna applicazione. La metodica viene applicata con scansione a ultrasuoni, mediante apparecchi dotati di sonda Doppler pulsato da 2 MHz con appositi dispositivi di focalizzazione e software dedicato. L'indagine TCD consente di esplorare le arterie principali del poligono di Willis, l'arteria oftalmica, molte porzioni del sifone carotideo (a eccezione del tratto intrapetroso e, in molti casi, intracavernoso), il tratto intracranico (V4) delle arterie vertebrali (VA) e dell'arteria basilare (BA), effettuando la scansione ultrasonora attraverso particolari aree topografiche extracraniche, dotate di minori resistenza e caratteristiche di dispersione per il fascio ultrasonico, denominate finestre (oftalmica, temporale e suboccipitale). Particolari condizioni anatomiche a variabilità interindividuale, escludono il reperimento di finestre adeguate nell'8%–13% dei casi; la percentuale d'insuccesso si accresce del 5%–10% nel caso d'indagine al *color-coded trancranial* Doppler, che risulta per tale motivo un'indagine con minori indicazioni nell'ambito della terapia intensiva. L'approccio attraverso la finestra temporale (localizzabile sopra la protuberanza zigomatica in un tragitto compreso fra il trago e il processo orbitario, variabile

A. Sarti, *Ecocardiografia per l'intensivista*.

a seconda dei soggetti) consente lo studio delle arterie cerebrale media (MCA) (a profondità di scansione comprese fra 40 e 60 mm), cerebrale anteriore (ACA) (profondità 55–70 mm), cerebrale posteriore (PCA) (profondità 60–75 mm), terminazione della carotide interna (ICA) (profondità 58–68 mm) e, solo in caso di attivazione dei circoli collaterali, delle comunicanti anteriore e posteriori. La polarità del segnale Doppler (positiva, cioè rappresentata al disopra della linea zero, per MCA, ICA e segmento precomunicante della PCA, negativa per ACA e segmento distale di PCA) è indicativa di una direzione di flusso in avvicinamento o allontanamento rispetto al trasduttore della sonda. L'indagine attraverso la finestra suboccipitale consente lo studio delle principali arterie intracraniche sottotentoriali, vale a dire le arterie vertebrali (profondità 50–80 mm) e l'arteria basilare (profondità 75–120 mm), che presentano tutte segnale in allontanamento dalla sonda (polarità negativa, vale a dire onda rappresentata al di sotto della linea zero). Nell'indagine estensiva la TCD viene studiata anche la finestra oftalmica per l'analisi dei segnali provenienti dal sifone carotideo e dall'arteria oftalmica, il cui interesse è estremamente scarso per le indagini in terapia intensiva. Standard di riferimento per i valori di velocità media sulle arterie intracraniche indagabili al TCD sono ampiamente disponibili in letteratura, anche se è buona prassi che ogni laboratorio fissi i propri standard.

L'indagine TCD al letto del malato in terapia intensiva trova indicazioni elettive per:

1. monitoraggio del trauma cranico severo;
2. vasospasmo post-emorragia subaracnoidea;
3. accertamento di morte cerebrale.

Trauma cranico severo

Ricordando sempre che il TCD non fornisce misurazioni del flusso cerebrale, ma valutazioni dinamiche della emodinamica cerebrale, i reperti dell'indagine vengono usati in molti centri per trarre indicazioni ad attuare tempestivamente indagini maggiormente significative (ad esempio, scintigrafia, angiografia, misurazione cruenta della pressione intracranica) e anche a guidare alcune scelte per la finalità primaria di evitare il danno cerebrale secondario a ridotta perfusione, incremento di pressione endocranica e vasospasmo. In questi pazienti il rischio di danno neurologico secondario è particolarmente elevato, poiché l'evento stesso e le sue potenzialità evolutive, gli interventi neurochirurgici, i drenaggi, l'instabilità emodinamica sistemica, la compromissione dell'autoregolazione, l'alterata risposta alla CO_2 e la eventuale non responsività al trattamento con barbiturici sono potenziali concause di evoluzione sfavorevole: in queste situazioni il monitoraggio TCD può guidare la scelta tempestiva per trattamenti aggressivi contro il danno secondario e l'inadeguata perfusione cerebrale, con risultati favorevoli.

Con esclusione dei casi di ridotta reattività (barbiturici e CO_2, che richiedono l'esecuzione di test mirati), i reperti TCD sono principalmente rappresentati da diminuzioni della velocità media e di incremento di resistenze cerebrali (questo espresso prevalentemente da una diminuzione o azzeramento della velocità di flusso in fase diastolica), rappresentando evidentemente reperti poco specifici al singolo esame, ma assai indicativi di evoluzione se interpretati sulla base di ripetuti controlli seriati.

Vasospasmo

Il vasospasmo delle arterie intracraniche è una complicanza associata all'emorragia subaracnoidea spontanea e postraumatica, che causa grave danno neurologico secondario, con un trend di insorgenza e intensità compreso fra la III e la XII giornata dal sanguinamento (con un apice fra la VI ed VIII giornata). Il TCD non rappresenta il gold standard per la diagnosi e la localizzazione: questo rimane rappresentato dalla angiografia cerebrale, nondimeno il TCD, potendo essere eseguito serialmente al letto del malato, consente un tempestivo riconoscimento dell'insorgenza del vasospasmo con sensibilità del 42%–67% e specificità del 76%–99% a seconda della localizzazione. Gli effetti emodinamici del vasospasmo prossimale delle arterie del circolo del Willis sono analoghi a quelli di una stenosi emodinamica (Fig. A8.1) (incremento significativo della velocità media, turbolenze, decremento dell'indice di pulsatilità), mentre il vasospasmo distale si esprime emodinamicamente con un decremento velocimetrico e un incremento della pulsatilità per riduzione della componente diastolica. È quindi evidente come l'esame singolo possa non risultare significativo, mentre solo il monitoraggio mediante esami ripetuti può consentire di riconoscere tempestivamente l'alterazione emodinamica. A fini puramente orientativi, è stata proposta una classificazione

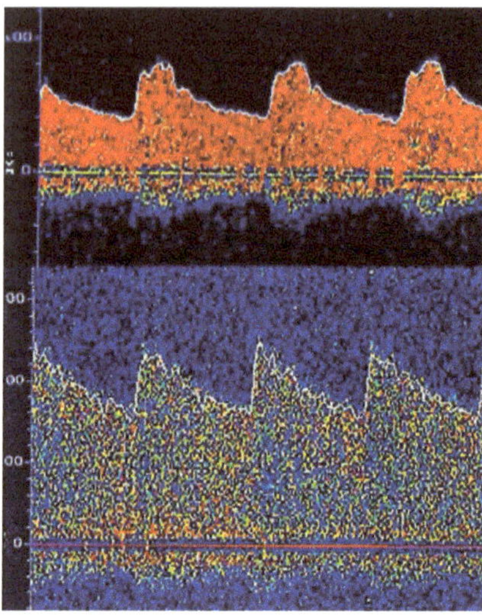

Fig. A8.1 Decremento dell'indice di pulsatilità

interpretativa dei reperti TCD sulla MCA in corso di emorragia subaracnoidea:

- velocità media>120 cm/s=incremento velocimetrico non specifico;
- velocità media>120 cm/s=vasospasmo prossimale (se confermato da un rapporto velocimetrico MCA/ICA compreso fra 3 e 6);
- velocità media>200 cm/s=spasmo prossimale severo (se MCA/ICA>6).

Questi criteri hanno comunque valore solamente se interpretati in un contesto evolutivo emergente da esami ripetuti.

Morte cerebrale

Lo sbilanciamento nel rapporto pressione di perfusione cerebrale/pressione intracranica, quando propende per un incremento del denominatore determina una riduzione progressiva, fino all'arresto, del flusso ematico cerebrale.

La necessità di ricorrere alla determinazione dell'arresto del flusso ematico cerebrale, nell'accertamento della morte cerebrale, è regolata dal Comma 2 dell'Articolo 2 del Decreto Ministeriale del 22 agosto 1994, n° 582. La legge prevede il ricorso alla determinazione dell'arresto del flusso ematico cerebrale nelle seguenti circostanze:

1. Bambini di età inferiore a 1 anno.
2. Presenza di fattori concomitanti (ad esempio, farmaci neurodepressivi, ipotermia) in grado di interferire con il quadro clinico generale.
3. Situazioni che impediscano una diagnosi eziopatogenetica certa, e che impediscano o interferiscano con l'elettroencefalogramma (EEG) ed i riflessi del tronco encefalico.

Tra le metodiche disponibili sono ammesse e raccomandate l'angiografia cerebrale, la scintigrafia cerebrale e il TCD; l'uso del TCD secondo i protocolli definiti rappresenta una raccomandazione di tipo A in classe II di evidenza. È evidente che il TCD costituisce una metodica velocimetrica e non flussimetrica, perciò non ci si può attendere che il criterio di arresto di flusso cerebrale sia rappresentato da una velocità zero (assenza di segnale Doppler). I reperti TCD, come schematizzati in Figura A8.2, coprono uno spettro evolutivo che vede modificarsi la forma d'onda in senso di un incremento di resistenze distali (riduzione fino alla scomparsa della componente diastolica), per poi evolversi in un segnale suggestivo di flusso riverberante (componente diastolica negativa, vale a dire riverberante), di semplice trasmissione dell'impulso cardiaco senza progressione intracranica della colonna ematica (minuscoli *spikes* sistolici) fino alla definitiva scomparsa del segnale. Questi reperti sono stati validati in molteplici

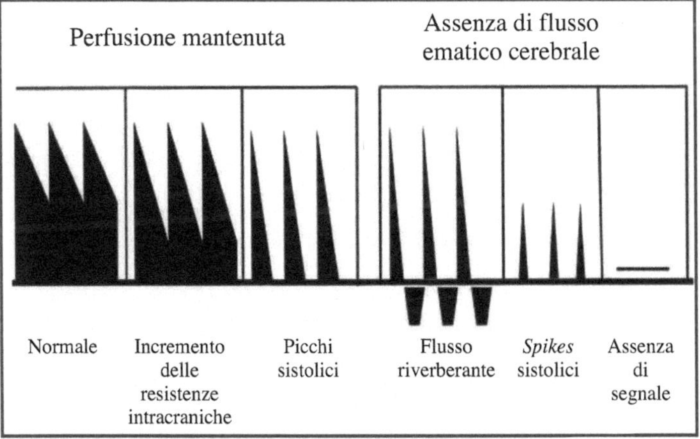

Fig. A8.2 Modificazione progressiva dell'onda di flusso. Vedi testo

studi mediante il raffronto con le metodiche flussimetriche e la misurazione cruenta della pressione intracranica, giungendo alla conferma che i patterns di flusso riverberante, *spikes* sistolici e assenza di segnale Doppler correlano con l'arresto del flusso ematico cerebrale. Quando l'interpretazione di questi reperti TCD avvenga nell'ambito di protocolli concordati predefiniti in sede di *consensus*, la sensbilità della metodica raggiunge il 91%, con una specificità del 100%. La normativa italiana ha formulato le proprie linee guida sulla base dei sopra citati capisaldi, e in particolare ha stabilito che:

1. l'esame può essere correttamente interpretato solo per valori di pressione arteriosa sistolica >70 mmHg;
2. l'indagine deve essere necessariamente condotta attraverso entrambe le finestre temporali e la finestra occipitale;
3. devono essere considerati probatori di arresto circolatorio cerebrale i pattern di: flusso riverberante, *spikes* sistolici, e assenza di segnale; condizioni necessarie per l'interpretazione appropriata dell'assenza di segnale sono: attraverso ognuna delle tre finestre di indagine deve essere reperito almeno un segnale con le caratteristiche di flusso riverberante o di *spikes* sistolici (al fine di escludere un falso positivo dipendente dalla inadeguatezza della finestra), oppure quando un precedente esame abbia dimostrato la presenza di segnale Doppler attraverso le finestre utilizzate.

Data la caratteristica dinamica dei reperti TCD e l'evolutività del quadro, i reperti devono emergere da due indagini consecutive fra loro distanziate di almeno 30 minuti.

Letture consigliate

Adams RJ, Nichols FT, Hess DC (1992) Normal values and physiological variables. In: Newell DW, Aaslid R (eds) Transcranial Doppler. Raven Press, New York, pp 41–49

Bacalli S, Cencetti S, Cipriani M et al (1992) Debit sanguin cérébrale et âge. Etude par Doppler trans-crânien tridimensionnel. JEMU 13:260–263

Ducrocq X, Hassler W, Moritake K et al (1998) Consensus opinion on diagnosis of cerebral circulatory arrest using Doppler-sonography. Task force group on cerebral death of the Neurosonology Research Group of the World Federation of Neurology. J Neurol Sc 159:145–150

Fujioka AF, Douville CM (1992) Anatomy and freehand examination techniques. In: Newell DW, Aaslid R (eds) Transcranial Doppler. Raven Press, New York, pp 9–33

Lupetin AR, Davis DA, Beckmann I et al (1995) Transcranial Doppler sonography. Radiographics 15:193–209

Lysakowsky C, Walder B, Costanza MC (2001) Transcranial Doppler versus angiography in patients with vasospasm due to ruptured cerebral aneurysm. Stroke 32:2292–2298

Nagai H, Moritake K, Takaia M et al (1997) Correlation between transcranial Doppler ultrasonography and regional cerebral blood flow in experimental intracranial hypertension. Stroke 28:603–607

Newell DW, Seiler RW, Aaslid R (1992) Head injury and cerebral circulatory arrest. In: Newell DW, Aaslid R (eds) Transcranial Doppler. Raven Press, New York, pp 109–123

Petty GW, Mohr JP, Pedley TA et al (1990) The role of transcranial Doppler in confirming brain death: sensitivity, specificity, and suggestions for performance and interpretation. Neurology 40:300–303

Rosner MJ, Daughton S (1990) Cerebral perfusion pressure management in head injury. J Trauma 30:933–941

Seiler RW, Newell DW (1992) Subarachnoid hemmorhage and vasospasm. In: Newell DW, Aaslid R (eds) Transcranial Doppler. Raven Press, New York, pp 101–108

Steiner LA, Andrews PJD (2006) Monitoring the injured brain: ICP and CBF. Br J Anaesth 97:26–38

Wijdicks EFM (2001) The diagnosis of brain death. NEJM 344:1215–1221

Young GB, Shemie SD, Doig CJ (2006) Brief review: the role of ancillary tests in the neurological determination of death. Can J Anesth 53:620–627

Ecografia della radice del nervo ottico

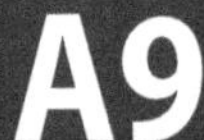

D. Cultrera, L. Pera, S. Marchiani, S. Biancofiore

Punti chiave

Introduzione

L'ecografia oculare non invasiva è una tecnica sviluppatasi negli ultimi anni allo scopo di determinare elevati valori di pressione intracranica (PI). Recenti studi clinici hanno infatti suggerito che l'aumento della guaina mielinica (GM) del nervo ottico (NO) è correlato ad aumenti della PI misurata con metodi tradizionali e invasivi.

Anatomia e fisiopatologia

Se normale, l'aspetto sonografico del NO, dal centro alla periferia, è caratterizzato dalla zona ipoecogena delle fibre nervose, circondata dalla zona esogena che rappresenta la pia madre. Lo spazio subaracnoideo appare anecogeno o ipoecogeno ed è circondato da una zona iperecogena corrispondente alla dura madre e al grasso periorbitale.

Dal momento che il cervello è una struttura essenzialmente non comprimibile, qualsiasi aumento del volume intracranico provoca una riduzione del flusso cerebro-spinale (CSF). Il primo compenso è rappresentato dalla ridistribuzione del CSF all'interno dello

A. Sarti, *Ecocardiografia per l'intensivista*.

spazio distendibile subaracnoideo. Ciò avviene anche a livello del NO dato che, subito al di sotto della retina, la guaina perineurale è particolarmente porosa, un aumento della PI provocherà edema e conseguente aumento del diametro misurabile del NO.

Tali considerazioni farebbero ipotizzare che un aumento del diametro della guaina del NO, non solo è indice di aumento di PI, ma può addirittura precederla, costituendo così un interessante elemento di diagnosi precoce.

Tecnica

Il diametro del NO è in pratica costituito dalla distanza interna alla pia madre, mentre il diametro della GM è costituito dalla distanza interna alla dura madre. Le misurazioni di tali diametri vengono effettuate 3 mm al di sotto del globo oculare. Per ogni NO andrebbero effettuate 2 misurazioni, una sul piano sagittale e una su quello traverso. La media dei valori ottenuti in entrambi gli occhi dovrebbe essere ritenuta un valore attendibile dei 2 diametri. Vengono considerati risultati patologici quelli in cui il diametro della GM risulti superiore a 5 mm.

Dato che le strutture da esaminare sono così superficiali, dovrebbe essere utilizzata una sonda lineare ad alta frequenza (>10 MHz). È consigliabile proteggere gli occhi da contaminazioni prima di applicare il gel, usando, ad esempio, del cerotto di carta o del tegaderm da applicare sulle palpebre chiuse. Per eseguire l'esame la sonda va posizionata sulla rima orbitale. Affinché venga ben visualizzata la struttura, il raggio degli ultrasuoni deve attraversare il nervo entrando attraverso l'orbita con un angolo piccolo (Fig. A9.1).

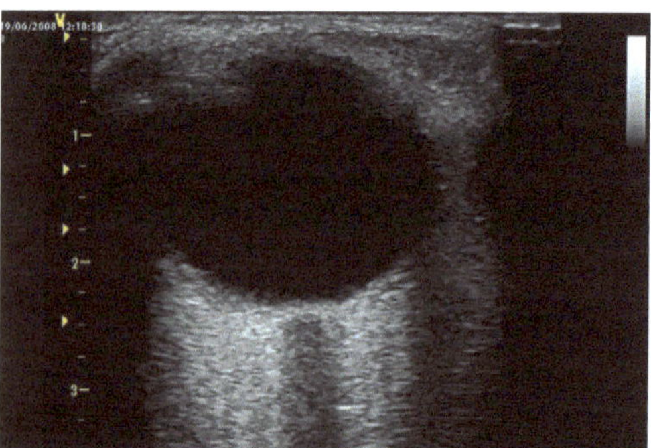

Fig.A9.1 Ecografia oculare. In basso in colore più scuro l'emergenza del nervo ottico

Leggeri movimenti laterali o di rotazione della sonda vanno poi effettuati nella ricerca della migliore immagine possibile. Spesso, a seguito delle variazioni anatomiche da paziente a paziente della curva orbitale, è necessario usare una maggiore quantità di gel allo scopo di aumentare l'interfaccia tra la sonda e la superficie oculare.

Oltre all'aumento del diametro del NO e della sua GM, con l'ecografia oculare possiamo evidenziare altre patologie. La retina, se normale, non è mai ben visualizzabile; se ciò dovesse accadere va sempre sospettato un distacco. In questi casi viene visualizzata come una sottile linea iperecogena nella parte posteriore del globo oculare. Un'altra condizione patologica ben visibile all'ecografia oculare è la dislocazione del cristallino.

Letture consigliate

Barlow P, Mendelow AD, Lawrence AE et al (1985) Clinical evaluation of two methods of subdural pressure monitoring. J Neurosug 63:578–582

Blaivas M, Theodoro D, Sierzenski PR (2002) A study of bedside ocular ultrasonography in the emergency department. Acad Emerg Med 9:791–799

Geeraerts T, Marceron S, Benhamou D et al (2008) Non-invasive assessment of intracranial pressare using ocular sonography in neurocritical care patients. Intensive Care Med 34:2062–2067

Ghajar J (2000) Traumatic brain injury. Lancet 356:923–929

Liu D, Kahn M (1993) Measurement and relationship of subarachnoid pressure of the optic nerve to intracranial to intracranial pressure in fresh cadavers. Am J Ophthalmol 116:548–556

Moretti R, Pizzi B (2009) Optic nerve ultrasound for detection of intracranial hypertension in intracranial hemorrhage patients: confirmation of previous findings in a different patient population. J Neurosurg Anesthesiol 21:16–20

Ecografia del torace in corso di supporto vitale avanzato

A10

S. Cipani, C. Poli, S. Biancofiore, S. Marchiani

Le nuove linee guida 2005 AHA/ERC raccomandano l'esecuzione di una adeguata rianimazione cardiopolmonare, limitando al minimo ogni tipo di interruzione delle manovre rianimatorie. Viene inoltre raccomandato l'identificazione e il trattamento delle cause potenzialmente reversibili. Ecco quindi che un utilizzo rapido ed appropriato dell'ecocardiogramma in emergenza potrebbe migliorare l'outcome del paziente critico (Fig. A10.1).

La funzionalità ventricolare durante rianimazione cardio-polmonare rappresenta a tutt'oggi un'entità ancora da decifrare completamente. Ne sono un esempio quelle condizioni cliniche definite oggi "pseudo-*pulseless electric activity* (PEA)". Teoricamente tali quadri si caratterizzano dall'assenza di attività contrattile efficace. L'utilizzo dell'eco in tali condizioni ha permesso di rivelare la presenza di una certa attività contrattile, il cosiddetto *wall motion* e quindi il potenziale ritorno subclinico a un circolo spontaneo.

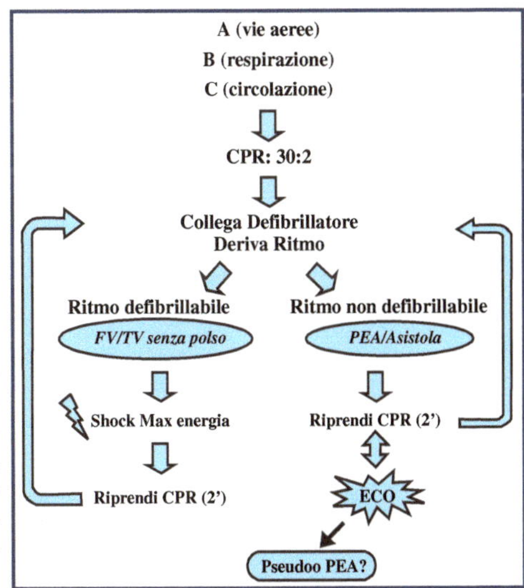

Fig. A10.1 Schema d'inserimento dell'ecocardiografia durante il supporto vitale (adulto). *CPR*, rianimazione cardio-polmonare; *FV*, fibrillazione; *PEA*, *pulseless electric activity*

A. Sarti, *Ecocardiografia per l'intensivista*.

Sicuramente l'uso dell'ecografo permette di diagnosticare e trattare condizioni cliniche di periarresto: grave ipotensione, dispnea grave, dolore toracico (trombosi coronarica e dell'arteria polmonare) e shock cardiogeno. Oltre a permettere la potenziale reversibilità delle cause che sottendono a un quadro di arresto cardiorespiratorio: tamponamento cardiaco, pneumotorace iperteso ed ipovolemia.

Letture consigliate

American Heart Association (2005) Linee Guida ACLS. AHA, Dallas

Breitkreutz R, Walcher F, Seeger F (2007) Focused echocardiographic evaluation in resuscitation management: concept of an advanced life support-conformed algorithm. Crit Care Med 35:S150–S161

Finito di stampare nel mese di aprile 2009

SPRINGER NATURE

GPSR Compliance

The European Union's (EU) General Product Safety Regulation (GPSR) is a set of rules that requires consumer products to be safe and our obligations to ensure this.

If you have any concerns about our products, you can contact us on ProductSafety@springernature.com

In case Publisher is established outside the EU, the EU authorized representative is:

Springer Nature Customer Service Center GmbH
Europaplatz 3
69115 Heidelberg, Germany

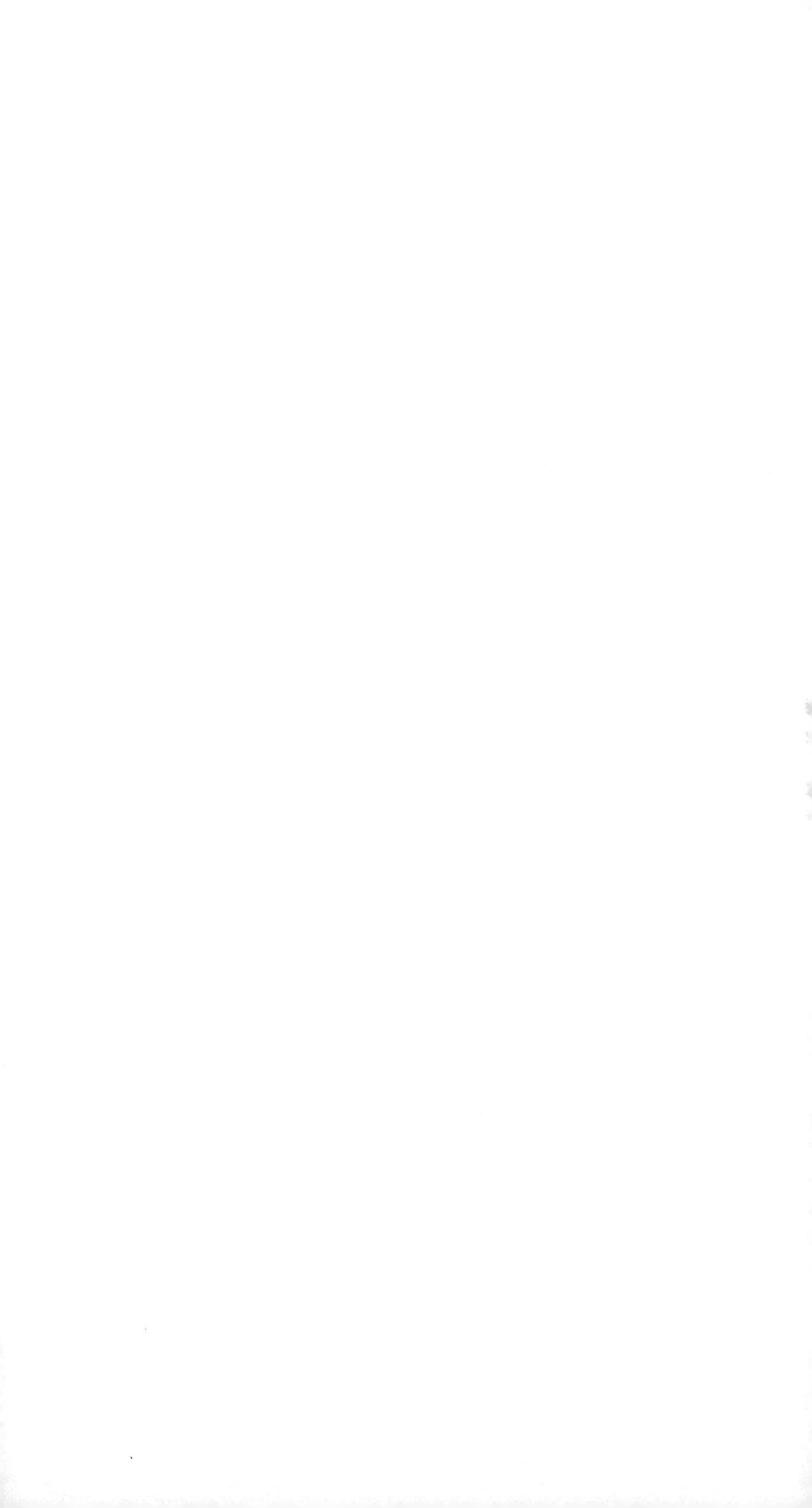

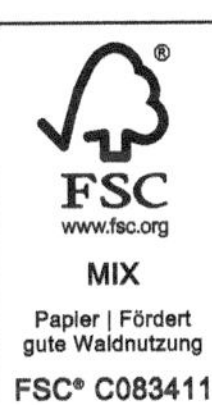

Zeitfracht Medien GmbH
Ferdinand-Jühlke-Straße 7
99095 Erfurt, Deutschland
produktsicherheit@kolibri360.de